オールカラー
家庭の医学

ウルトラ図解

ぜんそく

咳ぜんそくから重症ぜんそく、COPDまで

監修 足立 満
国際医療福祉大学 臨床医学研究センター 教授
山王病院アレルギー内科

法研

はじめに

～長引く咳、痰、息切れなど呼吸器の症状を改善して、健康な人と同じ生活ができるようにしましょう～

私は１９７０年代から医師として、ぜんそくの患者さんと関わってきています。以前は、ぜんそくは命を落とされる方の多い、非常に怖い病気でした。

患者さんも医療者も症状のコントロールに苦労し、いつ起きるかわからない発作を常に不安に感じながら暮さねばなりませんでした。

それが１９８０年代から治療に吸入ステロイド薬を使用するようになって、状況は一変しました。発作を劇的に減らし、症状も落ちつかせることができるようになり、患者さんの生活の質は大きく改善されました。

その後、便利で効果の高い吸入ステロイド薬と気管支拡張薬の配合薬が登場し、さらに治療の有効性や選択肢も大幅に増えてきました。ぜんそくに多い鼻炎合併例には抗アレルギー薬（ロイコトリエン受容体拮抗薬など）が併用され効果をあげています。ＣＯＰＤ（慢性閉塞性肺疾患）に用いられていた長時間作用性の気管支拡張薬もぜんそくに効果の高いことがわかり、用いられるようになっています。また重症患者さんのための抗ＩｇＥ抗体製剤も導入され、大きな効果を示しています。

いまや、ぜんそくは十分コントロールができる病気です。ちゃんと診断され、きちんと治療していれば、昔ほど怖い病気ではなくなりました。

一方で、ぜんそくの患者数は減っていません。また年齢を重ねた人で長期の喫煙によるCOPDを患う人も増えています。そうした中で、有効な治療法で症状を軽減できるにも関わらず、正しい知識を持たないばかりに症状のコントロールがうまく行かず、病気を悪化させてしまっている人がおおぜいいらっしゃるというのも事実です。

本書では、咳症状が長く続く咳ぜんそくから、軽症のぜんそく、また発作をくり返すような重症ぜんそく、そしてぜんそくと混同しやすく、またぜんそくと合併しやすいCOPDについて、最新の病気の知識と、診断、治療、生活の中でできる工夫を、なるべく詳しくわかりやすく紹介しました。

ぜんそくの治療は長期間、地道に続けることが大切です。そのためには正しい知識と、ぜんそくを克服しよう、克服できるという強い思いが大切です。

本書が、ぜんそくの患者さんにとって少しでも役立ち、日常生活の中の不便さや制限から解放され、生活の質の向上につながるための一助となれば幸いです。

平成27年7月

足立　満

序章 長引く咳や息苦しさはぜんそくのサイン？

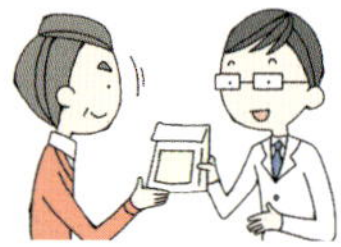

1章 ぜんそくとはこんな病気です

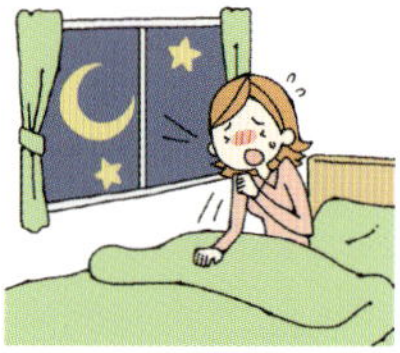

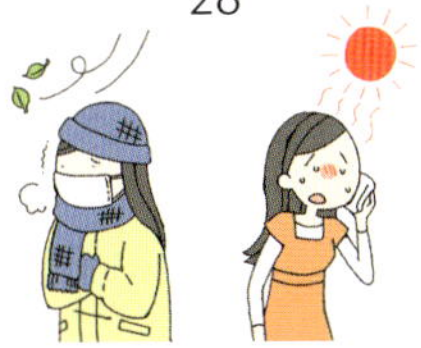

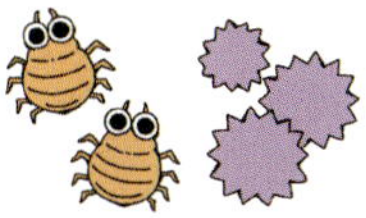

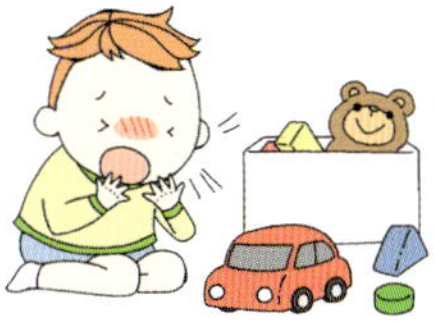

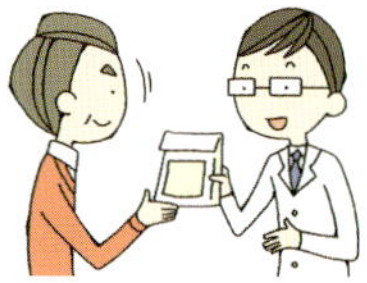

2章 ぜんそくの治療

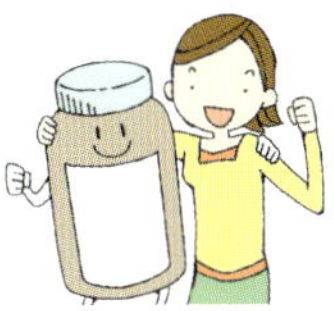

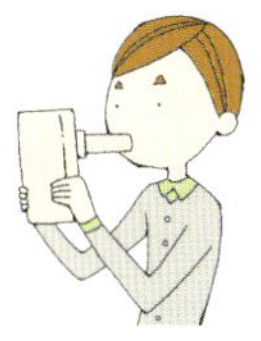

3章 ぜんそくとCOPD

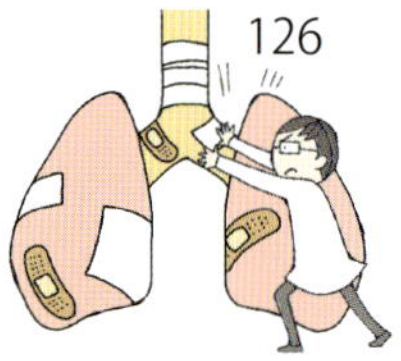

4章 ぜんそく発作を起こさないための自己管理

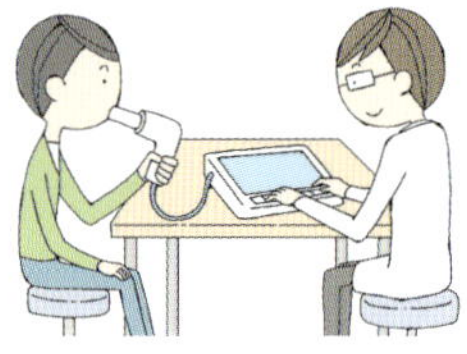

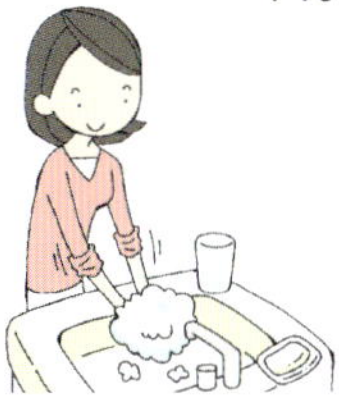

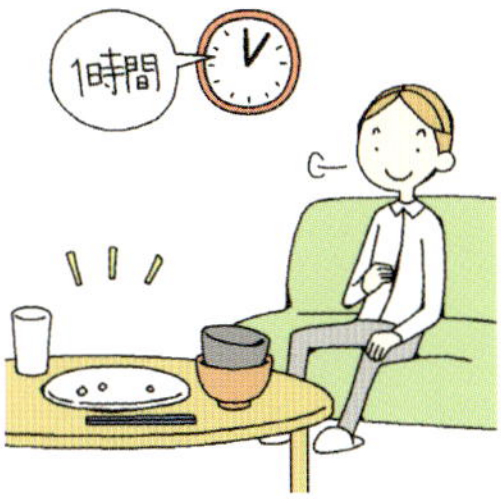
1時間

【装丁・本文デザイン】ＨＯＰＢＯＸ
【図解デザイン・イラスト】ＨＯＰＢＯＸ
【編集協力】有限会社フリーウェイ
鈴木智子
津田淳子

序章

長引く咳や息苦しさはぜんそくのサイン？

「ほかのかぜの症状はおさまったのに咳だけが長引いてしまう…」「一年中息苦しいのはなぜだろう…」。そんな経験をしたことはありませんか？　かぜだと思っていたら、実はぜんそくだったということがよくあります。自覚症状をチェックして、適切な治療を行いましょう。

その咳《せき》は本当にかぜですか？

咳は放置されやすい

咳はありふれた症状です。誰でも咳を経験したことがあるでしょう。咳がなかなか止まらなかったり、一年中、なんとなく喉がいがらっぽくて、しょっちゅう咳をしているという人も少なくありません。

厚生労働省の「平成25年国民生活基礎調査」でも、男性では、腰痛、肩こり、鼻づまり・鼻汁に次いで、咳・痰《たん》を訴える人が多くなっています。女性も便秘と並んで咳・痰の訴えは多く、たくさんの人が自覚している症状の一つといえます。

しかし、激しい咳でもないかぎり、ちょっとかぜ気味なのかもしれないと思ってはみても、咳が出るからといって、あわてて病院に駆け込むことはしないでしょう。弱く軽い咳ではなおさら放置されることが多いでしょう。

安易に自己判断しないで

そもそも、なぜ咳が出るのでしょうか。

実は咳は体の防御反応の一つなのです。外部から気道にウイルスや細菌、ほこりなどの異物が侵入すると、排除しようとして咳が起こります。さらに、気道から分泌される粘液がこれらの異物を包み込み、痰となります。咳には、この痰を排出する働きもあります。

このように、咳にも重要な役割があるので直ちに止めなければならないというわけではありません。

しかし、単なるかぜと思って咳を放置していると、深刻な病気が隠れていたり、ぜんそくに発展してしまうことがあります。一過性で問題のない咳なのか、すぐに治療を始めなければならない咳なのか、しっかり見極める必要があります。

用語解説　気道　呼吸をするときの空気の通り道。鼻腔、咽頭、喉頭、気管、気管支などからなる。この気道と肺、胸郭を総称して「呼吸器」という。

咳や痰を自覚している人は多い

性別に見た有訴者率の上位の症状（複数回答）

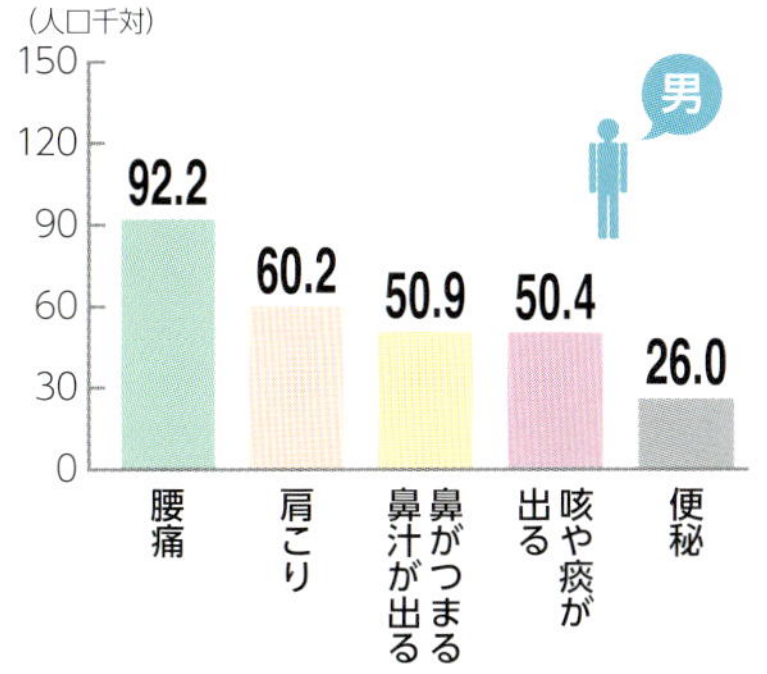

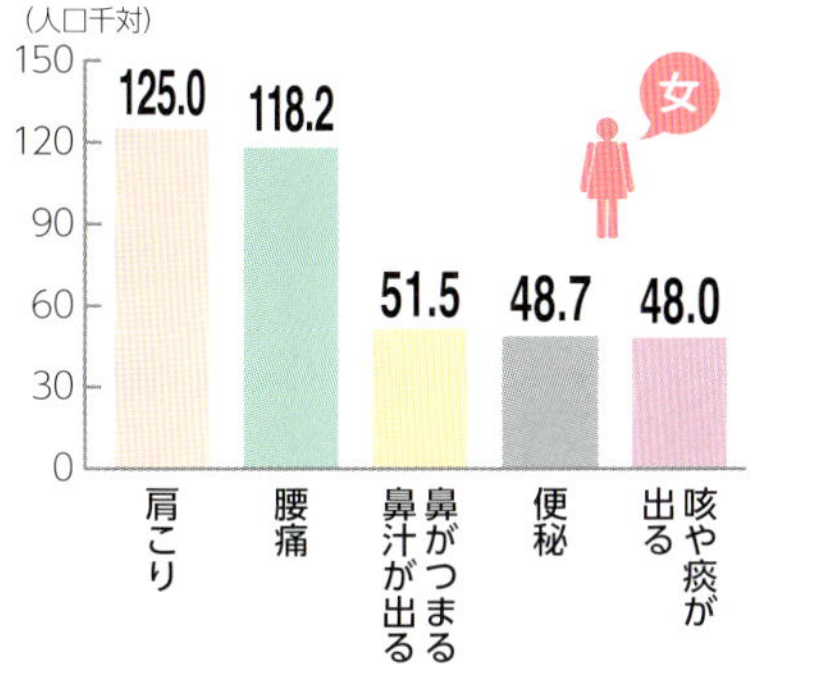

＊『平成 25 年国民生活基礎調査　厚生労働省』より

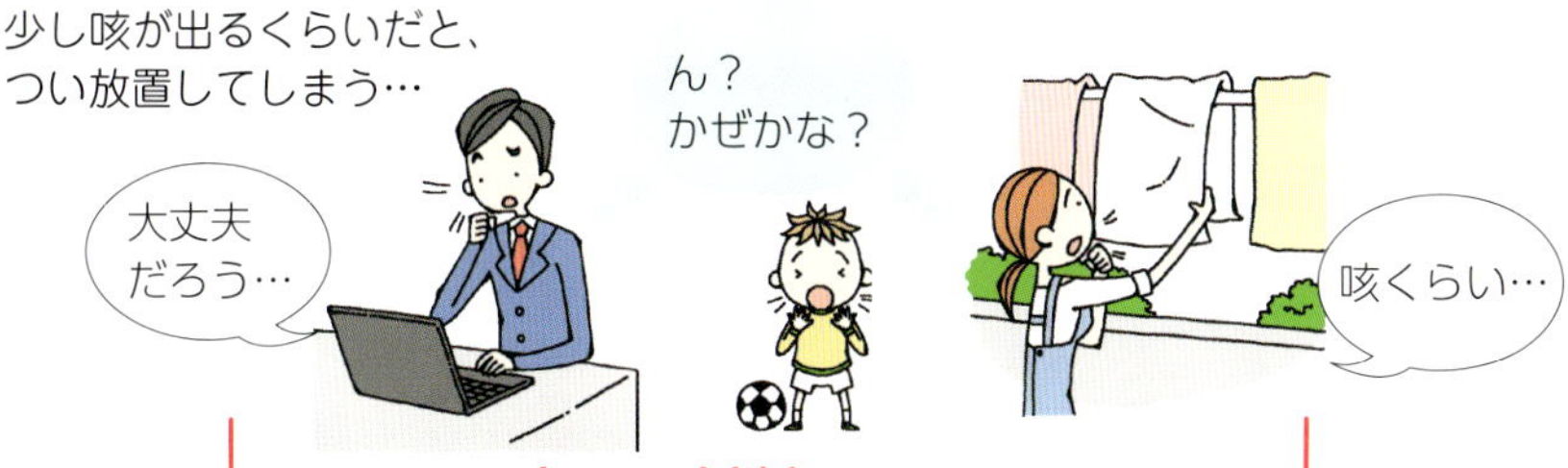
少し咳が出るくらいだと、
つい放置してしまう…
大丈夫
だろう…
ん？
かぜかな？
咳くらい…

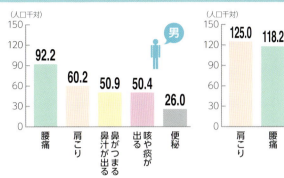

安易に判断しないで

POINT

咳は体の防御反応の一つ

ウイルスや細菌、ほこりなどの異物を咳で撃退！

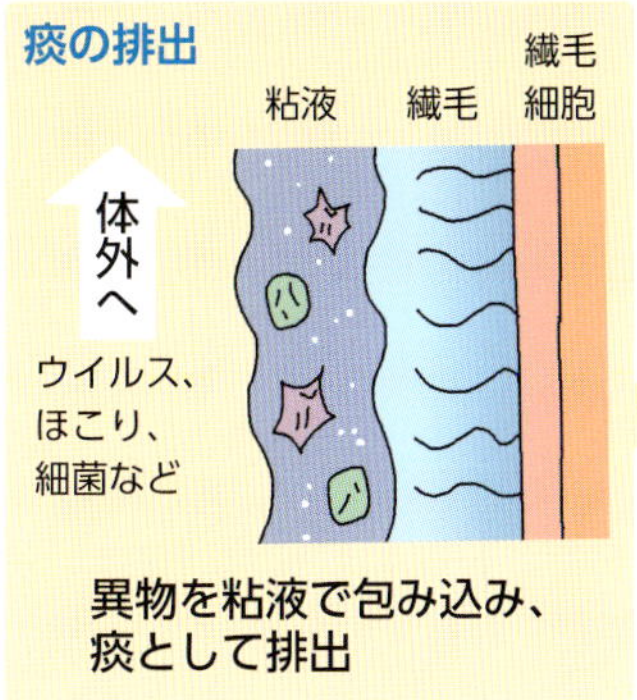

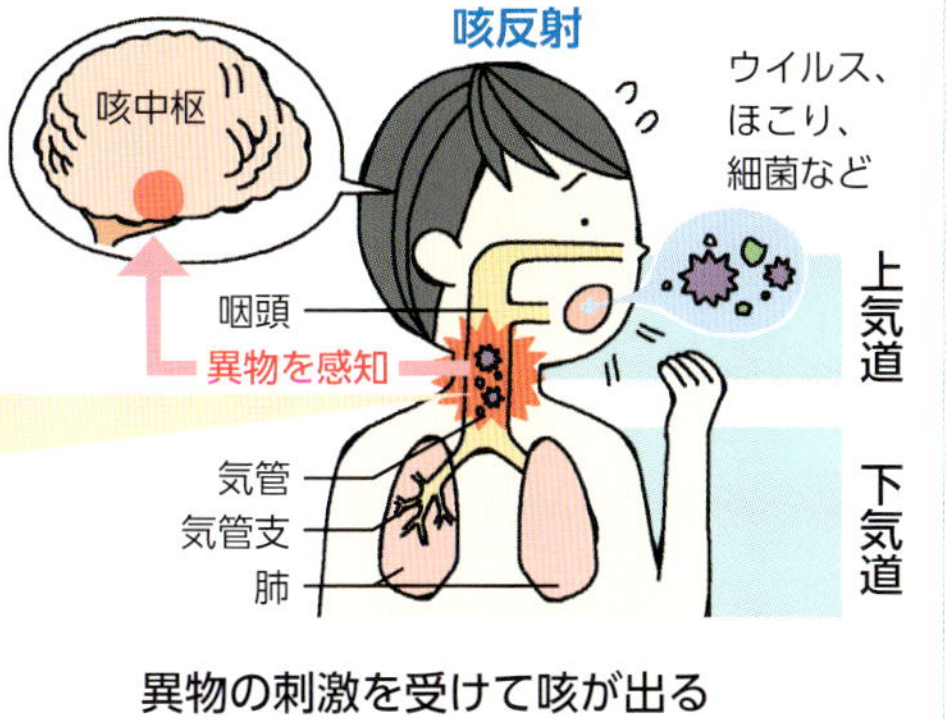

ぜんそくは命を落とすこともある怖い病気

対応の遅れは死を招く

ぜんそく死とは、ぜんそくによって命を落とすことです。

厚生労働省の統計によると、我が国のぜんそくによる死亡者は、1990年代前半までは5000～6000人と高い水準で推移していました。

1997年から徐々に減り始め、2002年に初めて4000人を切り、2013年には1828人にまで減少しています。

減ったとはいえ、まだ2000人近い人が命を落としているのです。そして、死亡者の約90％が65歳以上の高齢者です。

なぜ、1997年からぜんそく死が減り始めたかというと、1993年に『アレルギー疾患治療ガイドライン』が発行され、吸入ステロイド薬を中心とした予防治療が普及してきたからです。

このことにより、正しい予防治療がぜんそく死を防ぐことがわかります。正しい治療を普及、徹底することで、ぜんそく死はゼロに近づくでしょう。

また、発作時に迅速に対応することもとても大切です。

ぜんそくでは、発作から3時間以内に亡くなるケースがもっとも多く、約3割を占めています。

救急車を呼ぼうかどうしようかと迷っている間に自宅で命を落としたり、タクシーで病院に向かう途中で亡くなるなどということもしばしばあります。

ぜんそくは命にかかわる病気であると、肝に銘じておきましょう。

ぜんそく死を避けるには、ぜんそくへの理解を深め、発作を起こさないように、日頃から適切に管理することが何より大切です。

用語解説　『アレルギー疾患治療ガイドライン』　日本アレルギー学会が作成。1998年からは『喘息予防・管理ガイドライン』として、改定が重ねられている。

ぜんそく死の実態

吸入ステロイド薬の販売額とぜんそく死の関係（2012年）

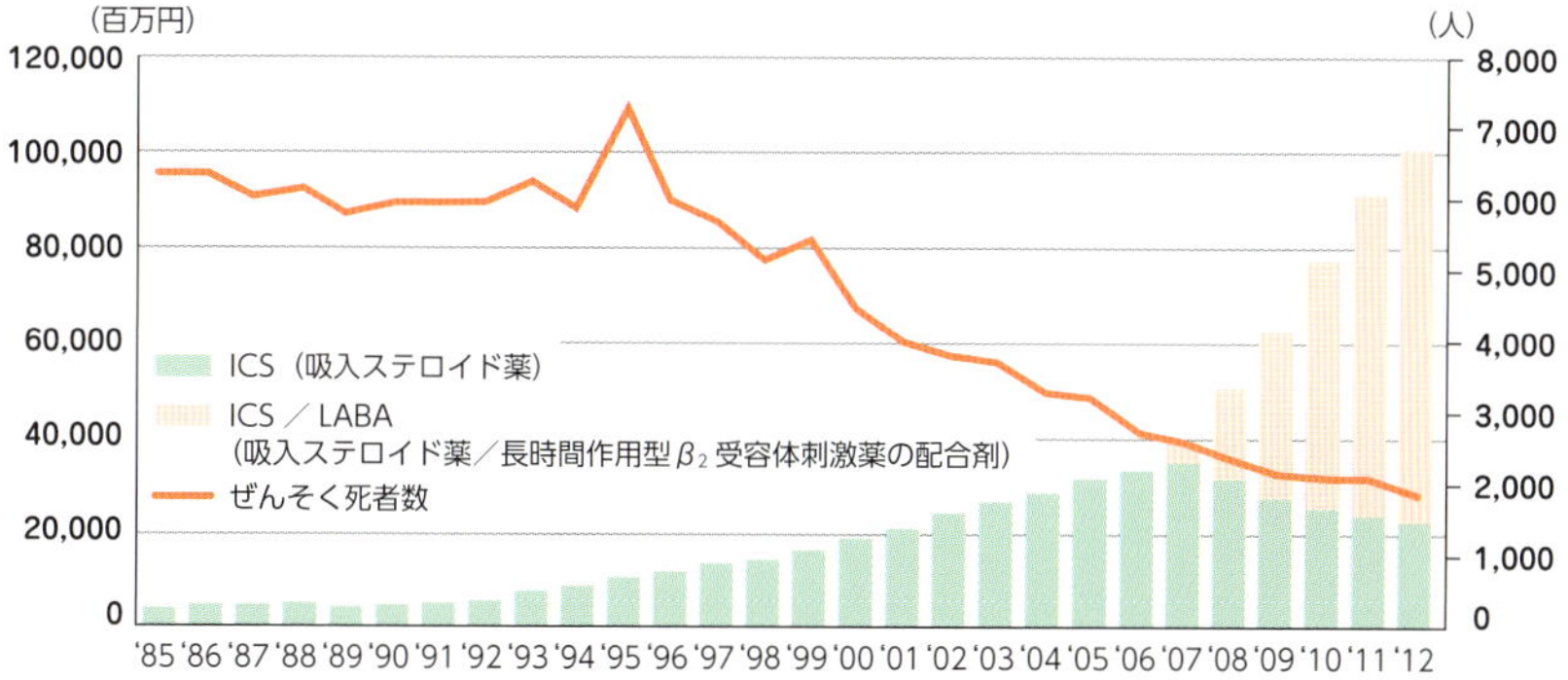

＊『人口動態統計　厚生労働省』より

POINT
吸入ステロイド薬の普及が日本のぜんそく死を激減させた

ぜんそく死の状況（1998〜2003年の成人ぜんそく死亡者数を100とした場合）

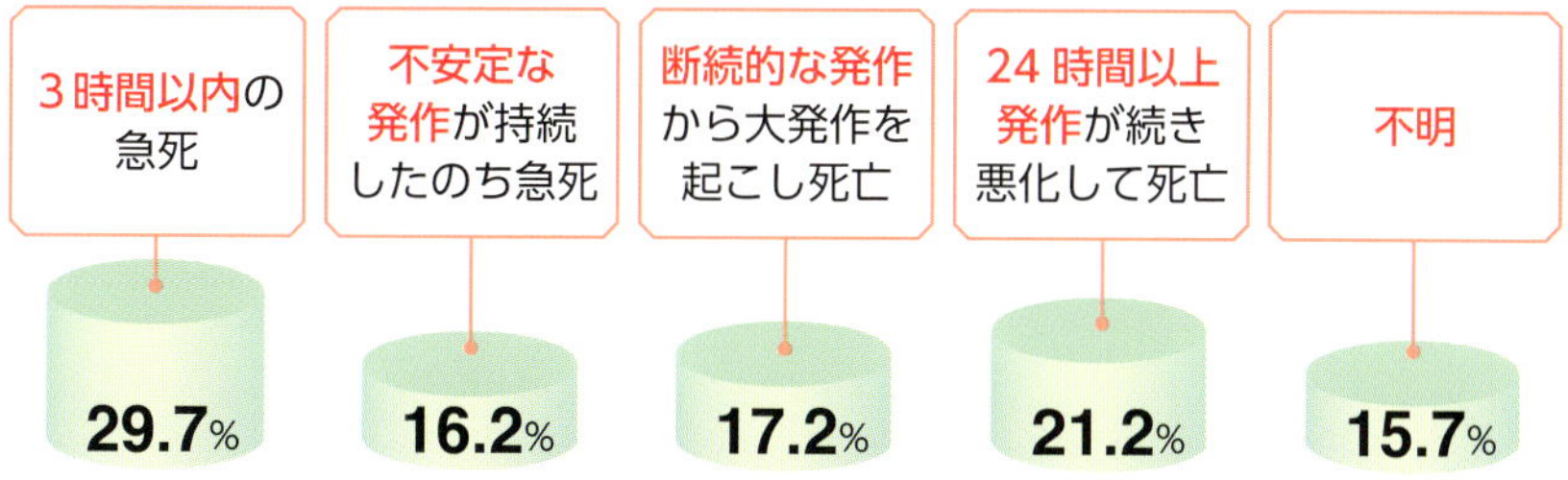

突然の発作で短時間に亡くなる人が多い

＊『喘息予防・管理ガイドライン2012　日本アレルギー学会』より

ぜんそく死患者の重症度

軽症や中等症の人も注意が必要

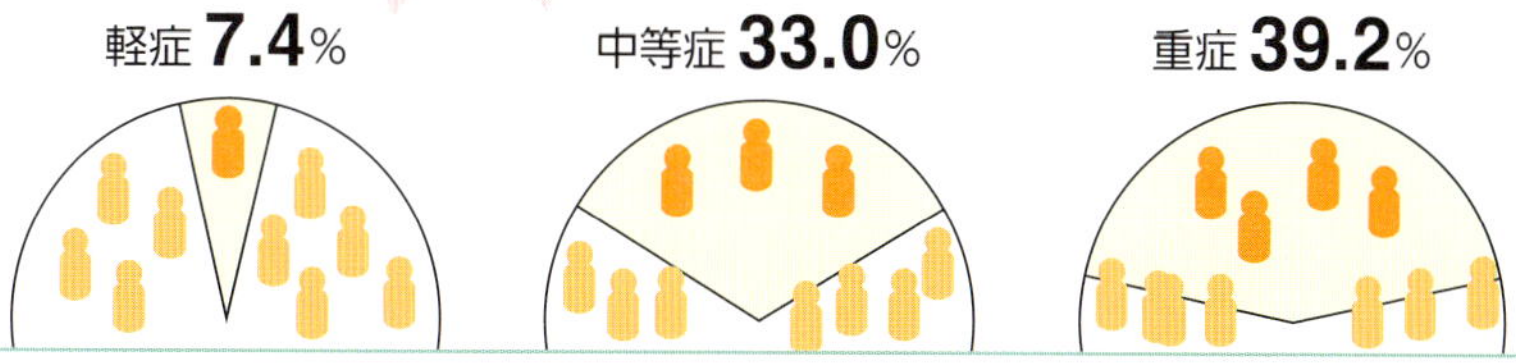

＊『喘息予防・管理ガイドライン2009　日本アレルギー学会』より

まず、自覚症状をチェックしよう

代表的な症状はこの二つ

ぜんそくは、空気の通り道である気道に慢性的な炎症が起こって、気道が狭くなる病気です。また炎症があることで、ちょっとした刺激にも気道が過敏に反応して、さまざまな症状が出ます。

代表的な症状として、喘鳴《ぜんめい》と激しい咳があげられます。喘鳴は気道になんらかのトラブルがあることを示すもので、息をするたびに、ヒューヒュー・ゼーゼーという音がします。

この喘鳴は、ぜんそくの一般的な症状ですが、ぜんそく以外の肺の病気や気管支《きかんし》の炎症、気道の腫瘍《しゅよう》などで生じることもあります。

また、突然の激しい咳も、ぜんそくではよく見られます。特に、夜中から明け方にかけて起こりやすいときは、ぜんそくが強く疑われます。

こんな症状もぜんそくかも

このほか、息が苦しく特に息を吐くときにつらい、背中に張りを感じる、粘り気のある痰が多く出る、睡眠中に胸が苦しくなって目がさめる、寝た状態よりも座っている状態のほうが呼吸しやすい、などの症状があるときも注意が必要です。

ぜんそくだからといって、必ずしも激しい咳や喘鳴が見られるわけではありません。

なんとなく、胸に痛みや違和感があるだけという人もいますし、話をしているときに急に息苦しさを感じたという人もいます。

これらの症状があって、ぜんそくが疑われるときは、具体的にどんな自覚症状があるのか、いつそれが起こるのかなど、まずはセルフチェックをしてみるとよいでしょう。

用語解説

喘鳴　気道の一部や全体が狭くなっていたり、気道内に異物が詰まっているときに生じる。気管支炎や喉頭炎、肺水腫、慢性副鼻腔炎などでも起こることがある。

こんな症状があるときはぜんそくの疑いがある

激しく咳き込む。
特に夜中から
明け方にかけて
起こりやすい

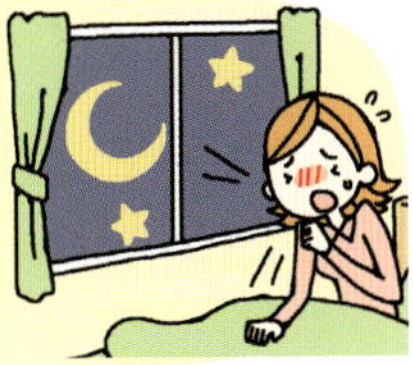

息をするたびに、
ヒューヒュー・
ゼーゼーという
音がする

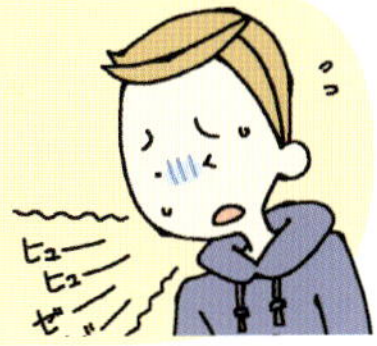

息苦しい。
特に吐く息が
苦しい

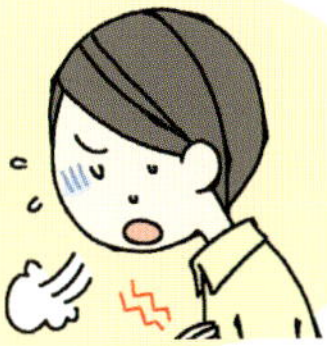

症状が季節・
日によって
変動する

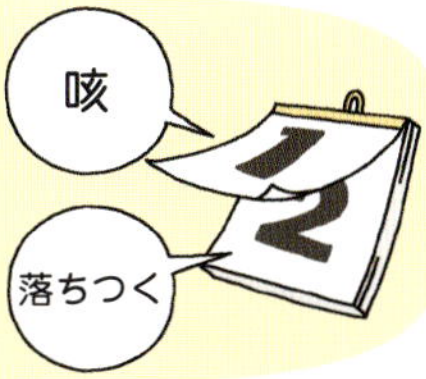

息を吸うと、
のど元や鎖骨、
みぞおちの
あたりがへこむ

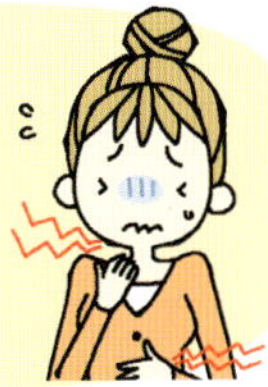

粘り気のある
痰が多く出て、
なかなか
とれない

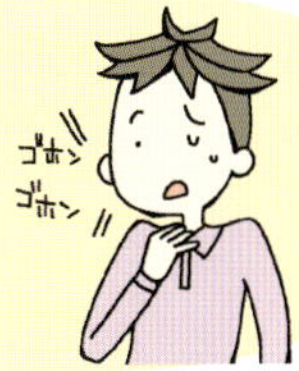

胸に痛みや
動悸、違和感
がある

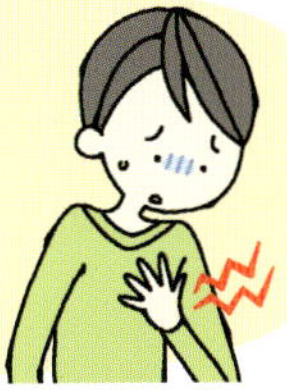

寝た状態より
座っている
状態のほうが
呼吸しやすい

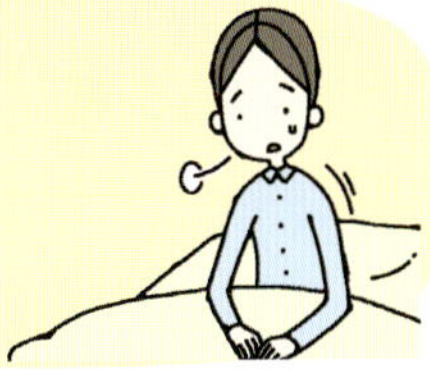

睡眠中に胸が
苦しくなって
目が覚める

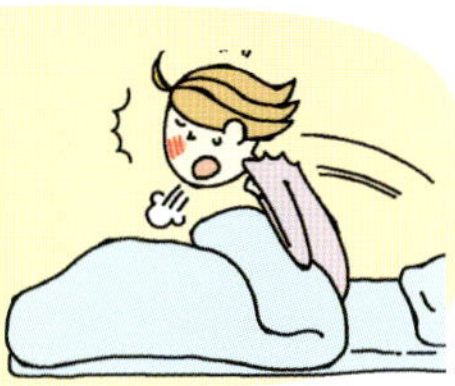

エアコンが効
いている電車
に乗ると息苦
しさを感じる

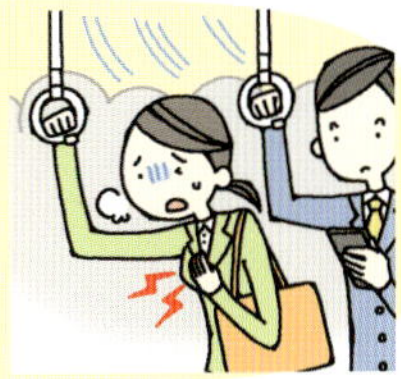

タバコの煙や
お線香などで
息苦しい

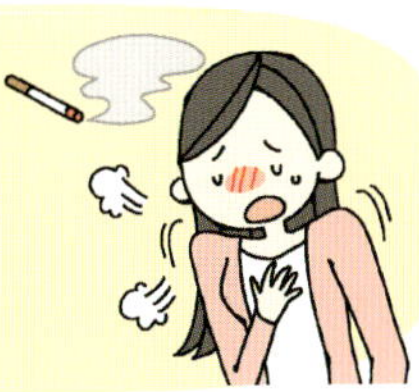

運動後に
息苦しい

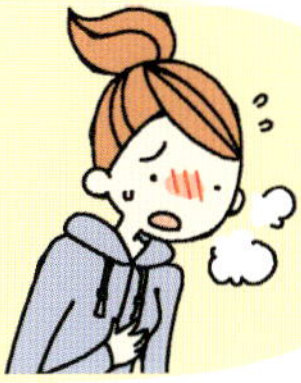

咳にはいろいろな原因がある

感染症によって起こる咳

咳を伴う病気は、ぜんそくだけではありません。感染症などいろいろな病気で咳は起こります。感染症による咳は、3週間未満に治まることがほとんどです。その代表がかぜです。咳のほか、鼻水や熱などを伴う場合もあります。粘り気のある痰が多く出る場合は気管支炎《きかんしえん》が、強いのどの痛みや異物感などがある場合は急性咽頭炎《きゅうせいいんとうえん》が考えられます。さらに、高熱が出たり、関節の痛みを伴う場合は、インフルエンザの可能性があります。マイコプラズマ肺炎では、高熱、頭痛、全身の倦怠感《けんたいかん》などが見られ、乾いた咳が4週間も続くことがあります。

また、百日咳《ひゃくにちぜき》も激しい咳が出ます。初期に適切な治療が行われないと、長期の咳に苦しむことになってしまいます。結核でも咳が長く続きます。

感染症以外の病気によって起こる咳

非感染症の咳は長引くことが多く、8週間以上続く慢性の咳の大半は、感染症以外の病気が原因になっています。

もっとも多く見られるのは咳ぜんそくです。これは、ぜんそくの前段階といわれており、放置すると3〜4割はぜんそくに移行してしまいます。次いでぜんそく、さらに、アトピー咳嗽《がいそう》、ＣＯＰＤ（慢性《まんせい》閉塞性肺疾患《へいそくせいはいしっかん》）による咳も多く見られます。

そのほか、胃食道逆流症《いしょくどうぎゃくりゅうしょう》でもコンコンと乾いた咳が出ます。胃酸が食道に逆流するときに咳の神経を刺激したり、気道に入り込む胃酸を除去しようとして、咳が出ると考えられています。

また、副鼻腔気管支症候群《ふくびくうきかんししょうこうぐん》や後鼻漏《こうびろう》などの鼻の病気でも咳が出ます。

用語解説

アトピー咳嗽　アレルギー体質の人に起こる咳で、ぜんそくの発作はないが、のどのイガイガ感を伴う乾いた咳が3週間以上続く。夜間などに出やすい。

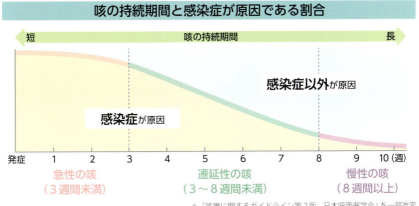

咳が出る主な病気

感染症による咳

3週間で治まることが多い

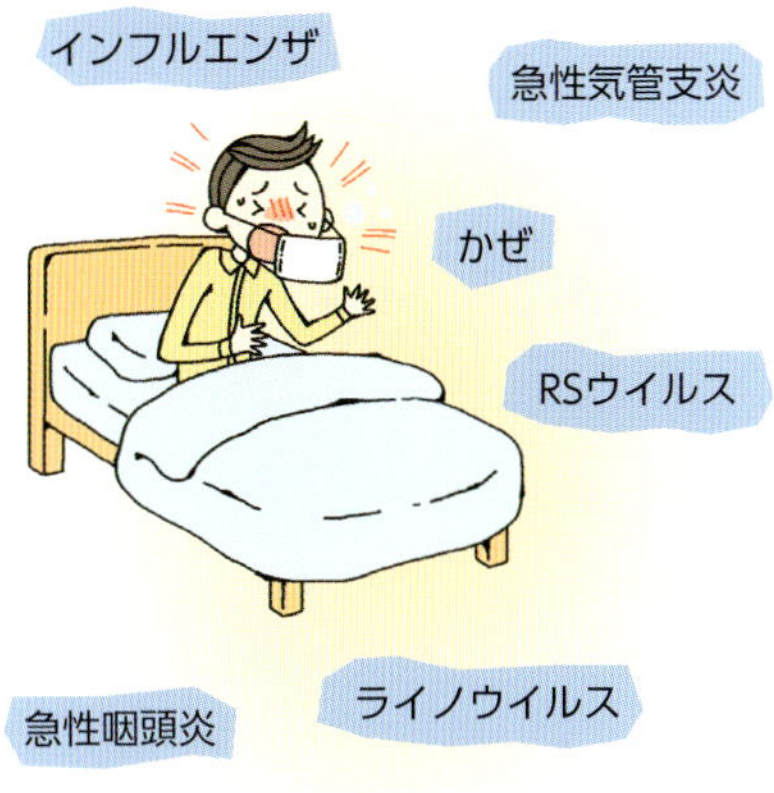
インフルエンザ
急性気管支炎
かぜ
RSウイルス
急性咽頭炎
ライノウイルス

感染症以外による咳

8週間以上続く

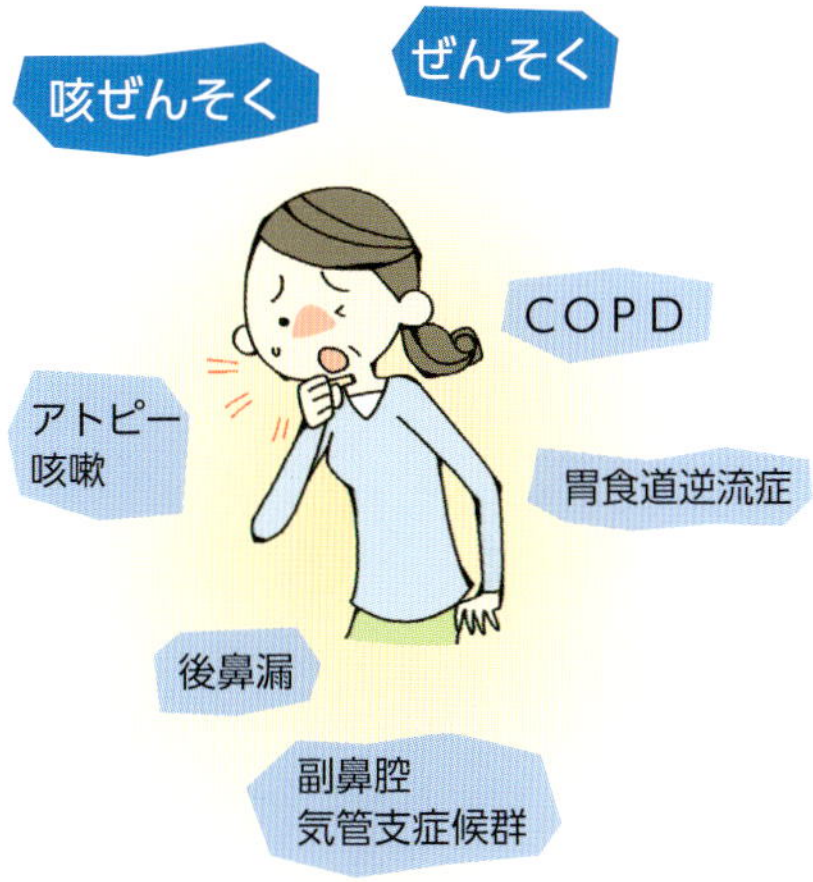
咳ぜんそく
ぜんそく
COPD
アトピー
咳嗽
胃食道逆流症
後鼻漏
副鼻腔
気管支症候群

原因疾患によって咳の持続期間が異なる

咳が長期化している場合「ぜんそく」の可能性が高い！

感染症による咳は**比較的早く治まり**、**それ以外の原因**で起こる咳は**長引きがち**

咳の持続期間と感染症が原因である割合

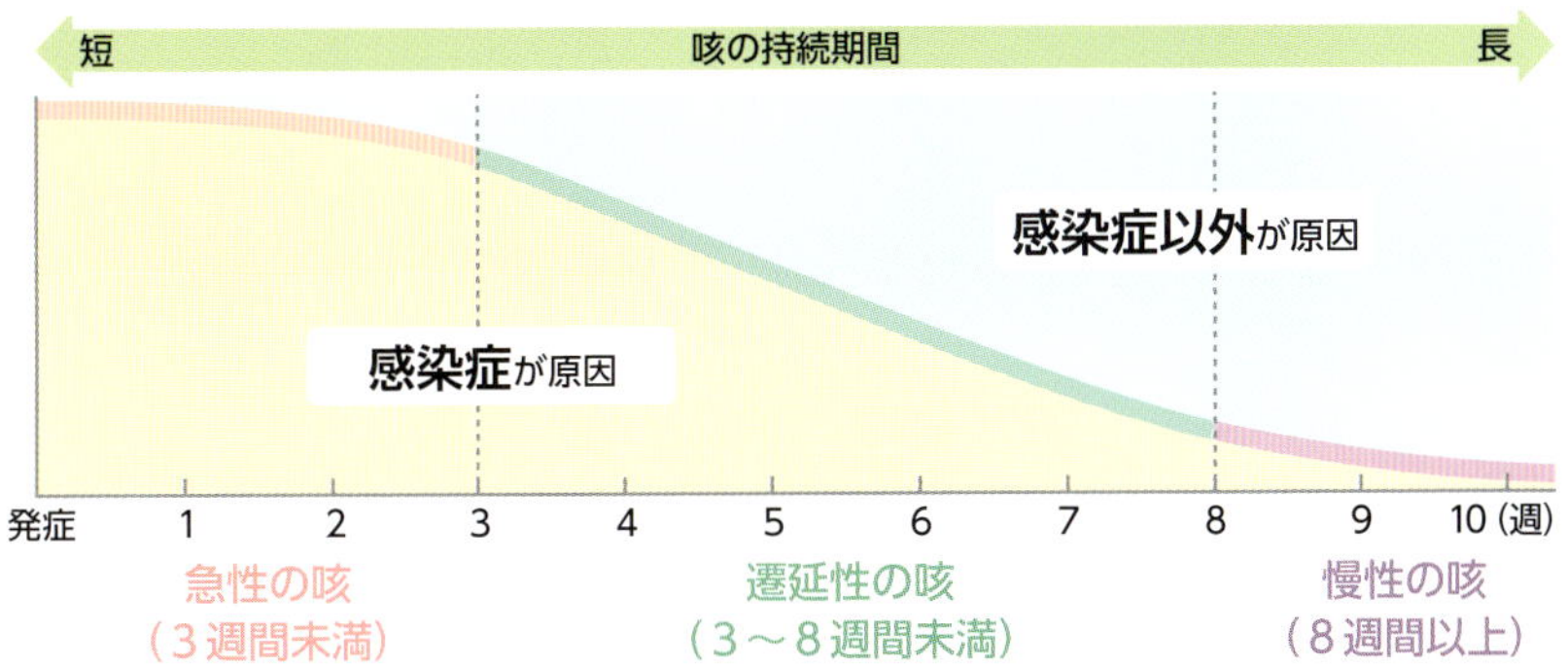

＊『咳嗽に関するガイドライン第２版　日本呼吸器学会』を一部改変

息苦しくなる病気にもいろいろある

ぜんそくに似ている病気

息苦しいのも、ぜんそくの主な症状の一つですが、これもぜんそくにかぎらず、他の病気でも見られることがあります。

たとえば、高齢者に多いCOPDは咳が出るうえ、進行すると息苦しくなるので、ぜんそくとの鑑別《かんべつ》が非常に難しいといえます。

また、肺から空気がもれて胸の中にたまり、肺が縮んでしまう気胸《ききょう》という病気でも、乾いた咳や呼吸困難が見られます。重症になると、チアノーゼや不《ふ》整脈《せいみゃく》、血圧低下などを起こし、命にかかわることもあります。

うっ血性心不全では、心臓のポンプ機能が低下し、心臓から流れてくる血液がうっ滞《たい》して、肺に液体成分がたまってしまいます。この状態を「肺水腫《はいすいしゅ》」といい、肺での酸素の取り込みがうまくいかなくなるので、呼吸困難に陥ってしまいます。

ゼーゼーという喘鳴が聞こえるなど、ぜんそくにとてもよく似た症状を示すことから、心臓ぜんそくとも呼ばれていますが、ぜんそくとはまったく異なる病気です。

このほか、精神的な不安やストレスによって、息苦しくなる病気もあります。

代表的なものが、過換気症候群《かかんきしょうこうぐん》です。これは、極度の緊張や不安をきっかけに呼吸が浅く早くなり、過呼吸《かこきゅう》になるものです。そのため、手足のしびれや動悸《どうき》、めまいなどが起こり、ますます不安になって、呼吸困難に陥ります。

また、パニック障害でも、突然、激しい動機や頻《ひん》脈《みゃく》、ふるえ、息苦しさといった症状が出ることがあります。

用語解説 チアノーゼ　血液中の酸素が欠乏して、唇や指先が青紫になるもの。多くは肺や心臓の病気によって起こる。局所の血行障害によって起こることもある。

息が苦しくなる主な病気

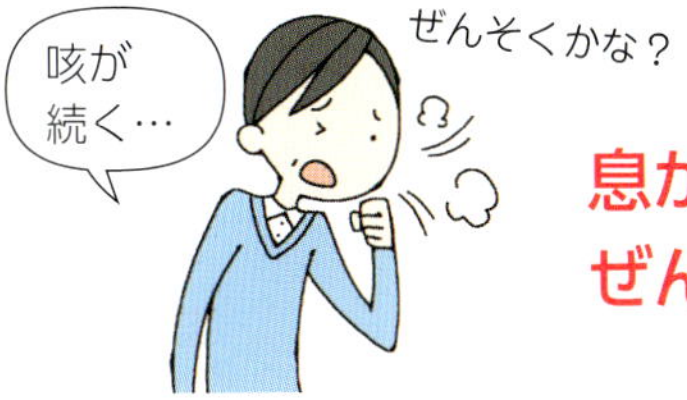

**息が苦しくなり咳が出ても
ぜんそくとは限らない**

COPD（慢性閉塞性肺疾患）

喫煙によって起こることがほとんど。肺胞の壁が壊れてしまい、肺でのガス交換の効率が落ちる

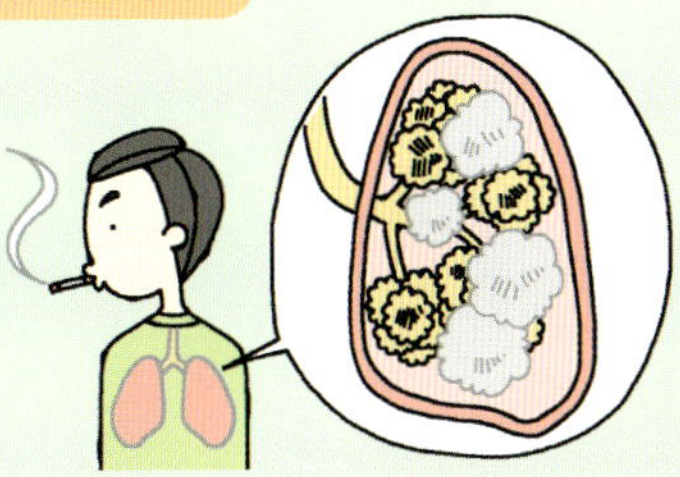

主な症状

咳や痰、息切れ、呼吸困難など

気胸

肺の一部が破れ胸の中に空気がたまり、その圧力に押されて肺がしぼんでしまう

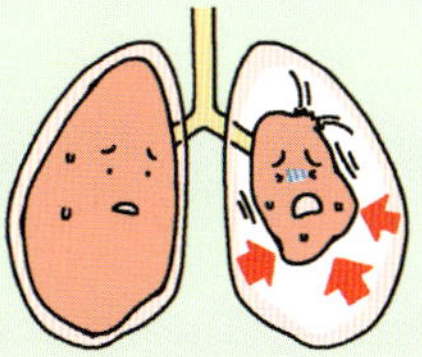

主な症状

咳、胸痛、呼吸困難など

うっ血性心不全

肺胞の周りの毛細血管から漏れた液体成分が肺胞内にたまり、肺でのガス交換がうまくいかなくなる

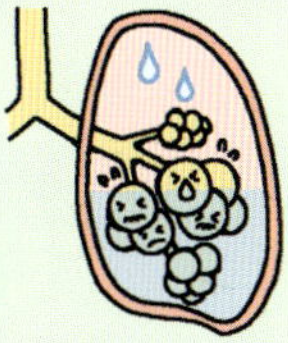

主な症状

呼吸困難、喘鳴、寝ると息苦しい、夜中に息苦しくて目が覚めるなど

過換気症候群

極度の緊張やストレスにより、呼吸の回数が多くなりすぎ、血液中の二酸化炭素が減り、体液がアルカリ性に傾く

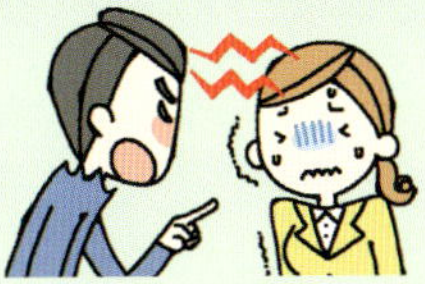

主な症状

手足のしびれ、頭痛、めまい、呼吸困難など

パニック障害

脳内の神経伝達物質の機能に異常が起こる

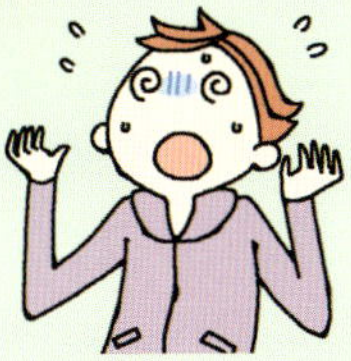

主な症状

突然起こる激しい動悸、ふるえ、めまい、吐き気、呼吸困難、強い恐怖、不安感など

悪化する前に早めに受診

早期受診を心がけよう

あるアンケート調査によると、1週間以上の咳を経験したことがある人は55％で、そのうち、受診した人は約70％にとどまっています。つまり約30％の人は放置しているのです。なぜ受診しなかったのか、その理由をたずねると、大半が「深刻ではない・そのうち治るから」と回答しました。

このように、咳を軽く見て受診を先延《さきの》ばしにしたり、市販の咳止め薬などで自己判断で対処したりしていると、ぜんそくの場合、どんどん気道の過敏性が増し、重症化しやすくなります。どんな病気も早期発見、早期治療が回復への早道です。

何か気になる症状があったり、かぜは治ったはずなのに1週間以上も咳が続くという場合は、その段階で一度受診しましょう。

長引く咳には特に注意が必要

かぜやインフルエンザなどの感染症による咳は、おおむね3週間未満に自然に治まります。これを「急性の咳」といいます。

3週間以上8週間未満の咳は「遷延性《せんえんせい》咳嗽」、8週間以上続くものを「慢性咳嗽」といいます。咳が続く期間が長くなるほど、感染症以外の病気による咳の可能性が高くなります。

このような遷延性や慢性の咳の多くは、ぜんそくか、その前段階の咳ぜんそくです。

そうではなくても、なんらかの病気が隠れているのは間違いありません。どちらにしても、治療が必要です。

咳が長引くときは再度受診して、原因をしっかり突き止めることが大切です。

用語解説　咳止め薬　咳中枢を鎮めるものや痰を出しやすくするもの、気管支拡張作用があるものなどがあるが、一時的に咳を緩和するだけで原因疾患を治すのではない。

咳が長引いても３割の人は放置

●長引く咳の経験はあるか

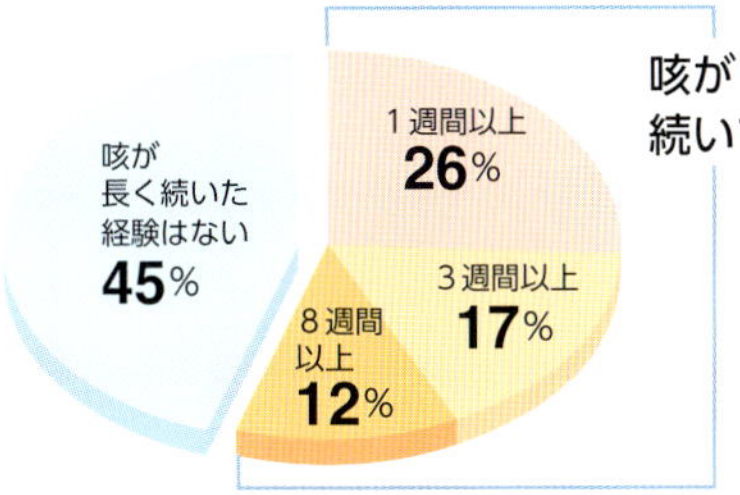

咳が１～８週間
続いている人が **55%**

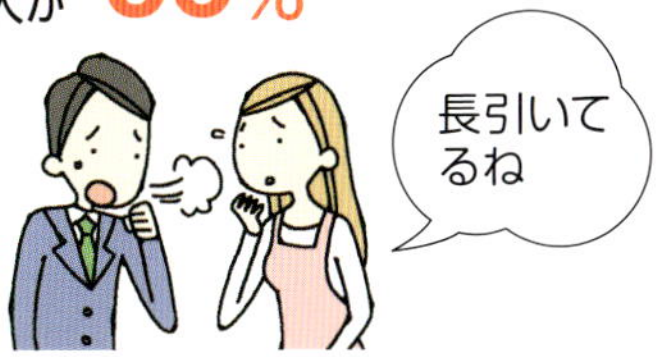
長引いて
るね

半数以上の人が長引く咳に悩んでいる

しかし…

●長引く咳のとき受診したか

咳が長引いても
３割の人が放置してしまう

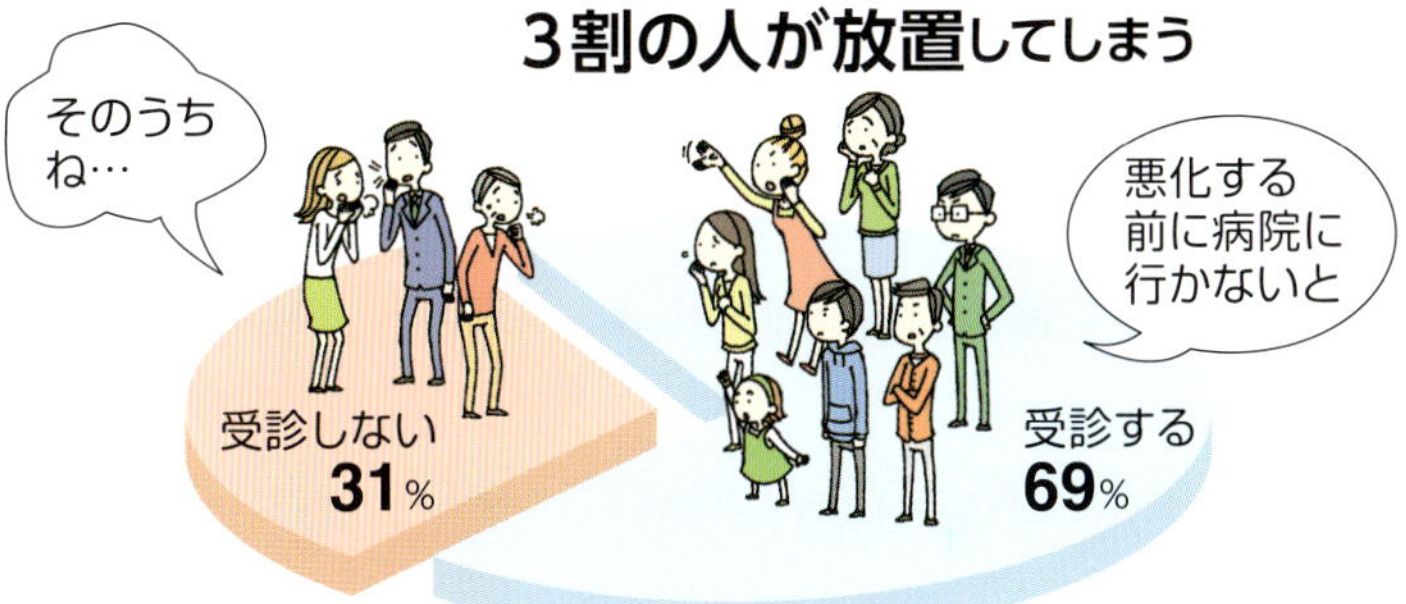
そのうち
ね…
悪化する
前に病院に
行かないと
受診しない
31%
受診する
69%

なぜ受診しなかったか

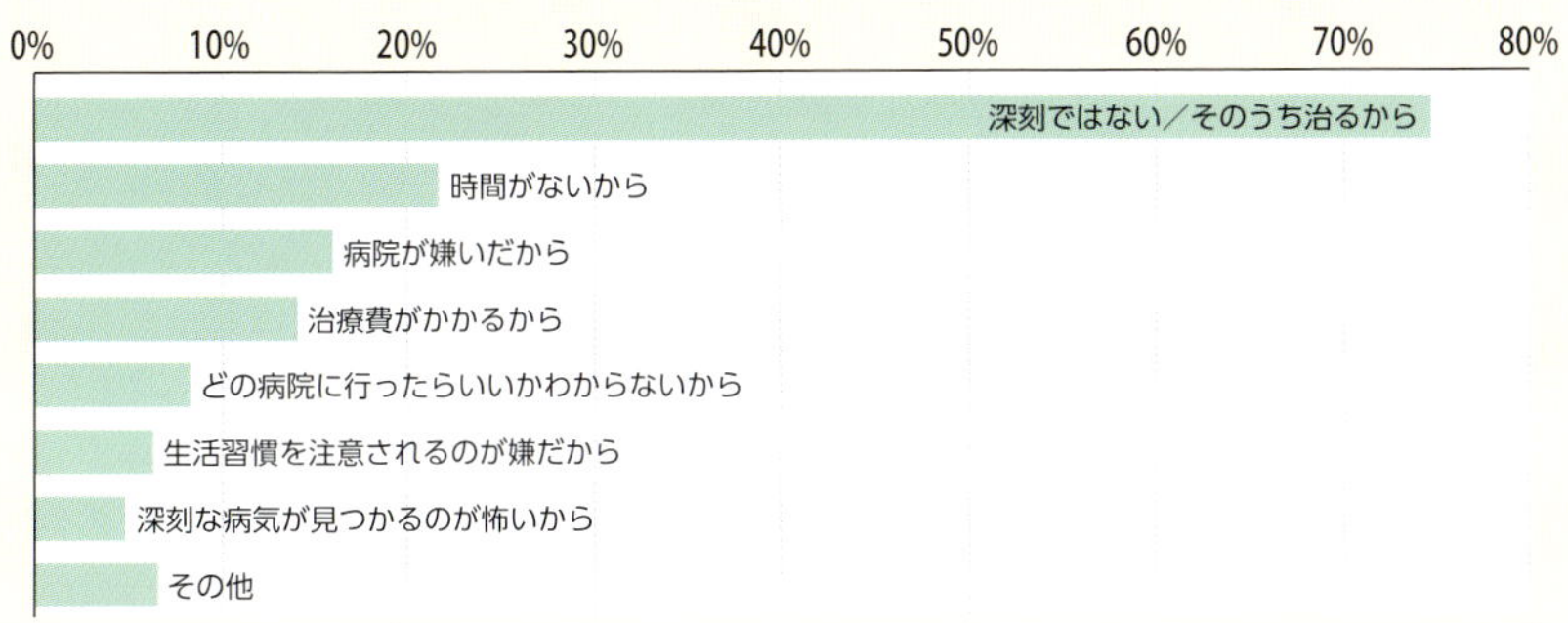

未受診者のみ回答／複数回答

＊調査主体 株式会社 QLife(キューライフ) ▼実施概要 (1) 調査対象：全国のインターネット利用者 (2) 有効回収数：6933 人 (3) 調査方法：インターネット調査 (4) 調査時期：2011/11/18 ～ 2011/11/27（上記３つの調査すべて）

column

市販薬は要注意

咳が出るからといって、安易に咳止めを飲むのは考えものです。咳止めにもいろいろな種類があり、原因となっている病気に合ったものを服用しなければ、逆効果になります。

ぜんそくでは、リン酸コデインという成分が含まれている咳止めには特に注意が必要です。気道を収縮させる作用があり、かえって症状が悪化することもあるからです。

旅行中などで、一時的にどうしても薬が必要なときは、気管支拡張成分が入っているぜんそくの人向けのものを利用しましょう。

ただし、市販薬はあくまでも緊急避難的に用いるもので、ぜんそくの治療は病院で行うのが鉄則です。だらだら飲み続けないで、必ず受診してください。

また、「アスピリンぜんそく」といって、特定の薬によってぜんそくの発作を引き起こすことがあります。

アスピリンだけではなく、インドメタシン、フェノプロフェン、イブプロフェン、ナプロキセンなどの非ステロイド系の解熱消炎鎮痛薬も危険です。

ときには、大発作を起こして命にかかわることもあります。

これらの成分は市販のかぜ薬や頭痛薬、生理痛薬、解熱薬などに、また消炎・鎮痛のための貼り薬や塗り薬にも含まれていることがあります。

市販薬を利用するときは、自己判断しないで医師に相談しましょう。

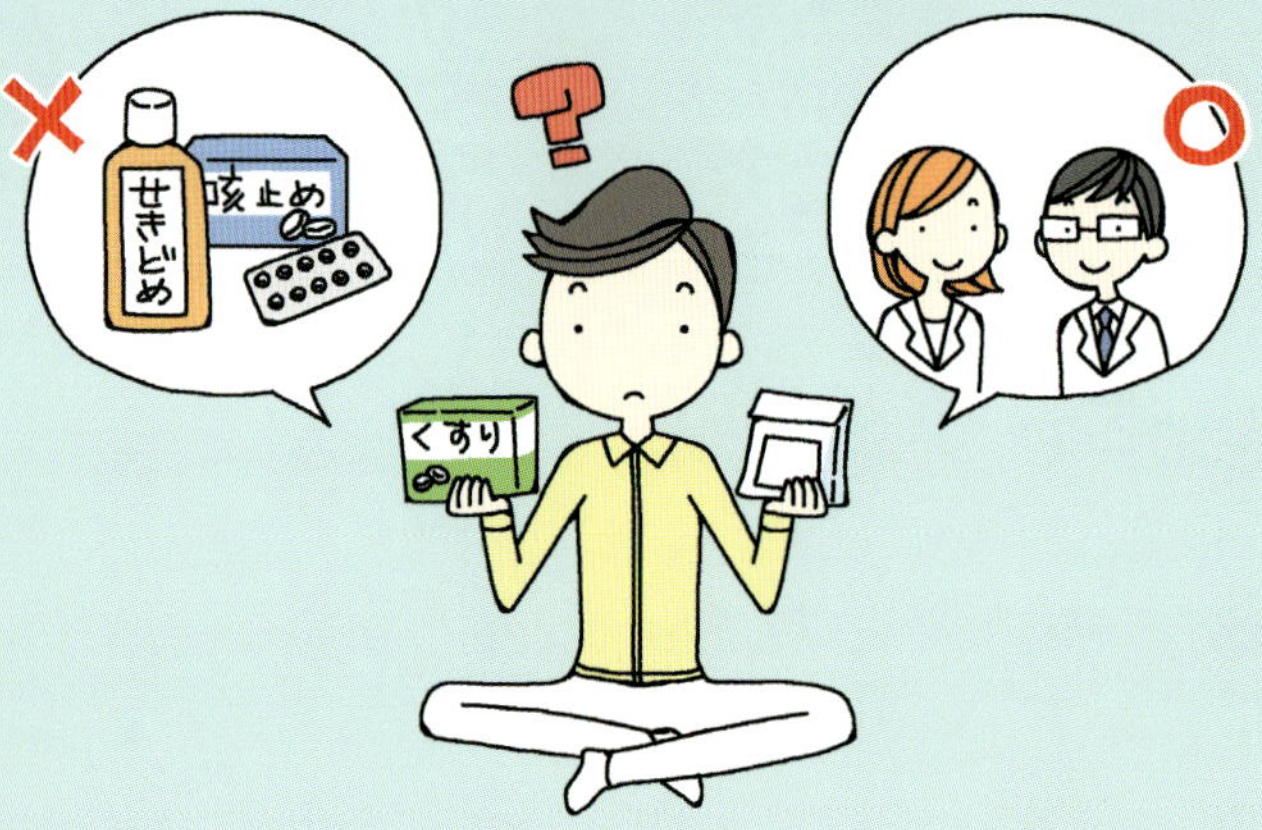

用語解説　リン酸コデイン　脳の咳中枢の働きを抑えることによって咳を鎮める。かぜのときの咳止めとして多用されている。痛みの緩和や下痢の改善に用いられることも。

第１章

ぜんそくとはこんな病気です

「ぜんそく」という病名はよく聞くけれど、ふだん出る咳といったい何が違うのでしょうか？ぜんそく患者が年々増加傾向にある今、高齢になってはじめて発症するケースも多く見受けられます。ぜんそくへの理解を深め、早期発見、早期治療にのぞみましょう。

ぜんそくは気道に炎症が起きている病気

ぜんそくは増えている

現在、国民の3人に1人はなんらかのアレルギー疾患を持っているといわれています。ぜんそくも、日本国内での総患者数は、400万人にも達するといわれています。働き盛りでの発症も増えていますので、注意が必要です。

その背景には、現代人の体質の変化、排気ガスやPM《ピーエム》2・5などによる大気汚染の進行、食品添加物や住宅建材に含まれる化学物質の増加、といった生活環境の悪化があります。さらに、現代人につきものの過労やストレスも、ぜんそくを引き起こす大きな要因と考えられます。

厚生労働省の調査によると、上下気道疾患《じょうげきどうしっかん》の患者のうち、ぜんそくが全体の3割を占めています。それだけ悩んでいる人が多いといえます。

慢性の炎症が起きている

ぜんそくというと、発作にばかり気を取られがちですが、軽いものは一時的で、治療を受ければ数分から数時間でおさまります。ときには、そのまま放置していてもおさまることもあります。

そして、いったんおさまると、あの苦しさはなんだったのか、というぐらい普通の状態に戻ってしまいます。そのため、すっかり治ったと思い込む人も多いようです。ここがぜんそくのやっかいなところといえるでしょう。

実は、ぜんそくは気道に慢性的な炎症が起きている、慢性の病気です。正式には「気管支ぜんそく」と呼ばれています。

治ったように見えても、静かに気道の炎症は続いているのです。

用語解説 PM 2.5　粒径が 2.5 マイクロメートル以下の物質。中国等の深刻な大気汚染により、日本への飛来が増えている。ぜんそくや肺がんなどへの影響が懸念されている。

気道の構造を知っておこう

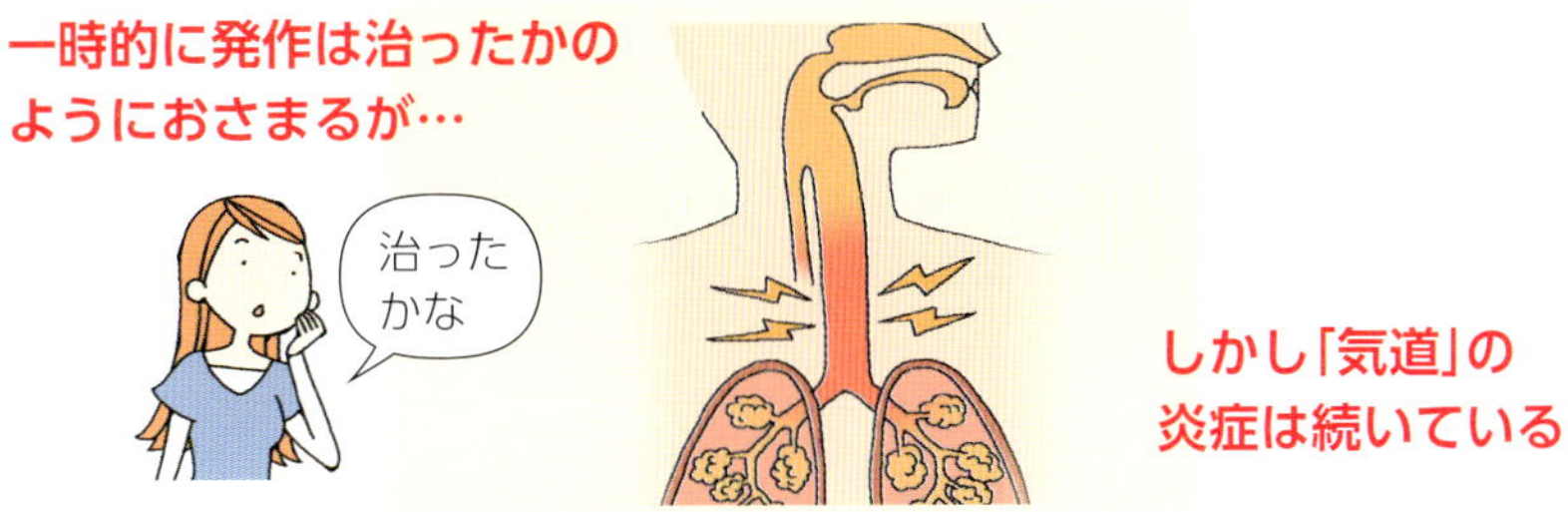

炎症が起こっているのは気道

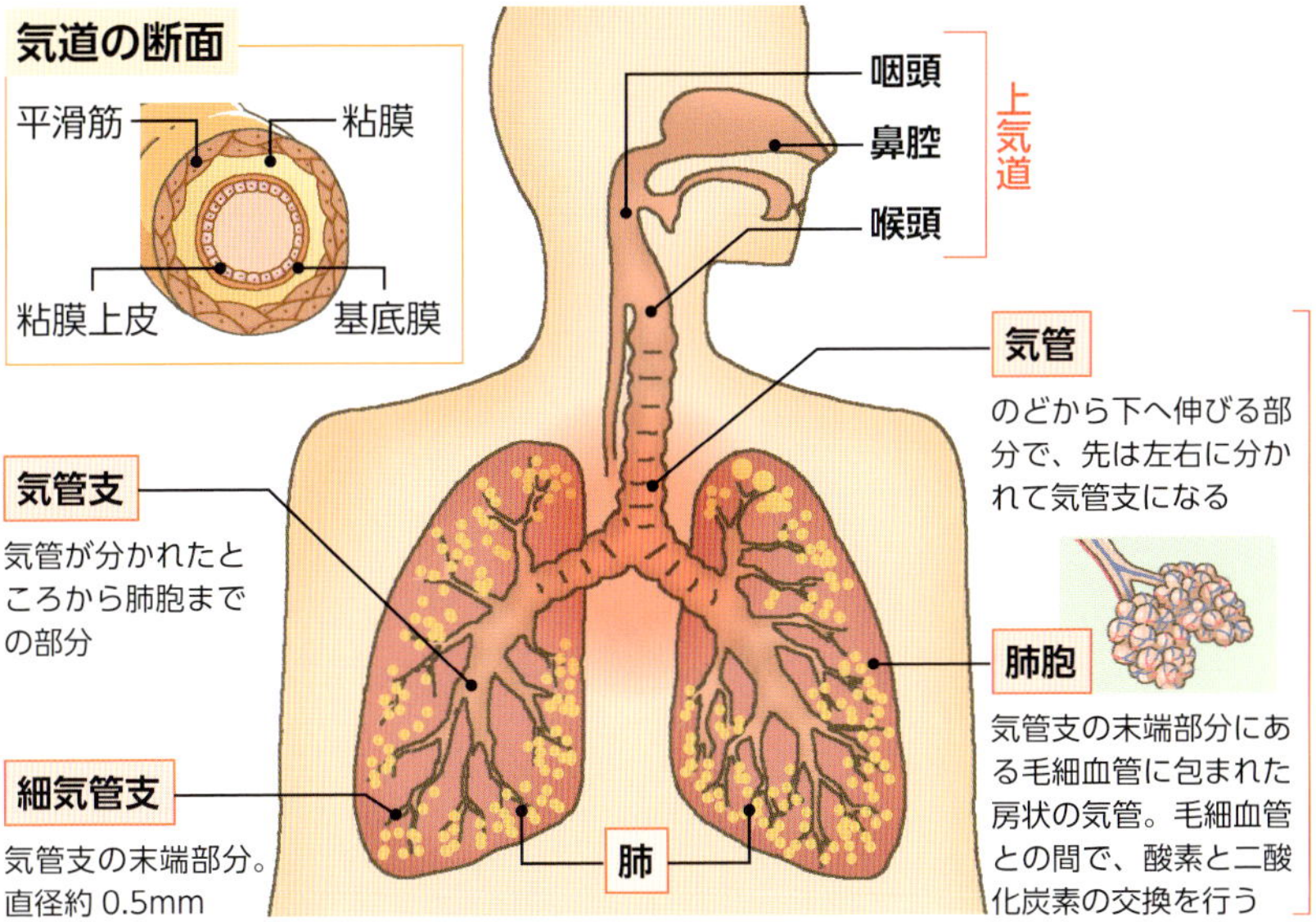

主な上下気道疾患の患者数の割合

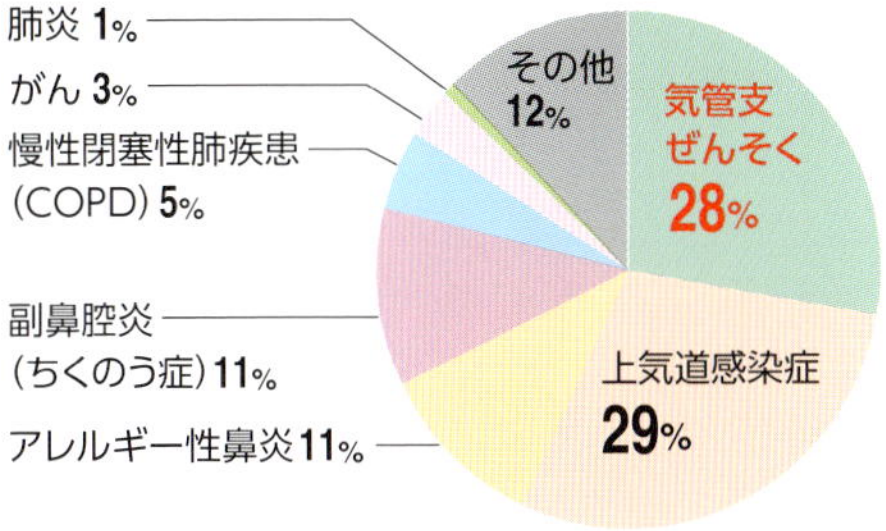

＊上下気道疾患
鼻から喉頭までの気道を上気道、喉頭から下の肺までの気道を下気道という。つまり、気道に起こる病気のこと。上気道感染症は主にかぜ

＊『厚生労働省患者調査』より

咳の分類

咳にも種類がある

咳は専門的には「咳嗽《がいそう》」といい、まず持続期間によって次の3つに分類されます。

①持続期間が3週間未満のもの……急性咳嗽
②3週間以上8週間未満のもの……遷延性咳嗽
③8週間以上のもの……慢性咳嗽

さらに、痰の有無によって次のように分けられます。

①痰をほとんど伴わない、コンコンという乾いた咳……乾性咳嗽《かんせいがいそう》
②咳のたびに痰を伴う、ゴホンゴホンという湿った咳……湿性咳嗽《しっせいがいそう》

②の湿性咳嗽では、水っぽいか粘り気があるか、膿《うみ》が混じっていないか、血が混じっていないかなど、痰の状態も調べて診断に役立てます。

咳の分類から推定できること

このように咳を分類することによって、おおよその原因疾患の見当がつきます。

急性咳嗽の原因としてもっとも多く見られるのは、ウイルス性のふつうのかぜです。

遷延性咳嗽では咳ぜんそくがもっとも多く、次いでぜんそく、感染後咳嗽、アトピー咳嗽となっています。

感染後咳嗽とは、かぜが治ったあとに咳だけが残ってしまうものです。

慢性咳嗽では、ぜんそくの比率がぐっと高くなり、次いで咳ぜんそくとなっています。両者を合わせると慢性咳嗽の7割強を占めます。

8週間以上咳が続くときは、ぜんそくを疑って必ず受診しましょう。

用語解説　湿性咳嗽　痰や喀血を伴う湿った咳。気管支や肺などの病気によって増えた、痰や鼻汁などの分泌物を体外に出そうとして起こる。

咳の分類と原因疾患

咳の持続期間による分類

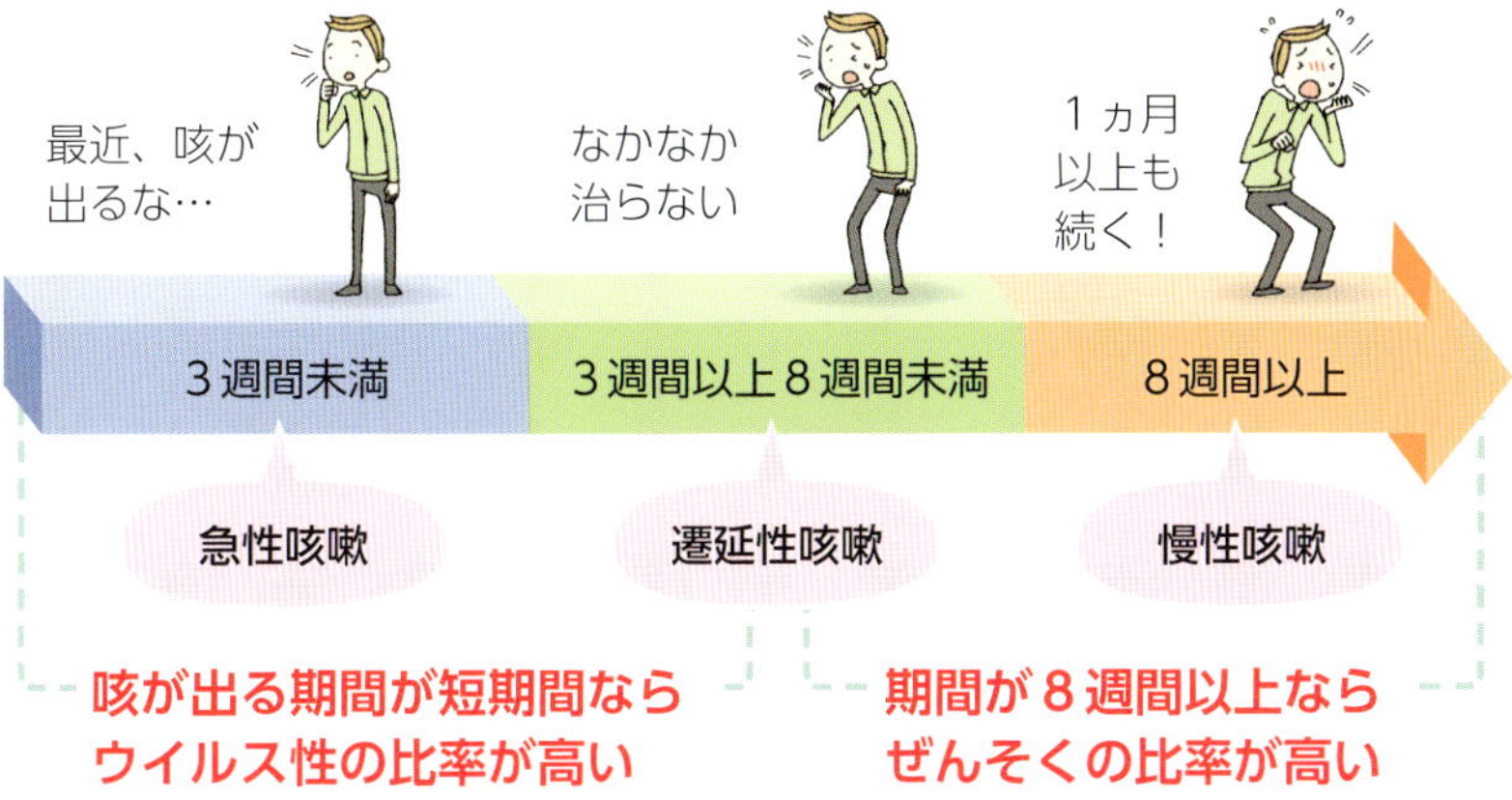

痰の有無による分類

乾性咳嗽

痰をほとんど伴わない、コンコンという乾いた咳

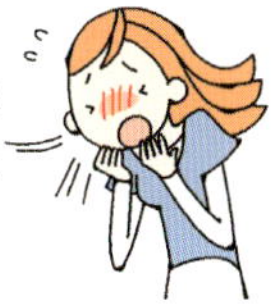

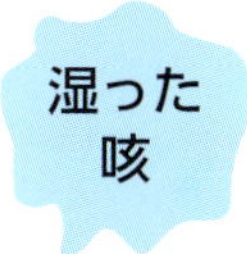

湿性咳嗽

咳のたびに痰を伴う、ゴホンゴホンという湿った咳

長引く咳の原因疾患と頻度

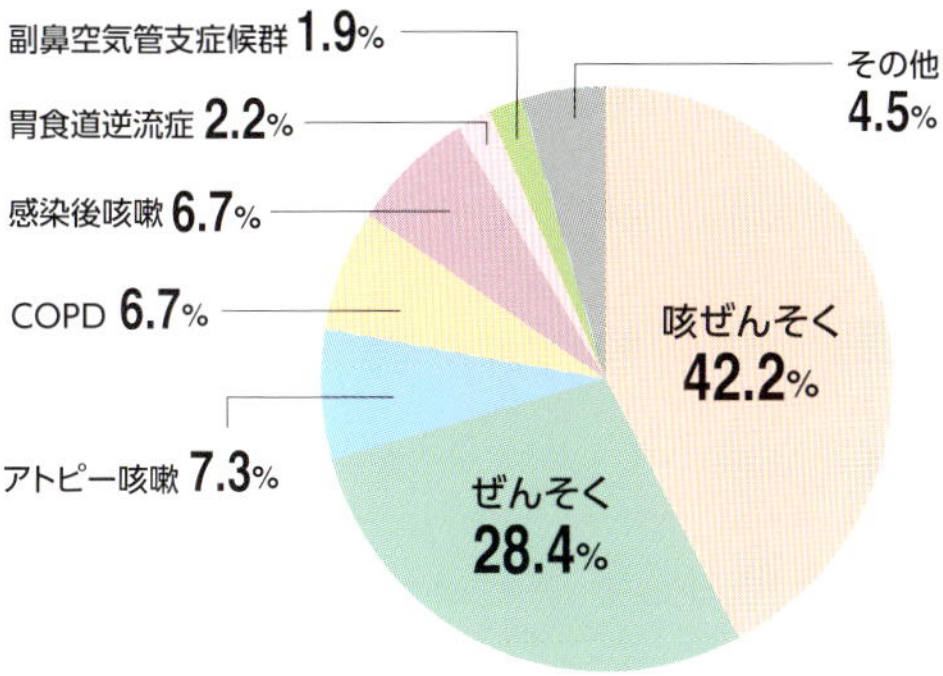

＊『蔓延性・慢性咳嗽の原因疾患と頻度 J Asthma. 2013；50：932-7.』より

ぜんそく発作の特徴

起こりやすい時間帯がある

ぜんそく発作にはいろいろな特徴があります。第一の特徴は、発作は深夜から明け方にかけてのおもに就寝中に起こりやすいということです。

横になって寝ているより座っているほうが呼吸をしやすいので、体を起こして発作がおさまるのを待つ人も多いようです。これを「起坐《きざ》呼吸」といいます。

この時間帯に起こりやすい理由として、次のようなことが考えられます。

自律神経のバランス

就寝中は、交感神経より副交感神経が優位になります。副交感神経には気管支を収縮させる作用があるので、発作が起こりやすくなります。

明け方の冷え込み

明け方4~5時ごろは急激に気温が低下します。その刺激を受けて気管支が収縮するため、発作が起こりやすくなります。

分泌物がたまる

気管支からは絶えず粘液が分泌されており、日中は無意識に飲みこんだり、吐き出したりしています。しかし、就寝中は気管支の中にたまるので、この刺激によって発作が起こりやすくなります。

血中カテコールアミンや、コルチゾールの低下

気管支を広げたり、炎症を抑えたりする働きのある体内物質が少なくなっています。

発作は安静時にも起こる

運動をしたり、坂道や階段を上ったりするなど、ふだんより激しく体を動かすと、息切れして呼吸がしにくくなります。

運動時にはより多くの酸素が必要となるのに、C

用語解説 自律神経　交感神経と副交感神経からなり、正反対の働きをしている。交感神経は活動時や日中に活発になり、副交感神経は安静時や夜間に活発になる。

ぜんそく発作の4つの大きな特徴

特徴1 深夜から朝に

深夜から明け方にかけて起こりやすい

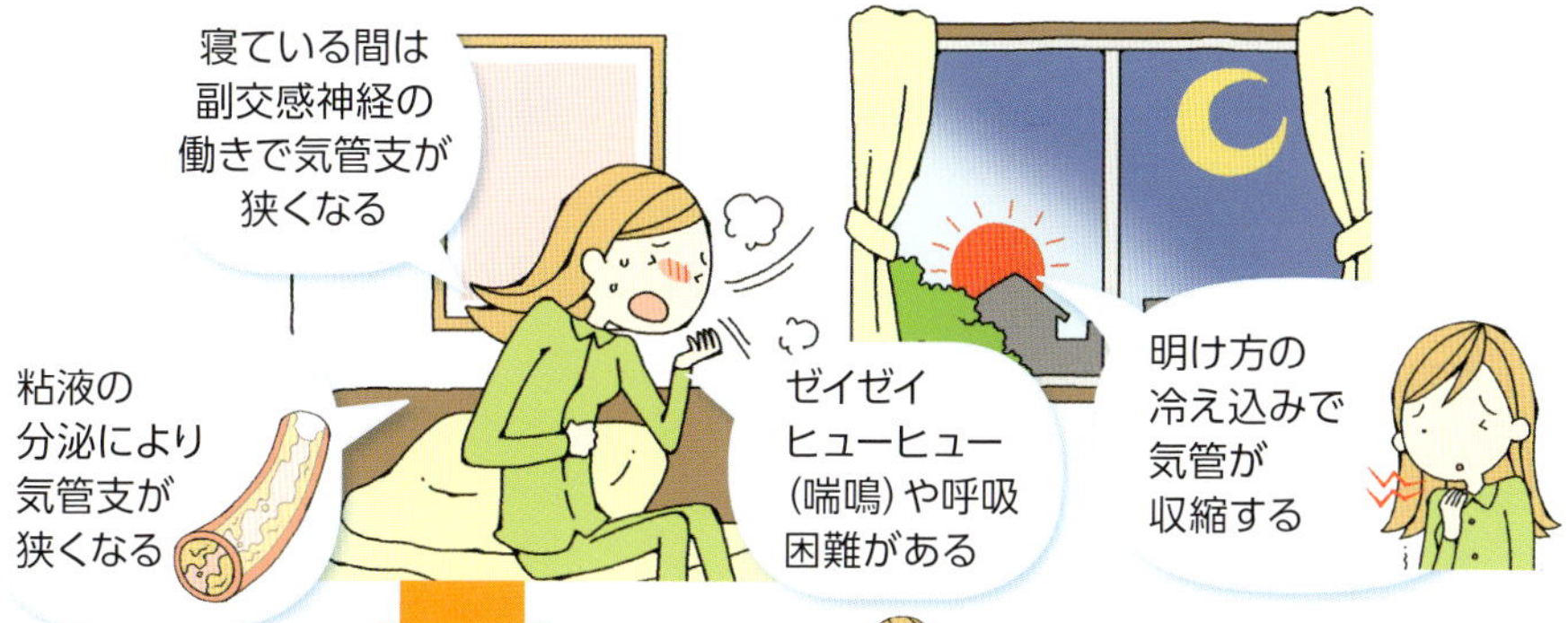
寝ている間は
副交感神経の
働きで気管支が
狭くなる
粘液の
分泌により
気管支が
狭くなる
ゼイゼイ
ヒューヒュー
(喘鳴)や呼吸
困難がある
明け方の
冷え込みで
気管が
収縮する

座っている状態のほうが呼吸がしやすい

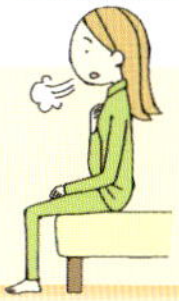

起坐呼吸

睡眠不足になり日常生活に支障が出る

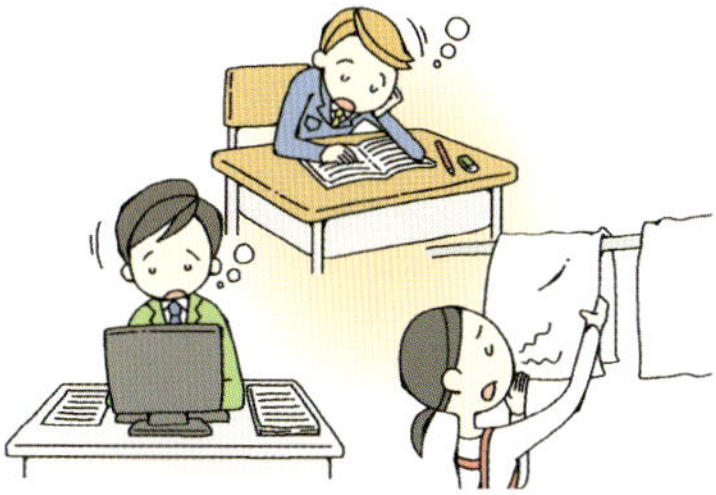

特徴2 安静にしても

安静にしていても発作が起こる

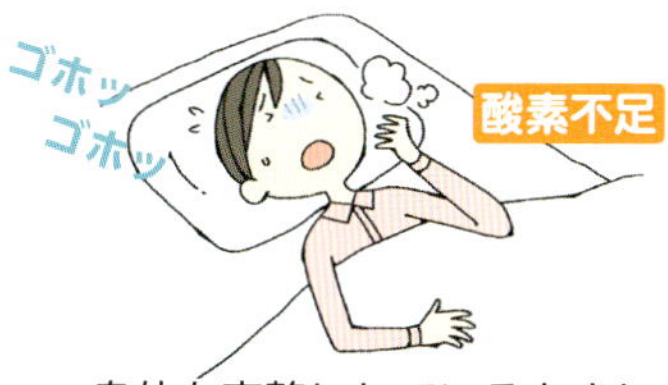

身体を安静にしているときにも
酸素不足になり発作が起こる

特徴3 くり返し

おさまってもくり返し発作が起こる

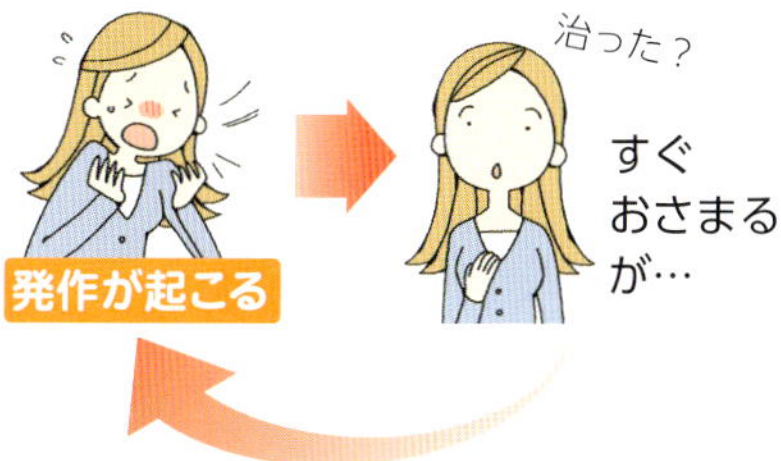
発作が起こる
治った?
すぐ
おさまる
が…

発作は一時的だがくり返し起こる

COPDでは酸素を十分に取り込めないため、酸素不足になって呼吸困難に陥るのです。これは、「労作《ろうさ》性《せい》の呼吸困難」と呼ばれます。

一方、ぜんそくの発作は、特別なことを何もしていなくても起こります。前述のように、安静にして横になっているときにも発作が起こるのは、ぜんそくの大きな特徴といえるでしょう。

発作はくり返し起こる

ぜんそく発作は一時的ですが、くり返し起こります。発作時は非常に苦しいので病院に駆け込んだり、しばらくは用心したりします。

しかし、いったんおさまると、ふだんと変わりなく活動できるため、油断してしまうのです。

忙しさや面倒くささも加わって、自己判断で治療をやめたり、管理がいいかげんになったりしがちです。しかし気管支の炎症はなくなっていません。気道が敏感な状態もよくなっていません。なにかの刺激で再び発作が起き、さらに発作が炎症を悪化させるという悪循環に陥ってしまうのです。もちろん気道はさらに敏感になってしまいます。

季節の変わり目に起こりやすい

ぜんそくの発作は、季節や気候とも関係があり、春や秋など、季節の変わり目に起こりやすいといわれています。

春や秋は日々の寒暖の差が大きいうえ、1日のうちでも朝晩の冷え込みが強く、日中との温度差が大きくなります。このような急激な温度変化が、発作を誘発すると考えられています。

また、移動性高気圧や台風が近づいたとき、寒冷前線が通過する時期など、気圧が急変するときも、発作が起こりやすくなっています。

梅雨の時期も湿度が高くなり、アレルゲンとなりやすいダニやカビが多く発生するので、注意が必要です。

用語解説　移動性高気圧　移動していく高気圧のこと。温帯低気圧と交互に通過するため、天気が変わりやすくなる。春と秋に多く出現する。

特徴4 季節や天候の変化が発作の引き金になる

季節の変わり目に

朝晩の気温差が大きいときや、急激に気温が下がると…

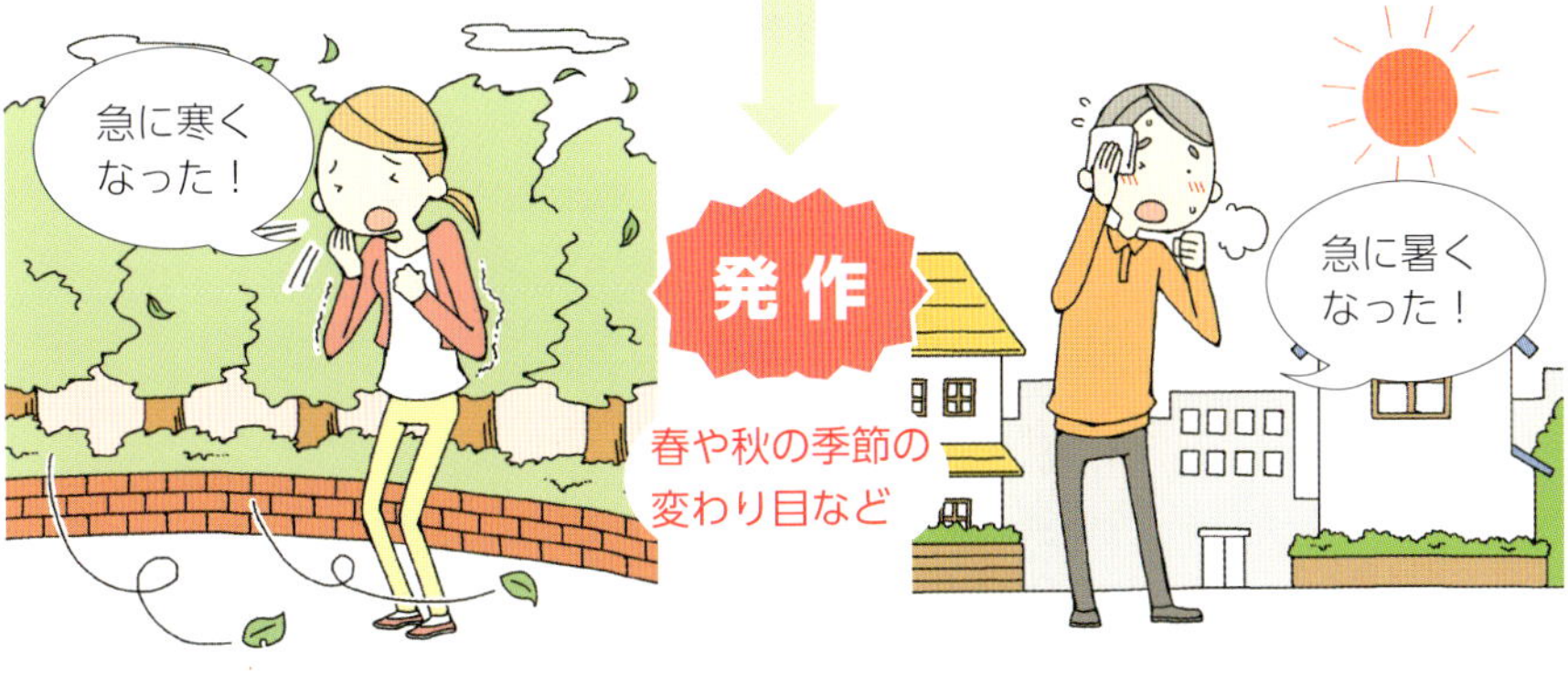
急に寒く
なった！
発作
春や秋の季節の
変わり目など
急に暑く
なった！

台風などによる気圧の急変や、天候が不安定になると…

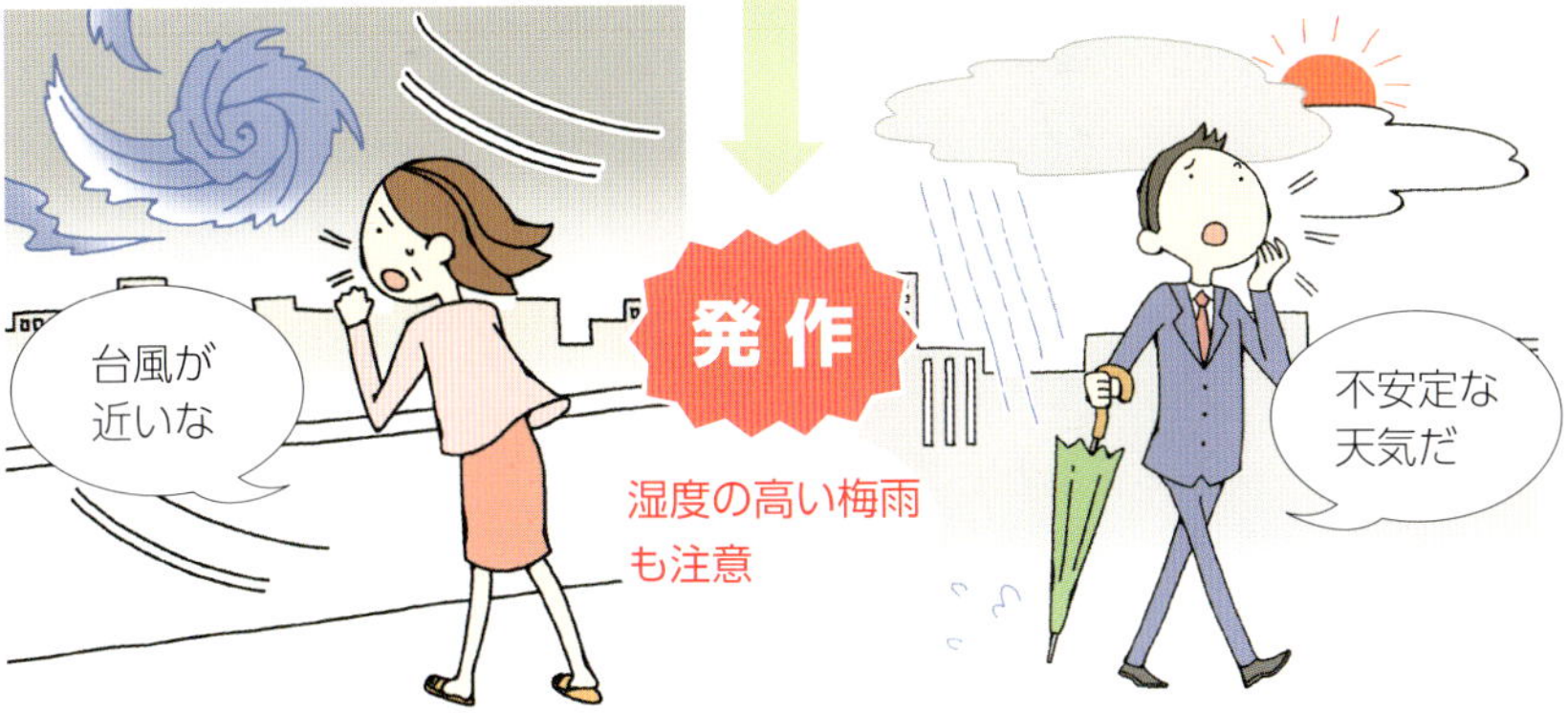
台風が
近いな
発作
湿度の高い梅雨
も注意
不安定な
天気だ

POINT

毎年同じ時期に発作が起こるときは
あらかじめ医師に相談を！

ぜんそくが起きるしくみ

ぜんそくの正体

かつては、ぜんそくは気道の平滑筋《へいかつきん》のけいれんによって、気道が狭くなって起こると考えられていました。これはこれで正しいのですが、しかし、最近の研究によって、気道の慢性的な炎症が原因とわかってきたのです。

常に粘膜が赤くはれたような状態になっているので、気道が狭くなり、ちょっとした刺激にも過敏に反応してぜんそくが起こるのです。これを「気道過敏性」といいます。

この慢性的な炎症と気道過敏性が、ぜんそくの正体といえます。

ぜんそく患者さんの気道の粘膜には、好酸球《こうさんきゅう》、リンパ球、マスト細胞（肥満細胞）、好塩基球《こうえんききゅう》、好中《こうちゅう》球《きゅう》などが集結しています。これらは白血球の仲間で、炎症を引き起こしたり、悪化させたりする働きがあることから「炎症細胞」と呼ばれています。詳しくは後述しますが、この炎症細胞が関与してアレルギー反応を引き起こし、ぜんそくを誘発すると考えられています。

気管支炎やかぜによる気道の炎症は一過性で、回復とともにやがて消失しますが、ぜんそくではこのような炎症がずっと続いています。

ですから、発作が起きていないときでも気道の粘膜はむくみ、上皮細胞《じょうひさいぼう》がはがれやすくなっています。その下の基底膜《きていまく》や平滑筋も厚くなっています。また、粘液の分泌が盛んになり、痰も増えています。

常にこのような状態にあるので、ささいな刺激を受けただけで平滑筋が収縮し、粘膜もいっそうむくみます。このため、ますます気道が狭くなり、ぜんそく発作が起きるのです。

用語解説 マスト細胞　「肥満細胞」とも呼ばれ、皮膚や粘膜など体のさまざまな組織に広く分布している。ヒスタミン産生細胞として知られ、炎症や免疫に深くかかわる。

ぜんそくが起きるしくみ

健康な気道

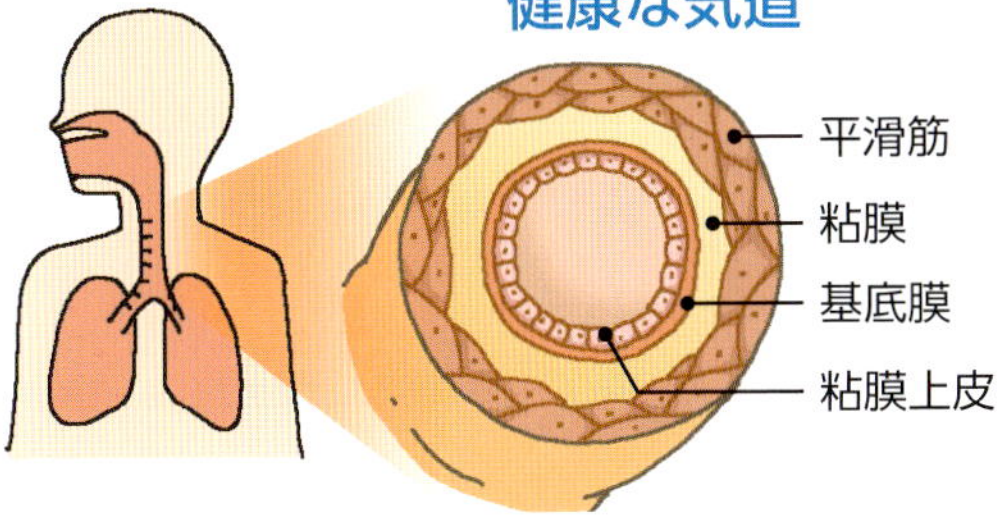

粘膜の表面（粘膜上皮）は、上皮細胞でびっしり覆われている

ぜんそく患者の気道

発作がないとき

発作がないときも炎症は続いている

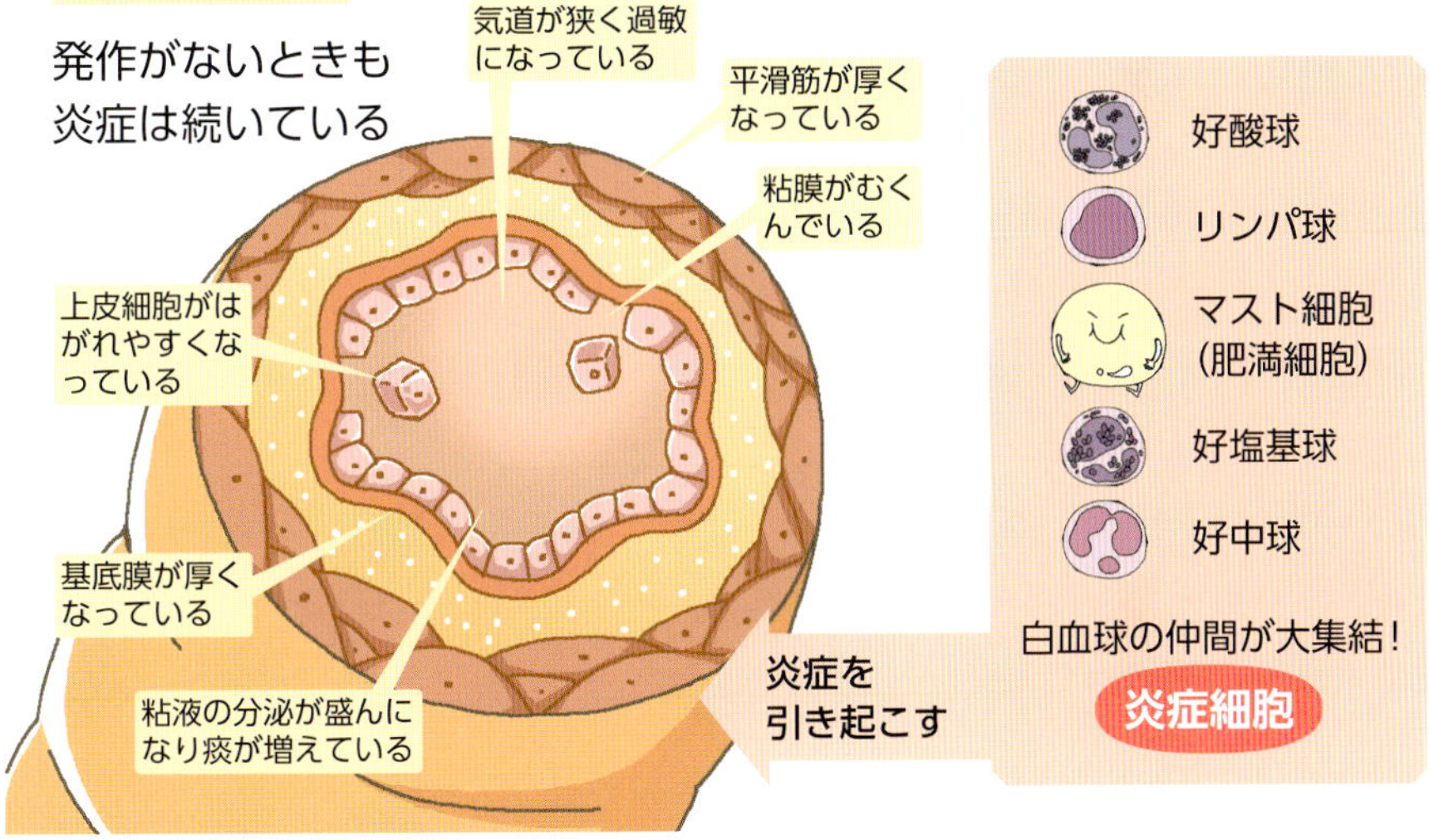

発作が起こっているとき

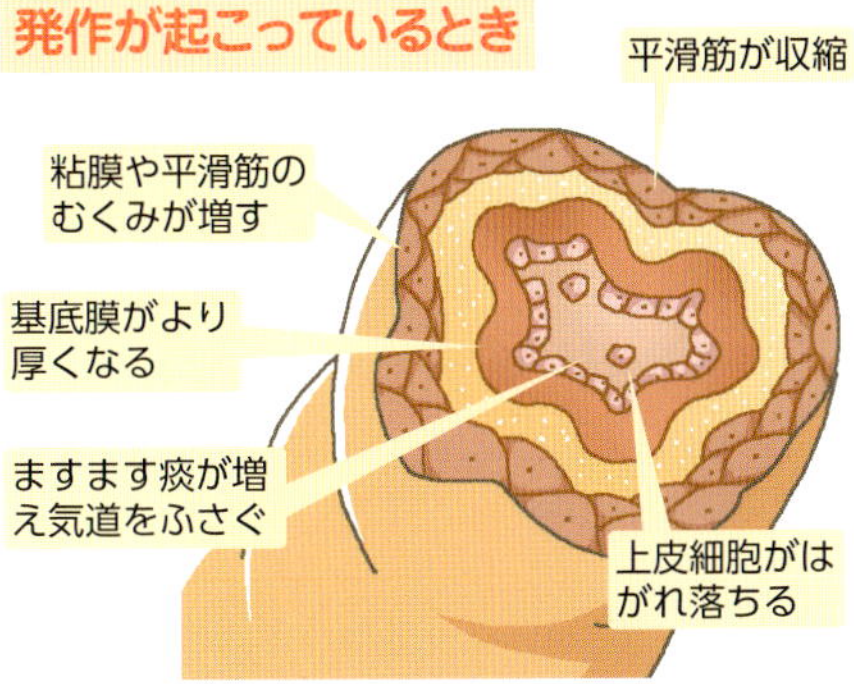

ぜんそくの人の気道はとても敏感！

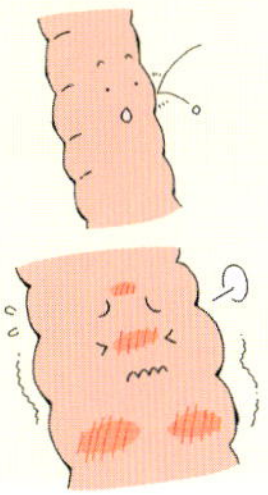
ちょっとの刺激に…
過敏に反応

いっそう気道が狭くなり呼吸困難に陥る

原因はアレルギーとウイルス感染

免疫システムが過剰に働く

なぜ気道に炎症が起きるのか、その原因については、完全には解明されていません。多くはアレルギー反応やウイルス感染が原因と考えられています。アレルギー反応は、アレルギー体質（アトピー体質）を持つ人だけに起こります。アトピー型の人は、根底にこの体質があり、気道にアレルギー反応が起こってぜんそくの発症へとつながっていくのです。

私たちの体には、ウイルスや細菌などの異物の侵入を防ぐために免疫システムが備わっています。アレルギー反応はこの免疫システムと深くかかわっています。

体に有害な物質が入ってくると、免疫細胞はそれを異物（抗原《こうげん》）と認識して攻撃し、排除するために抗体をつくります。ある抗原に対する抗体を一度つくると、いつまでも敵を記憶していて、再度同じ抗原が侵入してきたら、すばやくその抗体を生産して撃退します。このような免疫システムのおかげで、私たちの健康は守られているのです。

ところが、本来は無害のはずの花粉やダニ、ハウスダストのようなものまで有害物質と認識し、過剰に反応して抗体をつくってしまうことがあります。すると、これらの物質が体に入るたびに、免疫システムが働くため、さまざまな不快な症状が出てくるのです。これがアレルギー反応です。

ぜんそくの場合も、ダニやカビなどのアレルゲンに過剰に反応し、なんとか追い出そうとして気道を収縮させたり、洗い流そうとして粘膜から粘液を多量に分泌します。これが咳や痰、呼吸困難を引き起こすのです。ウイルス感染は、このようなアトピー炎症をさらに悪化させる一番の原因になっています。

用語解説　抗原　免疫やアレルギーの原因となる物質。体内に侵入して、抗体をつくらせる。「アレルギーを起こすもと」という意味で「アレルゲン」とも呼ばれる。

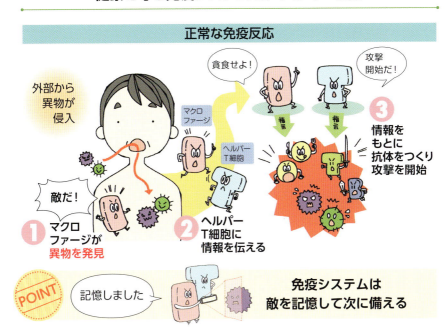

健康を守る免疫システムとアレルギー反応

正常な免疫反応

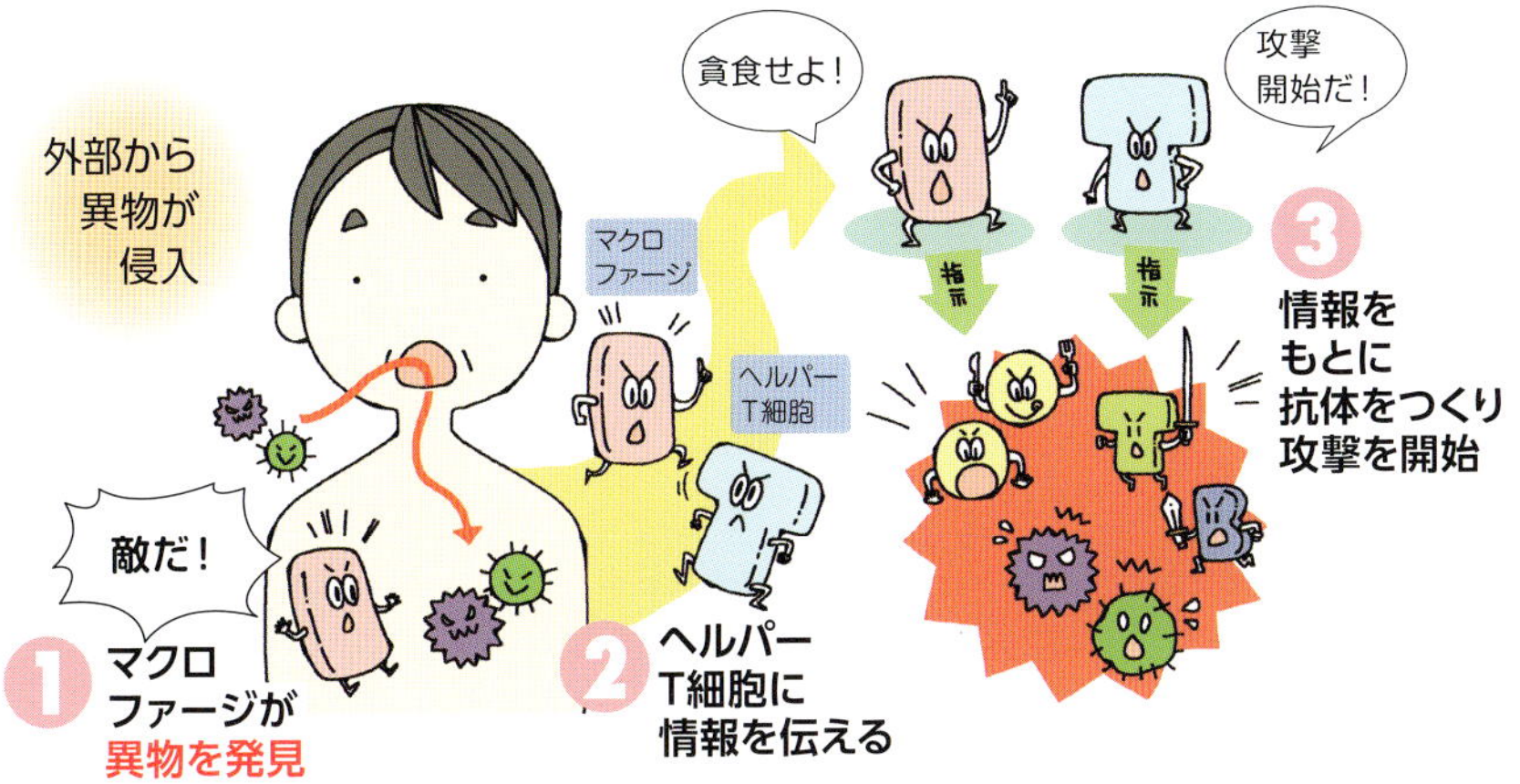

POINT
記憶しました

**免疫システムは
敵を記憶して次に備える**

アレルギー反応

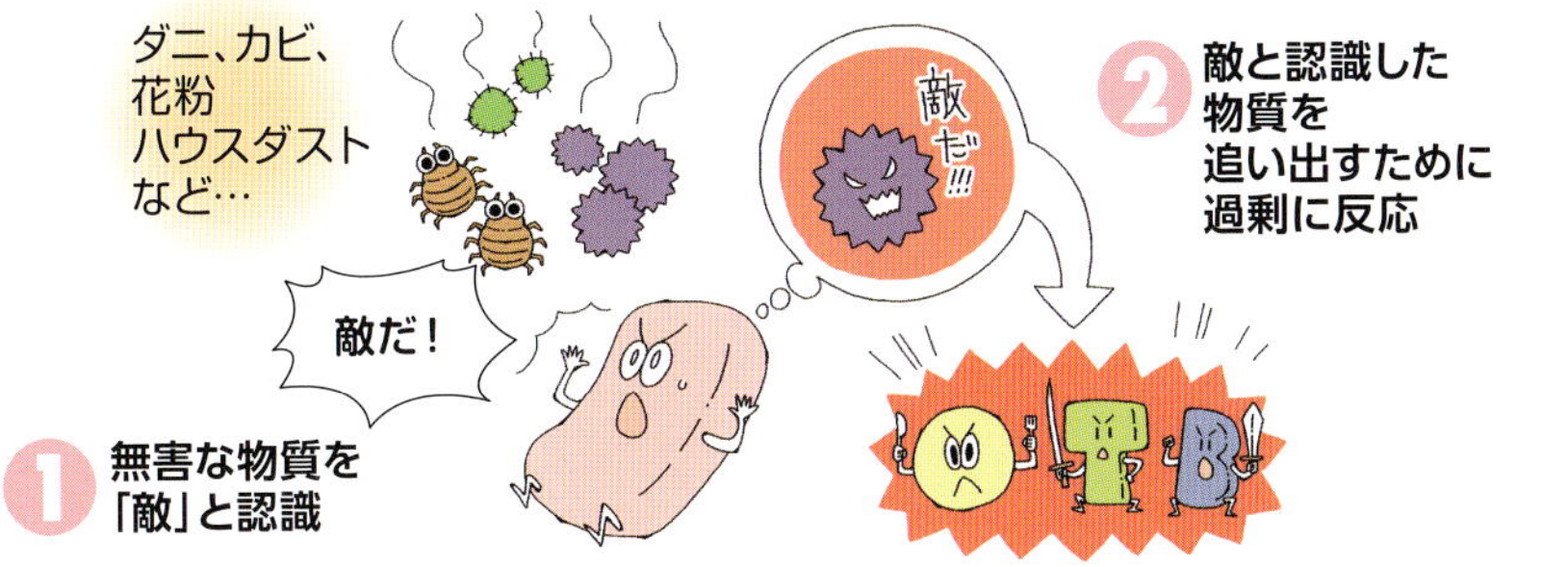

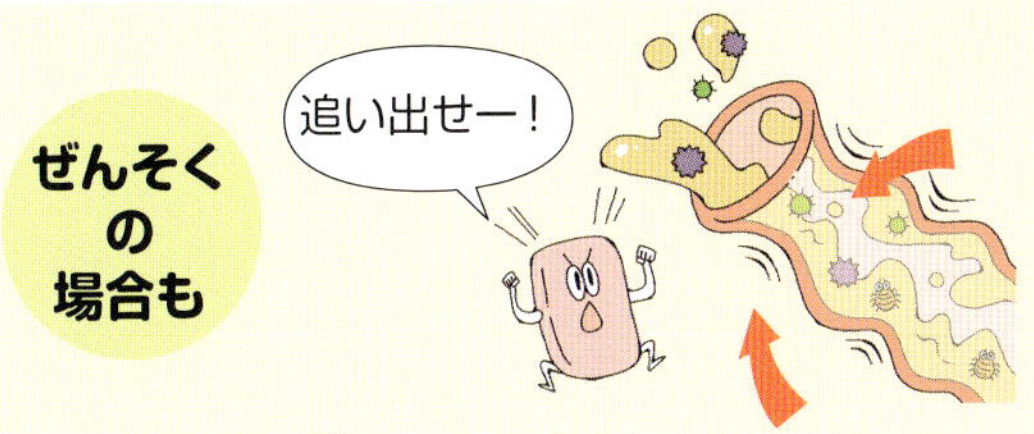
ぜんそく
の
場合も
追い出せー！

ハウスダストなどを
追い出すために
気道を収縮させたり
粘液を多量に分泌する

かぜ（ウイルス感染）はこのようなアレルギー炎症をさらにひどくさせます。

ぜんそくにはいろいろなタイプがある

アトピー型と非アトピー型

ぜんそくにはアトピー型と非アトピー型があります。

アトピー型は、特定のアレルゲン（抗原）が引き金になって起こるものです。アレルゲンとは、アレルギーの原因となる物質で、検査で調べられます。アレルゲンには、食物アレルゲン、吸入アレルゲンなどがあり、ぜんそくは、主に吸入アレルゲンによって引き起こされます。

もっともアレルゲンとなりやすいのはダニです。カビ、ペットの毛やフケなども要注意です。このようなアレルゲンを空気と一緒に吸い込むことによって、気道の粘膜にアレルギー反応が起こるのです。

ぜんそくの多くはこのアトピー型で、成人の患者さんの約60％、子どもの患者さんの90％以上を占めます。

非アトピー型の誘因のトップはウイルス感染によるものです。アトピー型のように原因を特定することは困難です。

また、意外に思われるかもしれませんが、最近の研究によって、非アトピー型は肥満とも深い関係があることがわかってきました。肥満度が高くなるほど、ぜんそくの発症リスクが高まり、重症度とも関係があります。特に女性ではその傾向が顕著です。逆にいうと、こうした場合では減量によりぜんそくを改善できると考えることができます。

アトピー型も非アトピー型も発作の引き金になる刺激はさまざまで、かぜやインフルエンザなどの感染症、タバコの煙や排気ガス、化粧品や香水、気温や湿度の変化、冷気、ストレス、過労、食品添加物、薬などが挙げられます。

用語解説　アレルゲン　アレルギーの原因となる物質。ＩｇＥ抗体を体内につくる。主なアレルゲンは、ハウスダスト、ダニ、カビ、花粉、ペットの毛やフケなど。

アトピー型ぜんそくと非アトピー型ぜんそく

アレルゲンが特定できない

非アトピー型ぜんそく

肥満

中高年発症

特定のアレルゲンがある

アトピー型ぜんそく

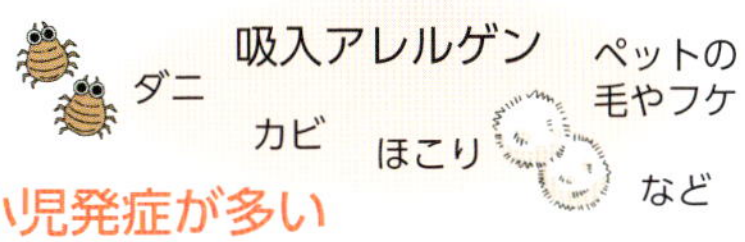

小児発症が多い

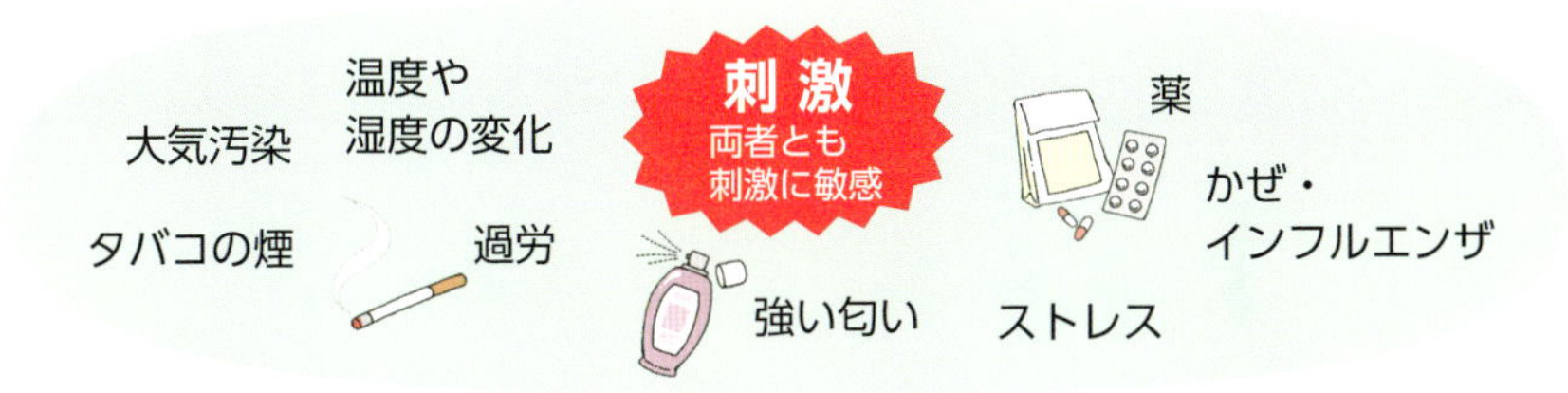
刺激
両者とも
刺激に敏感
大気汚染
温度や
湿度の変化
タバコの煙
過労
強い匂い
薬
かぜ・
インフルエンザ
ストレス

POINT **肥満は発症のリスクを高め、症状を悪化させる**

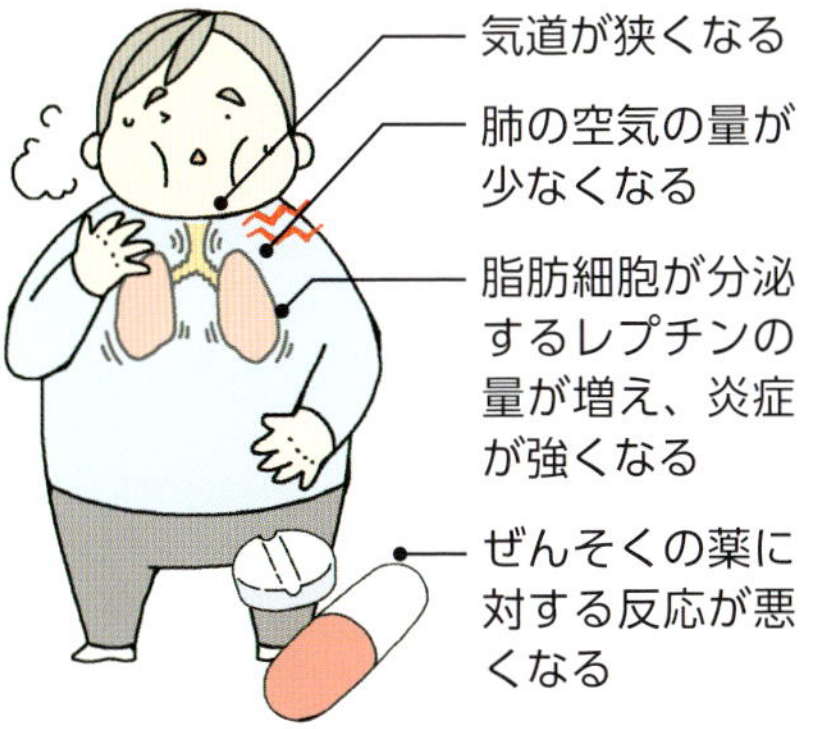

肥満が原因の場合は……

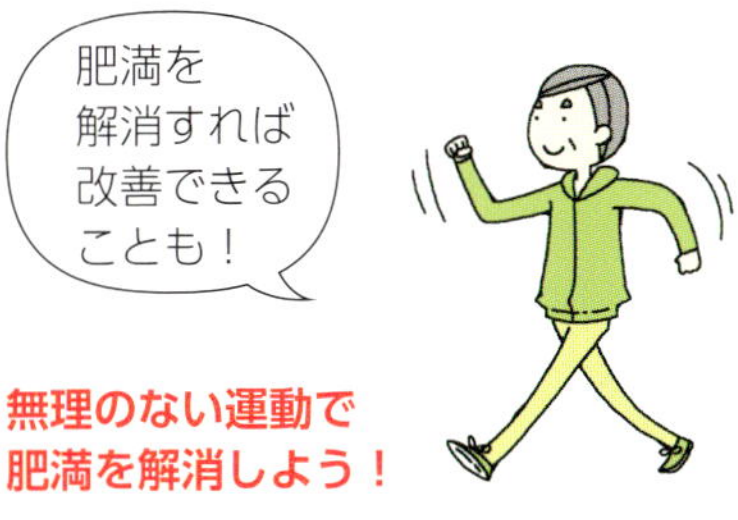
肥満を
解消すれば
改善できる
ことも！

**無理のない運動で
肥満を解消しよう！**

ぜんそくの多くはこのアトピー型
ぜんそく

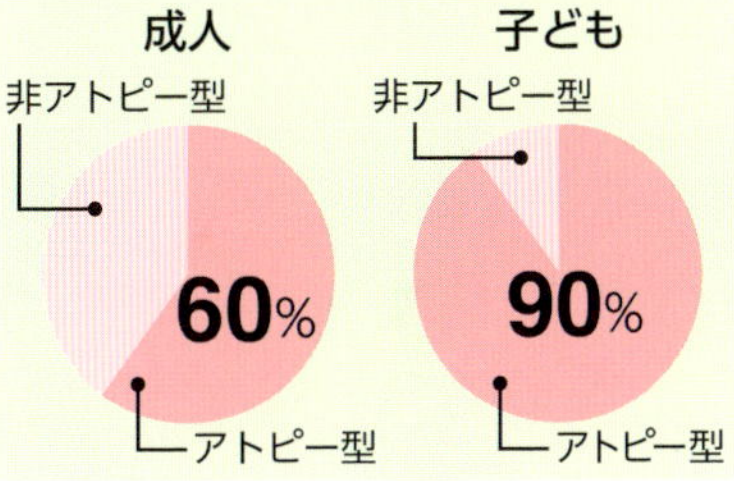

悪化させないために

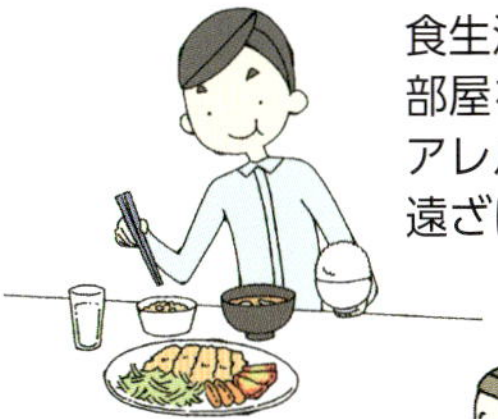

食生活を管理し、
部屋を清潔に保ち
アレルゲンを
遠ざける

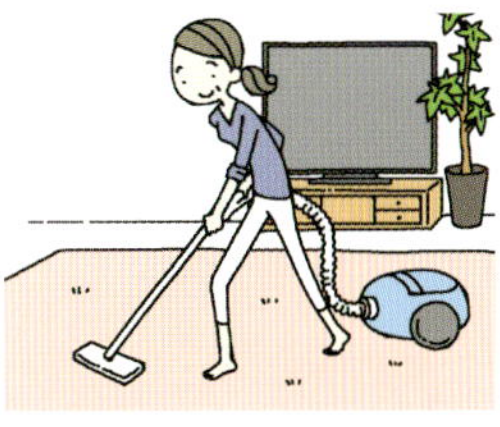

ぜんそく発作のメカニズム

即時型反応と遅発型反応

アトピー型の発作は2段階あり、アレルゲンを吸入して数分から30分前後であらわれるものを「即時型反応」、3～6時間後にあらわれるものを「遅発型反応」といいます。

これらの2つの反応が関連しながらくり返し起こるうちに炎症が進行し、症状が悪化していきます。

●即時型反応のしくみ

アレルゲン（抗原）が気道に侵入すると免疫システムが働き、まずマクロファージが出動してアレルゲンを食べ、敵の情報をヘルパーT細胞に伝えます。

ヘルパーT細胞は司令官の役目をしており、B細胞にIgE抗体をつくれ、と指示します。

それを受けて、B細胞はIgE抗体を大量に産生し、アレルゲンを攻撃します。このとき過剰につくられたIgE抗体がマスト細胞にくっつき、次の侵入に備えて待機します。再度同じアレルゲンが侵入すると、アレルゲンはマスト細胞に付着しているIgE抗体と結合します。これが抗原抗体反応です。

この刺激で、マスト細胞からヒスタミンやロイコトリエンなどの化学伝達物質が放出されます。どちらにも気管支を収縮させたり粘膜をむくませる作用があるため、より気道が狭くなり、発作が起きます。

ここまでが第一段階の即時型反応です。これは「I型アレルギー反応」とも呼ばれています。

●遅発型反応のしくみ

一方、遅発型反応の主役となるのは「好酸球」です。即時型反応がおさまってほっとした頃、マスト細胞から放出された好酸球遊走因子やヘルパーT細胞が産生したサイトカインなどによって、今度は好酸球が大量に気道に集まってきます。

用語解説　サイトカイン　さまざまな物質が生産するたんぱく質。他の細胞に情報を伝える役割を果たす。免疫や炎症に関与するほか、細胞の増殖や分化にもかかわる。

即時型反応のしくみ

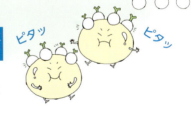

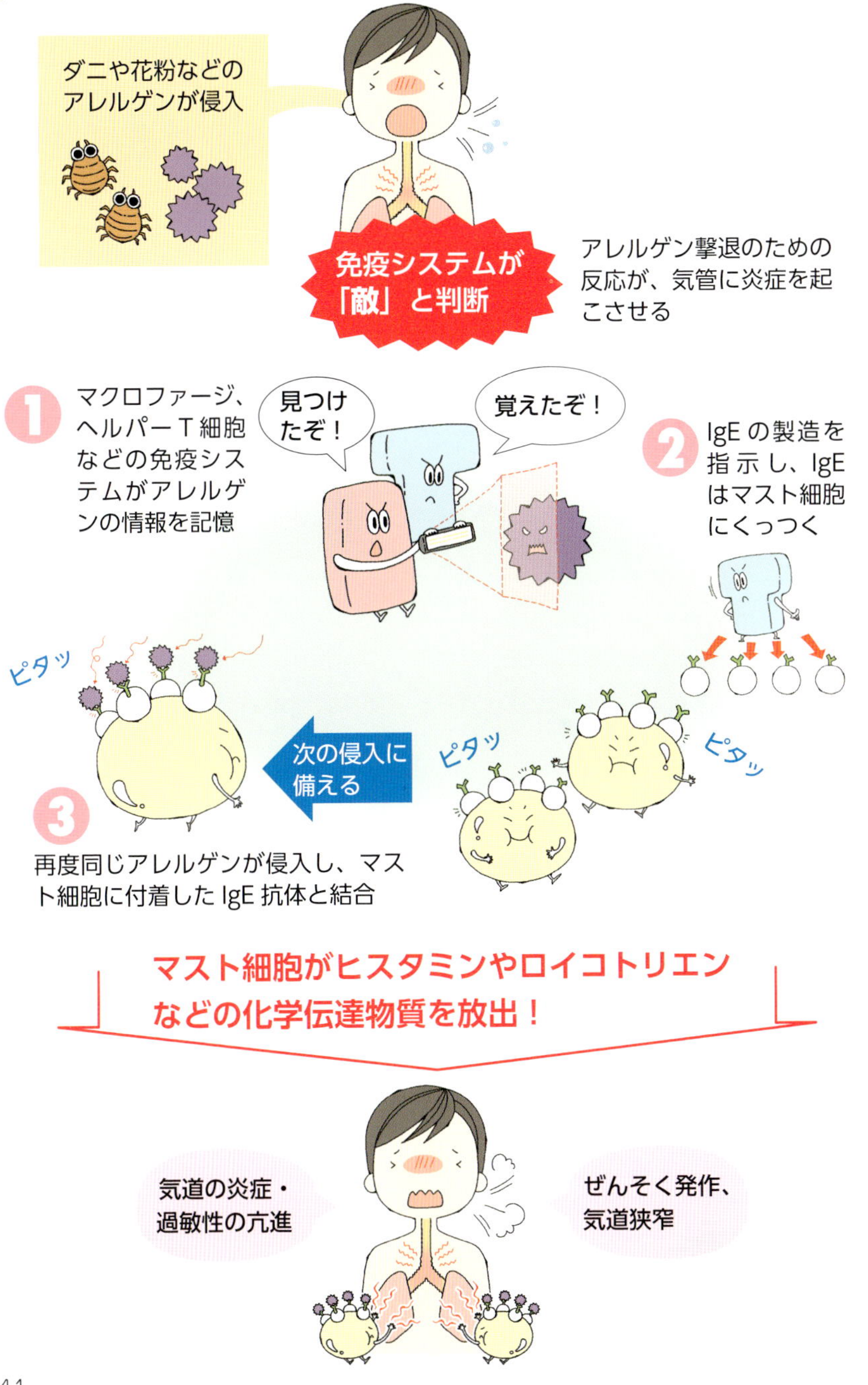
ダニや花粉などの
アレルゲンが侵入
免疫システムが
「敵」と判断
アレルゲン撃退のための
反応が、気管に炎症を起
こさせる
1
マクロファージ、
ヘルパーT細胞
などの免疫シス
テムがアレルゲ
ンの情報を記憶
見つけ
たぞ！
覚えたぞ！
2
IgEの製造を
指示し、IgE
はマスト細胞
にくっつく
ピタッ
ピタッ
ピタッ
次の侵入に
備える
3
再度同じアレルゲンが侵入し、マス
ト細胞に付着したIgE抗体と結合
マスト細胞がヒスタミンやロイコトリエン
などの化学伝達物質を放出！
気道の炎症・
過敏性の亢進
ぜんそく発作、
気道狭窄

好酸球は、ロイコトリエンなどの化学伝達物質のほか、MBPやECPというたんぱく質を放出します。これらのたんぱく質には、体の組織を破壊する性質があり、気道の粘膜上皮を傷つけてはがしてしまうのです。このため、上皮の下の神経がむき出しになり、気道の過敏性が増し、発作が起こりやすくなります。

非アトピー型にも免疫システムが関与

成人では、小児に比べるとアトピー型の割合が減少し、非アトピー型の割合が多くなっています。とくにかぜをはじめとするウイルス感染が、大きな要因の一つであるのはまちがいありません。

外部からウイルスが侵入すると、直ちに免疫システムが作動し、先兵隊の好中球とマクロファージが食べて殺します。ナチュラルキラー細胞も駆けつけてウイルスを攻撃します。こうして戦いながら、「もっと応援隊を送れ」という指令を飛ばします。

これに呼応して、どっと集まってくるのが好酸球です。アトピー型の遅発型反応と同じで、好酸球が出動して大暴れし、ウイルスだけではなく気道の粘膜までも破壊してしまうのです。このため、気道が非常に敏感になり、ちょっとした刺激にも反応して発作が起こりやすくなります。

このように、好酸球は、アトピー型にも非アトピー型にも深く関与していることがわかっており、ぜんそくは別名「慢性剥離性好酸球性気管支炎」とも呼ばれています。

やっかいなことに、好酸球による炎症は、長引きやすく、慢性化しやすいという特徴があります。できるだけ、好酸球に働くチャンスを与えないことが大切です。

かぜやインフルエンザの流行期には、手洗い、うがいなどを励行し、感染しないように十分に注意しましょう。

用語解説 ナチュラルキラー細胞　抗原の刺激ではじめて動き出すT細胞やB細胞とは異なり、独自に体内をパトロールして、がん細胞やウイルス細胞を攻撃するリンパ球。

アトピー型と非アトピー型のどちらにも深く関与する好酸球

長期管理薬服用患者における症状発現を経験した患者割合

ぜんそく患者の多くはなんらかの刺激による症状の発現や悪化を経験している

何らかのきっかけ（気温の変化等）でぜんそく症状発現／症状悪化が起こった患者の割合

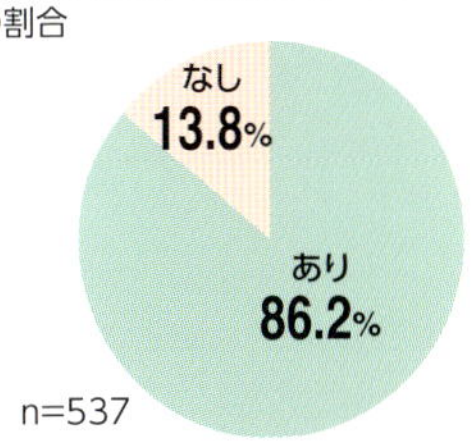

ぜんそく症状が出るきっかけ

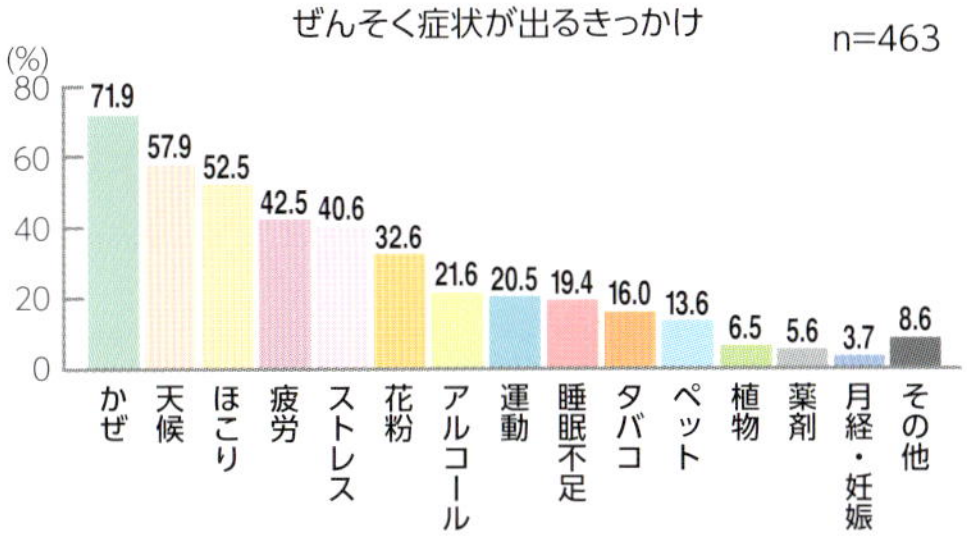

対象:2ヶ月に1回以上通院し、吸入ステロイド薬などの長期管理薬を定期使用している軽症持続型※以上の気管支ぜんそく患者537人　※ぜんそく予防・管理ガイドライン2009を参考に現在の症状と服薬中の薬剤により推定した
方法:インターネット調査にて、ぜんそく症状発現／症状悪化の経験の有無を調査し、ぜんそく症状発現／症状悪化の経験がある患者に症状が出るきっかけを調査した。
調査地域:全国　　調査期間:2011年12月

秋山一男:アレルギー・免疫　19:1120−1127,2012

アレルゲン侵入から3～6時間後

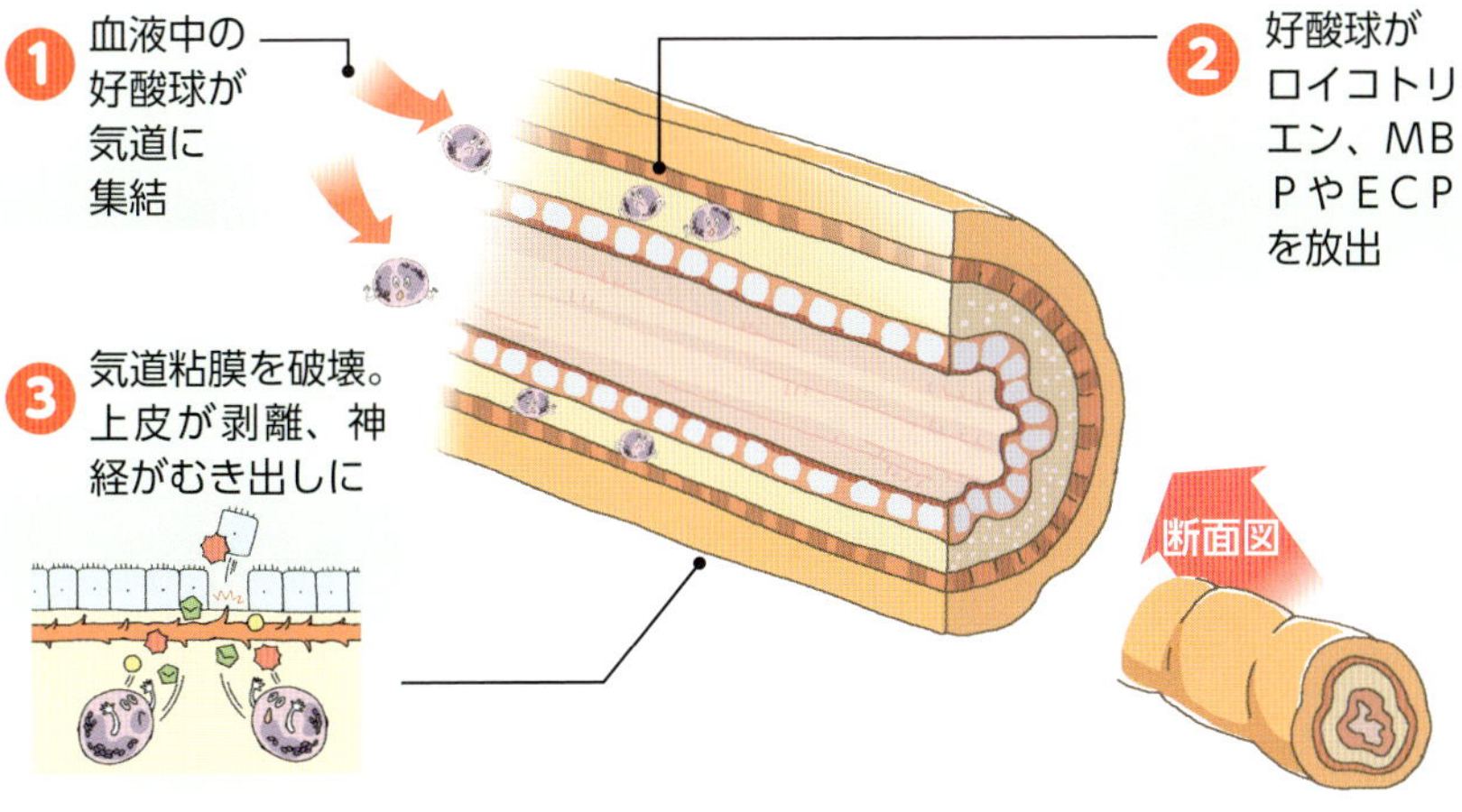

ぜんそく発作が起きやすい状態が慢性化!!

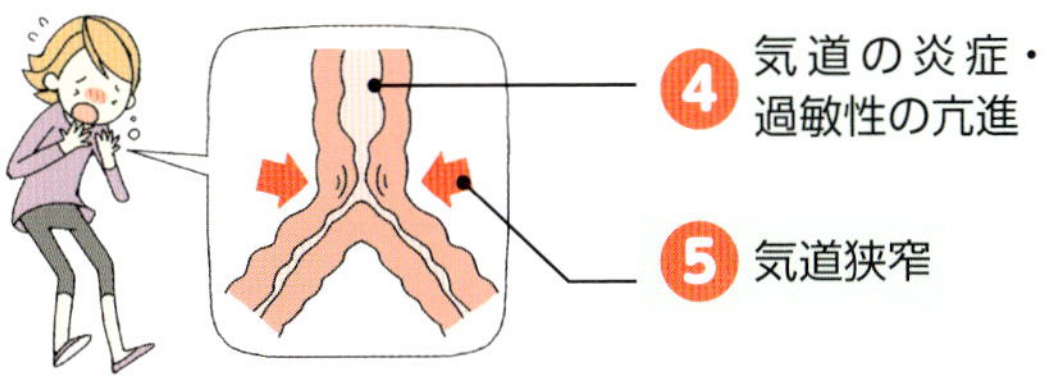

ぜんそくの種類

もっとも多いのは成人ぜんそく

ぜんそくには次のような種類があります。

咳ぜんそく

ぜんそくのようなヒューヒュー・ゼーゼーという喘鳴がなく、咳だけが長期間続くものです。多くはかぜやインフルエンザなどの感染症がきっかけとなって起こります。

成人ぜんそく

大人のぜんそくです。小児ぜんそくから移行するもの、おさまっていた小児ぜんそくが再発するもの、大人になってはじめて発症するものなど、さまざまなパターンがありますが、大人になってから発症する人が多いことが知られています。

小児ぜんそく

子どものぜんそくで、ほとんどが6歳までに発症します。多くは思春期になる頃には軽快しますが、成人ぜんそくに移行することもあります。

職業性ぜんそく

職業上、接触しなければならない物質がアレルゲンとなって起こるぜんそくです。職場を離れると軽快します。パン製造所での小麦粉ぜんそく、製材所での米杉《べいすぎ》ぜんそく、ラワンぜんそくなど。

運動誘発ぜんそく

激しい運動によって起きるぜんそくです。多くは運動を始めて数分で起き、中止すると30分ぐらいで自然におさまります。薬で適切な管理をし、適度な運動をしていると、起こりにくくなります。

アスピリンぜんそく

アスピリンなどの解熱消炎鎮痛薬で起こります。特徴は、中年以降に発症し、鼻づまりが強く、嗅覚の異常を伴うことが知られています。

用語解説 米杉ぜんそく　ウエスタンレッドシダーのことで、スギではなくヒノキ科の樹木。アラスカやカナダ、アメリカなど、北米大陸太平洋岸に広く分布している。

いろいろなぜんそく

咳ぜんそく

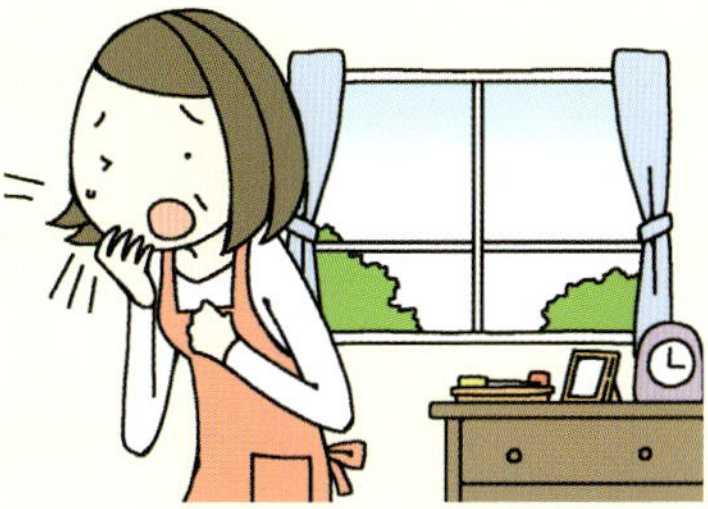

ぜんそくに似ているが、喘鳴や発作はなく、咳だけが続く

成人ぜんそく

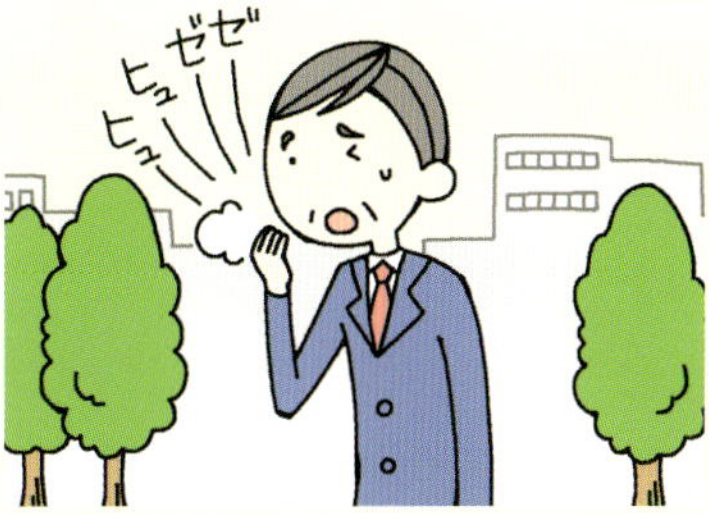

大人になってはじめて発症する人がもっとも多い

小児ぜんそく

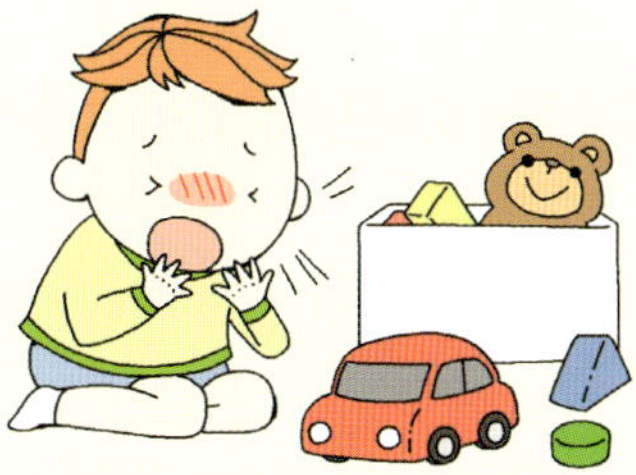

多くは治るが、約3割は成人ぜんそくに移行する

職業性ぜんそく

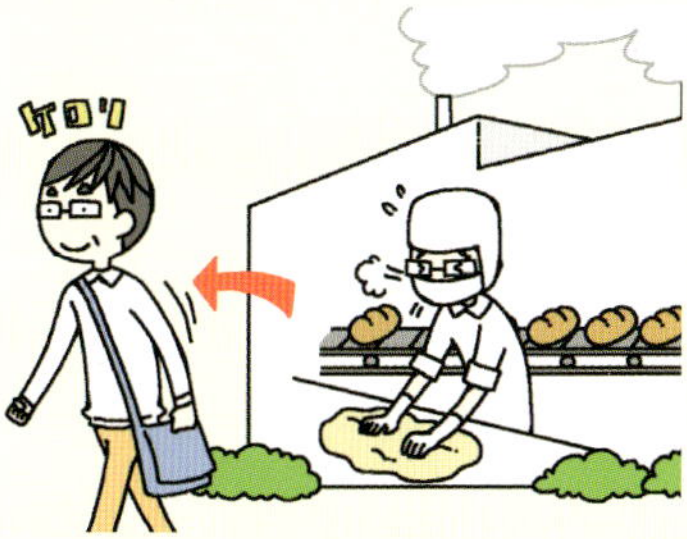

仕事で扱う物質によって起こる。職場を離れると症状が軽くなる

運動誘発ぜんそく

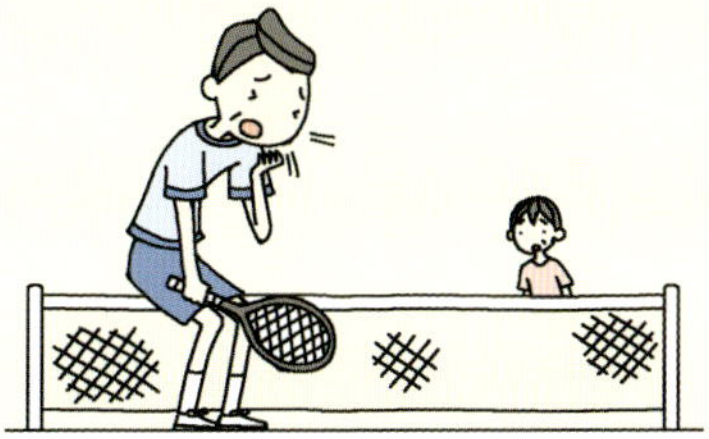

運動によって起こるが、運動を避ける必要はない。適切にぜんそくを管理して行うとよい

アスピリンぜんそく

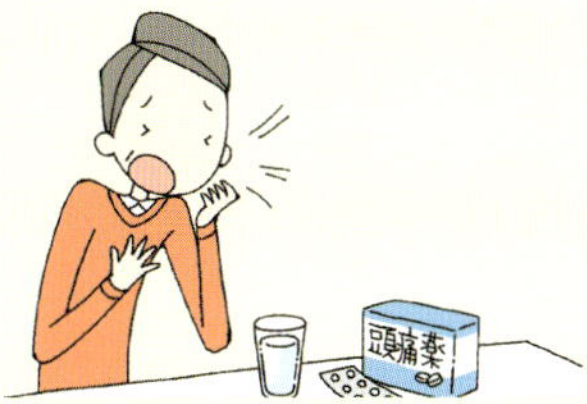

アスピリンや非ステロイド系解熱消炎鎮痛薬によって起こる。強いぜんそく発作が起こる場合があるので、自己判断での市販薬の使用は避ける

咳ぜんそく

慢性的に咳が続く

最近増えている病気で、ぜんそくに症状が非常によく似ています。主な症状は、1ヵ月以上も続くしつこい空咳《からせき》です。かぜに続いて起こることが多いので、かぜが長引いているのだろうと考えがちですが、数ヵ月以上、ときには数年も続くことがあります。

咳は夜間から明け方にかけて出ることが多く、ひどいときは横になって寝ることもできないため睡眠不足になることもあります。季節性があり、冷気や寒暖の差、湿度の上昇などに誘発されやすいのも、ぜんそくに似ています。

進行すると、タバコの煙などの刺激に反応して咳き込むようになります。会話中や電話中にも咳き込んだり激しい咳によって、胸が痛くなったり、嘔吐《おうと》することもあります。

3〜4割はぜんそくに移行する

このように、咳ぜんそくとぜんそくの症状は、共通点は多いのですが、咳ぜんそくは喘鳴や呼吸困難は起こりませんし、痰《たん》もほとんど出ません。

しかし、咳ぜんそくの患者さんの気道の粘膜をよく調べてみると、ぜんそくの患者さんと同じように、好酸球が集まっているのがわかります。

気道狭窄は認められませんが、アレルギー性の炎症が起きており、気道の過敏性が高くなっています。

このようなことから、咳ぜんそくは、ぜんそくの一種、あるいは前段階と考えられています。

放置していると、咳ぜんそくの3〜4割は、本格的なぜんそくに移行します。そうならないように、咳が1ヵ月以上続くときは軽く考えず、必ず受診してください。

用語解説　空咳　コンコンという痰のからまない乾いた咳。かぜやインフルエンザなどでも起こりやすい。

咳ぜんそくの特徴

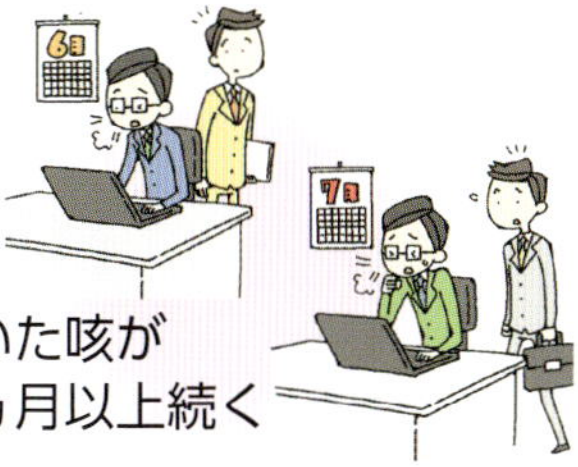

- 乾いた咳が
  1ヵ月以上続く

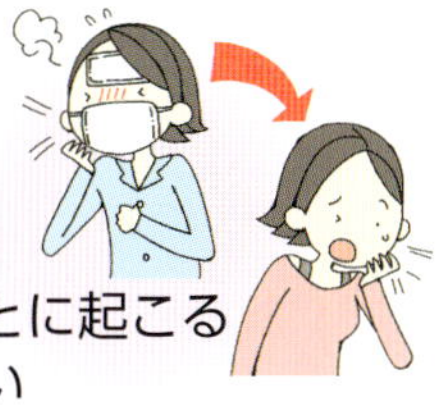

- かぜのあとに起こることが多い

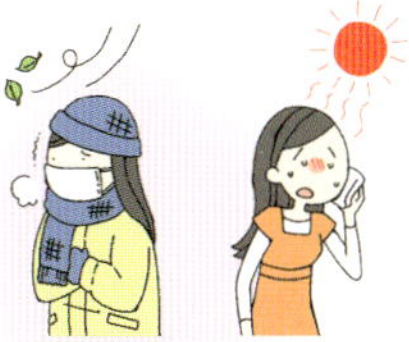

- 寒暖の差が大きいとき

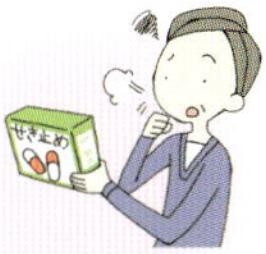

- 市販のかぜ薬や咳止めは効かない

- 夜中から明け方にかけて咳き込む

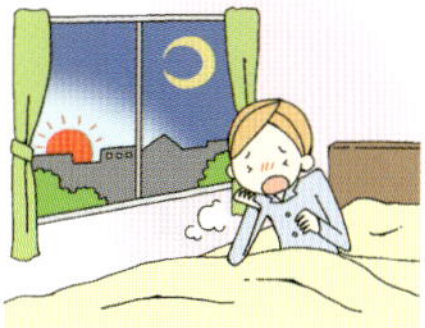

- 冷気やタバコの煙を吸うと咳き込む

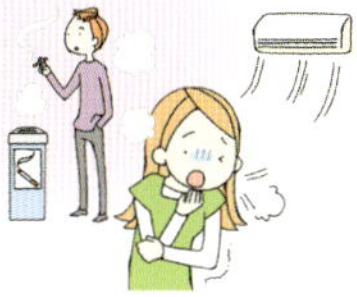

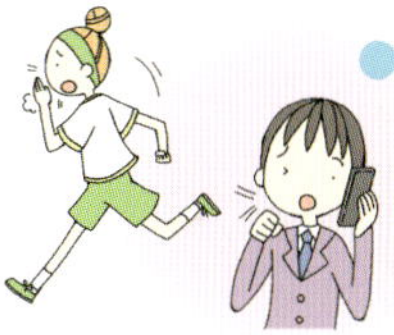

- 会話中や電話中、運動中などに咳き込みやすい

かぜだと思っていると…

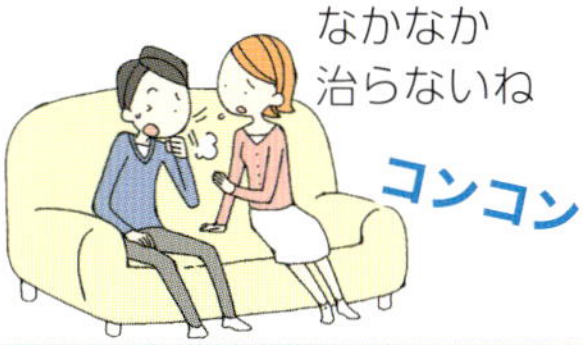

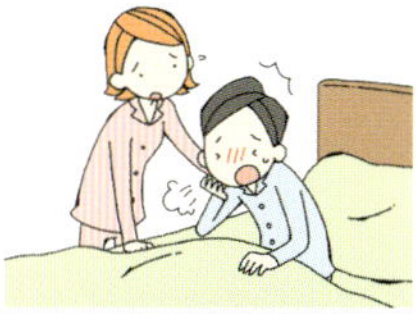

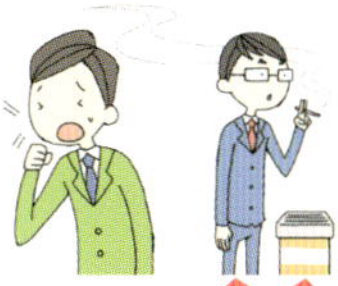

咳だけが数ヵ月以上続く → 気道の過敏性が高くなる → **3～4割はぜんそくに移行**

POINT **ヒューヒュー・ゼーゼーといった喘鳴や呼吸困難は見られない**

他の病気との鑑別が大切

咳ぜんそくは、喘鳴や呼吸困難を伴わない慢性の咳が唯一の症状です。慢性の咳の原因疾患として、日本ではもっとも頻度が高くなっています。

ですから、咳だけがいつまでも続く場合は、まず咳ぜんそくが疑われますが、咳を主症状とする疾患は数多くあります。そのため、医師は、胸のレントゲン検査で異常が見つからないか、痰の中に好酸球がいるか、血液中にIgE抗体があるか、などを調べて他の病気との鑑別をします。

そして次の条件を満たしたとき、咳ぜんそくと診断されます。

①喘鳴を伴わない咳が8週間（3週間）以上続く。

聴診でも喘鳴を認めない。

②気管支拡張薬が有効。

アトピー咳嗽《がいそう》は咳ぜんそくの症状に似ていますが、気管支拡張薬が効かないため、区別ができます。

治療の基本は吸入ステロイド薬

市販の咳止めやかぜ薬などでは、ほとんど効果はありません。

咳ぜんそくは気管支拡張薬が有効なので、まず効くかどうかテストします。これで改善が認められたら咳ぜんそくと判断し、気道の炎症を抑える吸入ステロイド薬を用いた治療を開始します。抗アレルギー薬や、夜間眠れなかったり、生活に支障があるようなときは、長時間作用性β_2刺激薬を併用します。最近では、最初から併用することも多いです。

このような治療で比較的早く症状は消えますが、再発することがありますので、少なくとも数ヵ月は治療を続けたほうがいいでしょう。

早期に受診して吸入ステロイド薬による治療を受け、すばやく気道の炎症を抑え、また長期間の治療を継続することで、ぜんそくへの移行を食い止めることができます。

用語解説 好酸球　白血球の一種である顆粒球の１つ。マスト細胞から放出される好酸球遊走因子により引き寄せられる。アレルギー疾患があると数が増える。

8週間以上続く咳の診断

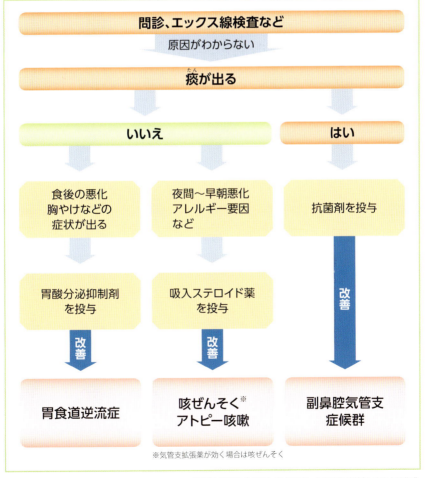

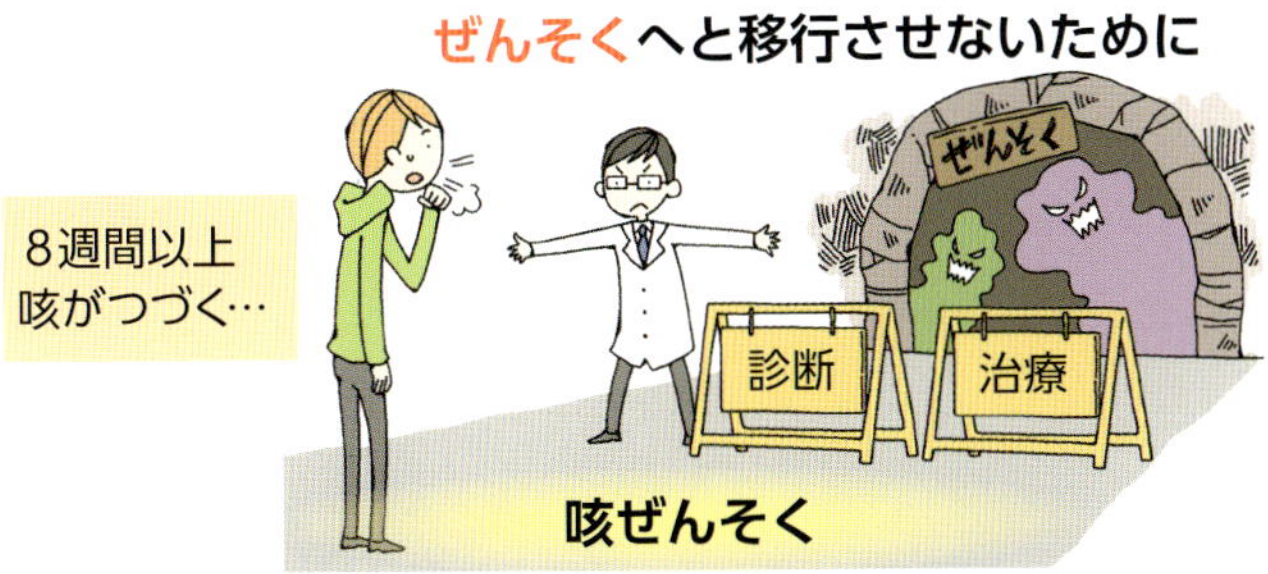

問診、エックス線検査など

↓ 原因がわからない

痰《たん》が出る

いいえ

- 食後の悪化 胸やけなどの症状が出る
  - ↓ 胃酸分泌抑制剤を投与
  - ↓ 改善
  - **胃食道逆流症**
- 夜間〜早朝悪化 アレルギー要因 など
  - ↓ 吸入ステロイド薬を投与
  - ↓ 改善
  - **咳ぜんそく※ アトピー咳嗽**

はい

- 抗菌剤を投与
  - ↓ 改善
  - **副鼻腔気管支症候群**

※気管支拡張薬が効く場合は咳ぜんそく

＊『咳嗽に関するガイドライン第２版　日本呼吸器学会』をもとに作成

成人ぜんそく

増えている成人ぜんそく

最近、大人のぜんそくが増えており、過去30年間で3倍になったといわれています。ぜんそく死は急減しているのですが、患者そのものの人数は増えているのです。

2003年に厚生労働省が実施した「保健福祉動向調査」によると、喘鳴や呼吸困難感などの呼吸器のアレルギー症状がある人は、15〜64歳では6・0%、65歳以上では9・7%となっています。

乳幼児期及び学童期には男子の有症率のほうが高く、女子の1・4倍程度となっていますが、25歳以上になると逆転して女性のほうが高くなります。高齢になるにつれ、再び男性の発症が増えてきます。65歳以上の高齢者では、男女ともに約10人に1人が喘鳴や呼吸困難に悩まされていることになります。

大人になってからの発症が多い

小児ぜんそくを持ち越したり、小児ぜんそくが治ったのちに再発するケースもありますが、もっとも多く見られるのは、大人になってはじめて発症するケースです。それも40〜50代での発症が目立っています。

高齢になるほど、ぜんそく死のリスクが増します。軽症や中等症の人でも、突然の発作で命を落とすことがありますので、十分な注意が必要です。

また、成人ぜんそくでは、アスピリンぜんそくが多いという特徴があります。成人ぜんそくの5〜10%を占め、特に30〜40歳代の女性に多く見られます。鼻の慢性疾患を合併しがちで、ミントを含んだ練り歯磨きにも過敏に反応することがあります。重症化しやすいので注意が必要です。

用語解説 アスピリン　別名を「アセチルサリチル酸」という。炎症や発熱作用がある「プロスタグランジン」という物質が、体内でつくられるのを抑える働きがある。

年齢層および男女別に見た呼吸器アレルギー有症率

POINT 大人になってから発症するケースが増えている

気管支ぜんそく有症率(全国調査)

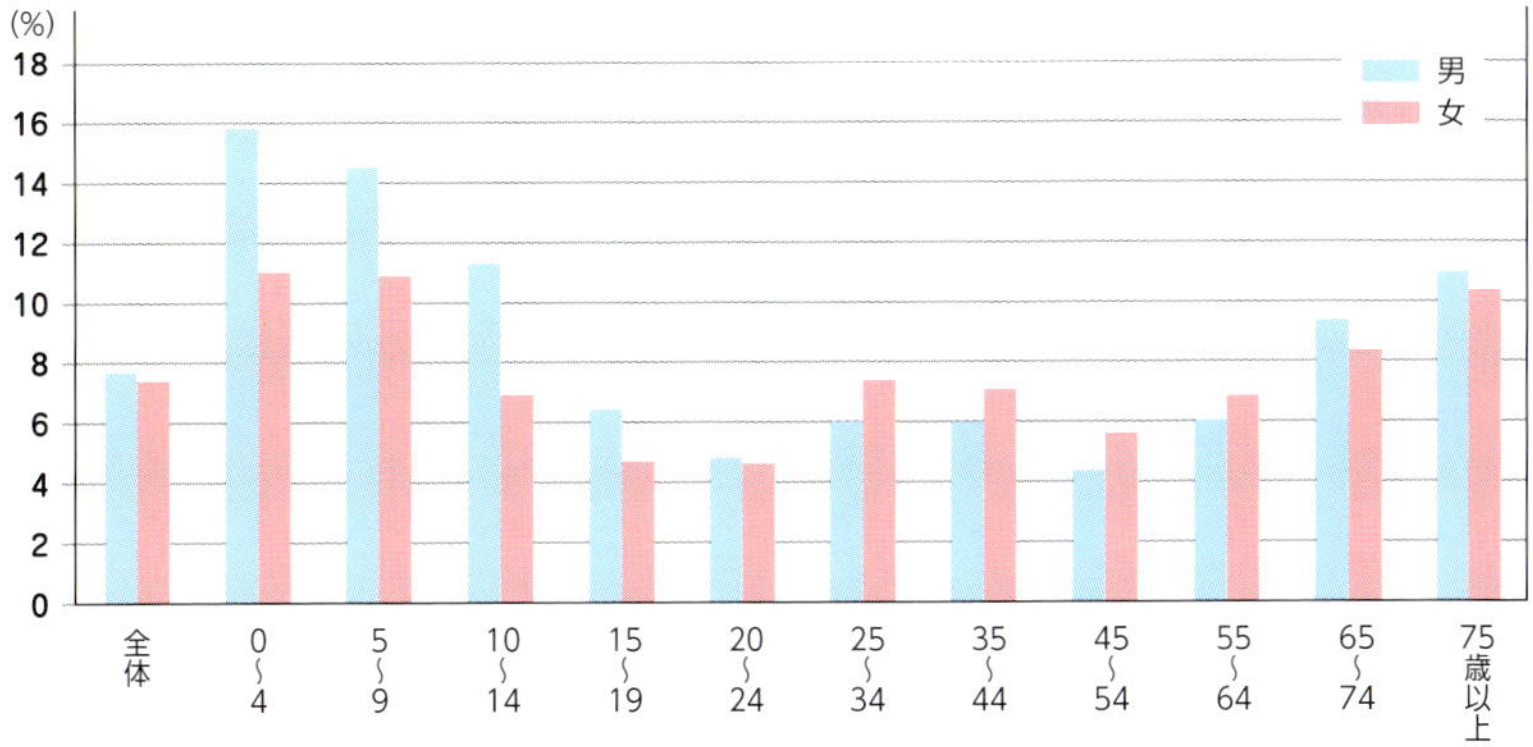

※呼吸器アレルギー症状(喘鳴・呼吸困難感など)の有症率
＊『平成15年 保健福祉動向調査アレルギー様症状　厚生労働省』より

成人ぜんそくの発症年齢

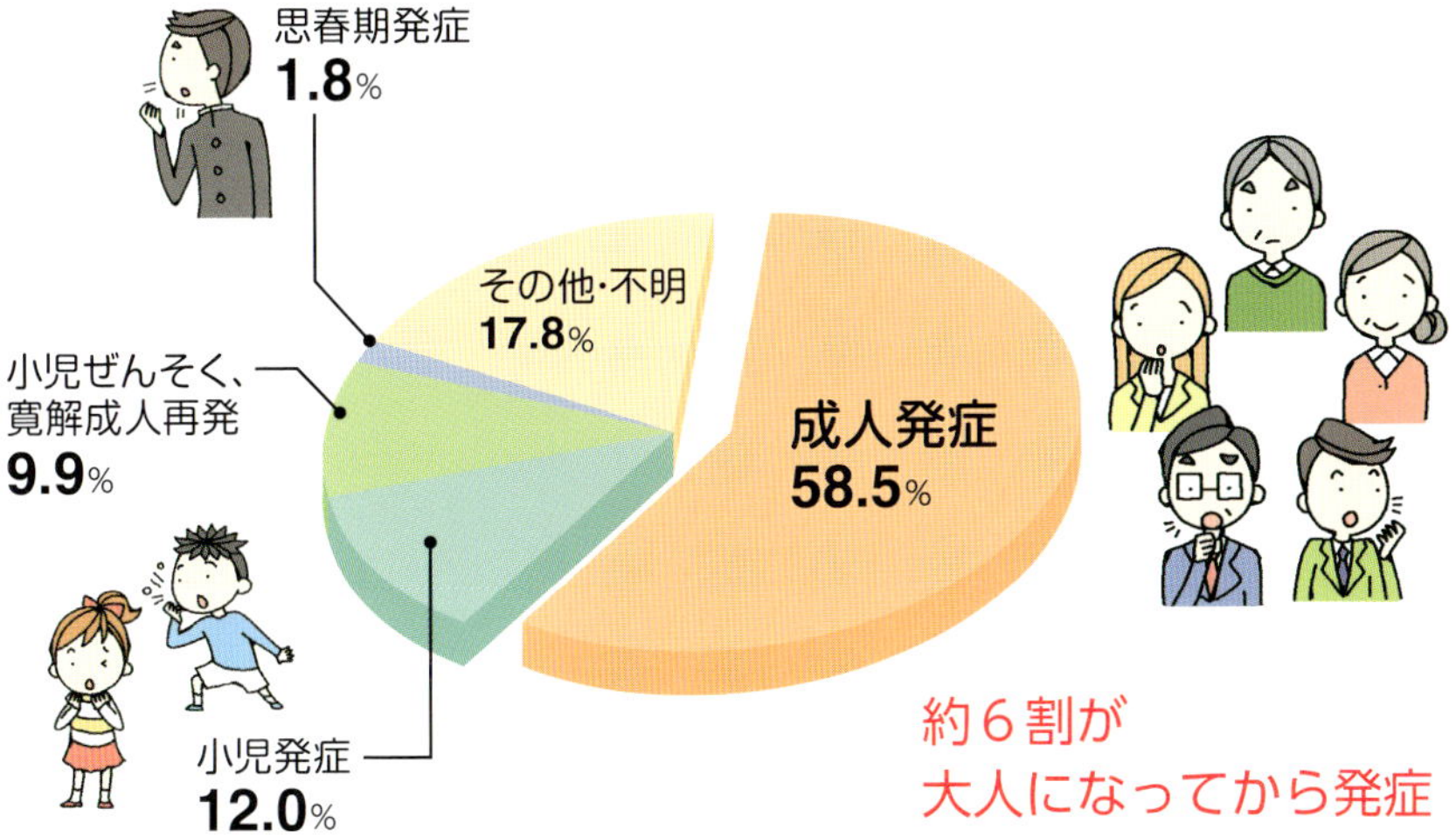

＊『病院通院成人喘息患者の実態調査　国立病院機構ネットワーク共同研究福富ら
アレルギー　2010：59：37.』より

非アトピー型も多い

前にも述べましたように、かぜやインフルエンザなどのウイルス感染症がぜんそく発作の引き金となることもしばしばあります。

小児ぜんそくに比べると、非アトピー型が多いことも、成人ぜんそくの大きな特徴の一つです。約40%が非アトピー型で、アレルゲンを特定できません。

さまざまな要因が重なっていると考えられますが、成人ぜんそくの発症のピークである40~50代は働き盛りで、多忙です。家庭でも子どもの教育や親の介護など、重圧のかかる時期です。このようなストレスや過労が、ぜんそくの発症や悪化に深く関与しているのはまちがいないでしょう。

女性では、月経時や月経前、妊娠中などに悪化することがあります。医師に相談して適切な治療を受けましょう。ぜんそくの薬が胎児に影響することはほとんどありません。

慢性化しがち

小児ぜんそくに比べ、成人ぜんそくは治りにくく慢性化しがちです。非アトピー型が多く、原因がはっきりしないうえ、生活の忙しさから治療がおろそかになりやすいからです。

しかも大人は、ぜんそくの悪化原因となるタバコやアルコールとの接触が多くなります。化粧品や香水、ヘアスプレーの匂い、調理時の煙などの刺激もぜんそく発作の引き金となります。

このように、ぜんそくのリスク因子に触れる機会が子どもより格段に多いのも、慢性化の大きな要因です。さらに、肥満や過労、多忙、ストレス、不規則な生活などが追い打ちをかけ、重症化の一途をたどることになります。

軽度なうちに受診して、早期に治療を開始することが何より大切です。自己管理を怠らず、医師と協力して治療にあたりましょう。

用語解説　**リスク因子**　「risk factor」「危険因子」とも呼ばれる。ある病気を引き起こす要素のこと。

成人ぜんそくの特徴

成人ぜんそくは非アトピー型やアスピリンぜんそくが多い

なぜか？

発症のピークは **40〜50代**

ストレスや忙しさなどが重なりやすい時期

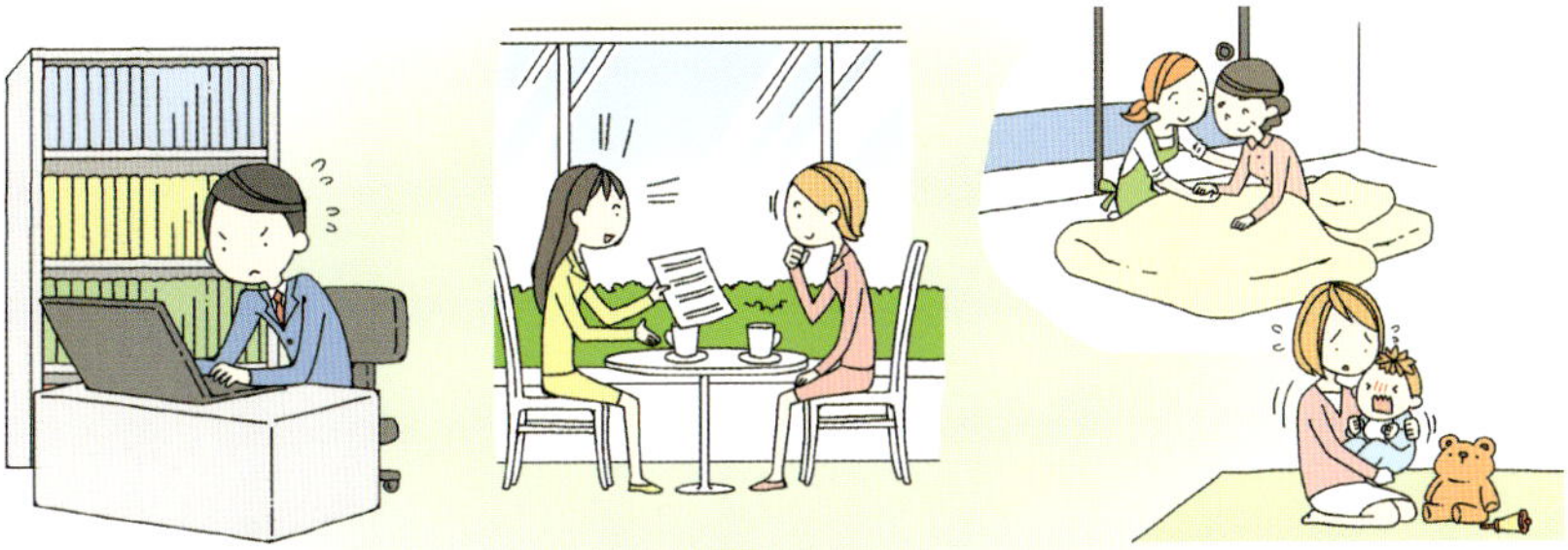

疲労感 ＋ **多忙** ＋ **ストレス**

＝

発症や悪化の引き金となる

POINT **成人ぜんそくは慢性化・重症化しやすい**

悪化の原因になりやすい環境や習慣

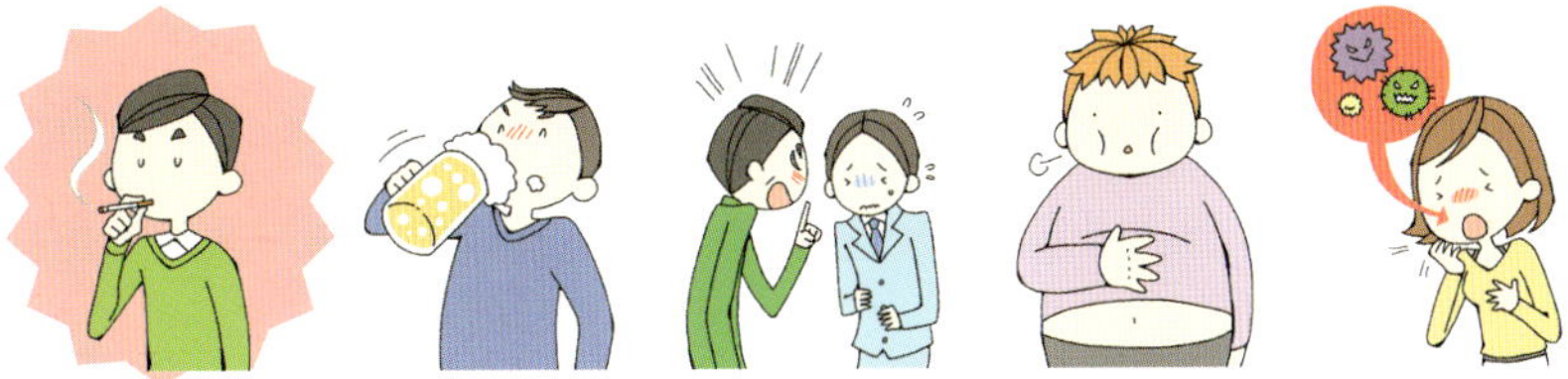

喫煙（特に注意！）　アルコール　ストレス　肥満　かぜ

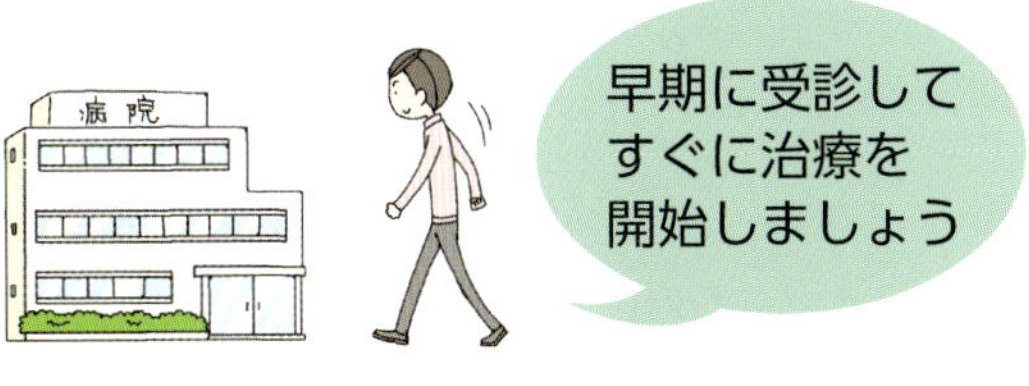
病院
早期に受診して
すぐに治療を
開始しましょう

小児ぜんそく

比較的治りやすい

小児ぜんそくも著しく増えています。２００３年に全国で実施された保健福祉動向調査では、０～４歳の有症率は13・6％、５～14歳では10・９％となっています。１９６０年代には小児ぜんそくの有症率は0・5～0・7％程度だったので、急激に増加しているといえるでしょう。今日では、４歳以下の子どものおよそ7人に1人は、ぜんそく症状があるというわけです。

小児ぜんそく発症のピークは1～2歳で、２歳頃までに約60％、６歳までに約90％が発症します。比較的改善しやすいという特徴があり、中学に入学する頃には約70％が寛解《かんかい》するといわれています。しかし、約30％は成人ぜんそくに移行してしまいます。いったんおさまり、成人して再発する例もあります。

ほとんどがアトピー型

成人ぜんそくとは異なり、小児ぜんそくの90％以上はアトピー型です。

生まれつきのアトピー体質が深く関与しており、家族にアレルギー歴がある場合は、特に発症しやすいので注意が必要です。

子どもの気管や気管支は、細い、やわらかい、痰などの分泌物が多い、という特徴があります。そのため、ちょっとした刺激で気道が狭くなり、喘鳴が起きやすくなっています。

はじめは、ぜんそく様《よう》気《き》管《かん》支《し》炎《えん》と診断されることもあります。かぜをひきやすく、そのたびにちょっとゼーゼーしたり、咳が長引いたり、などの症状をくり返しているうちに、いつのまにかぜんそくを発症していたという例が多いのです。

用語解説

寛解　病気が改善し、症状がほとんど消失した状態。完治ではなくても、臨床的に問題がない程度にまで回復することをいう。

小児ぜんそくの特徴

年齢層及び男女別に見たぜんそく総患者数

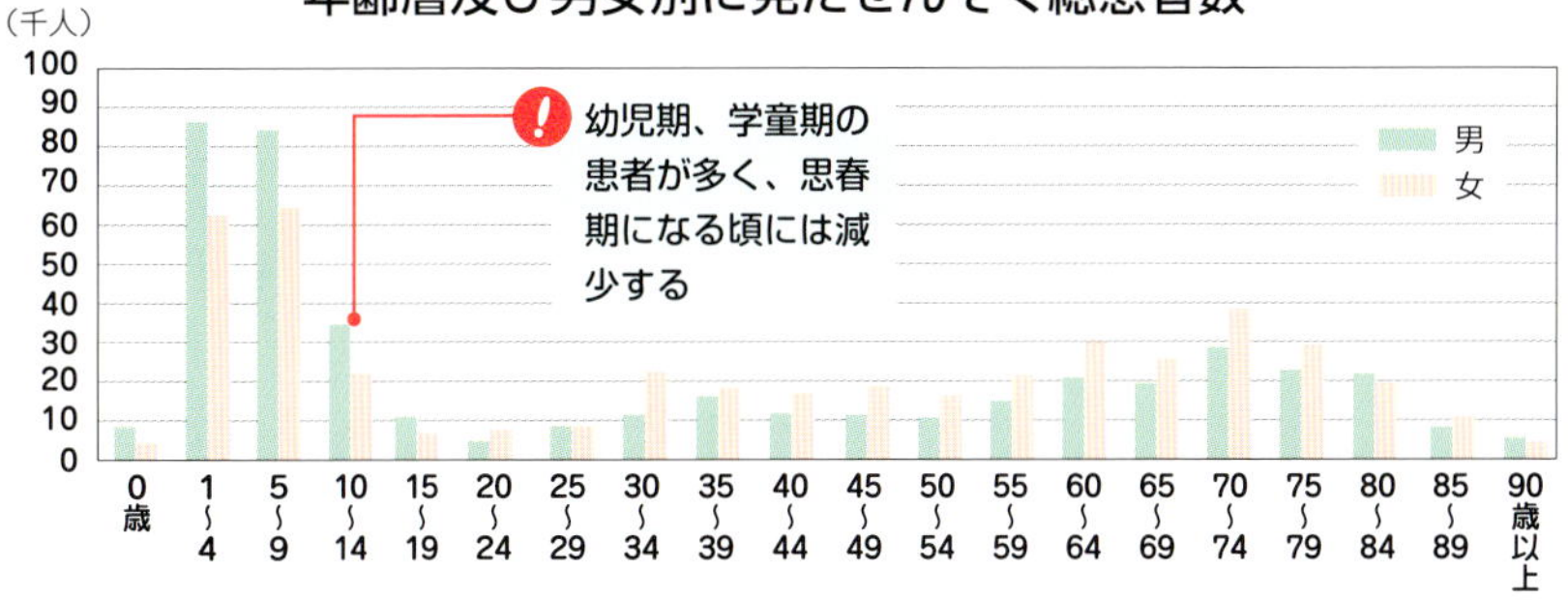

＊『平成15年保健福祉動向調査　厚生労働省』より

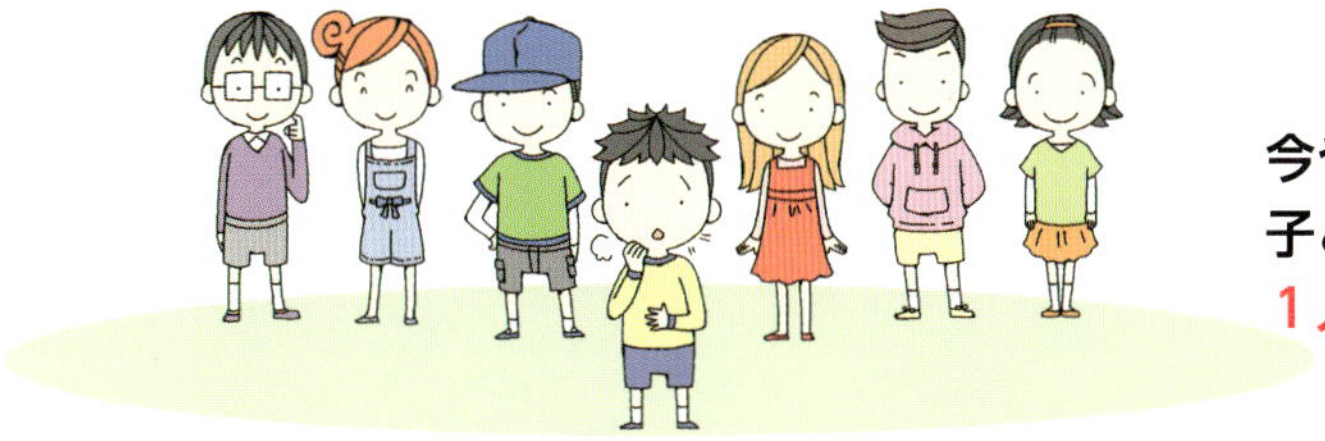

今や4歳以下の子どもの7人に1人がぜんそく

ぜんそくを発症する子は何歳で発症するか

2歳までに60%

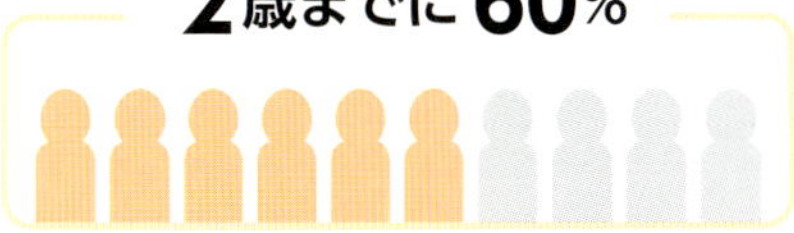

6歳までに90%

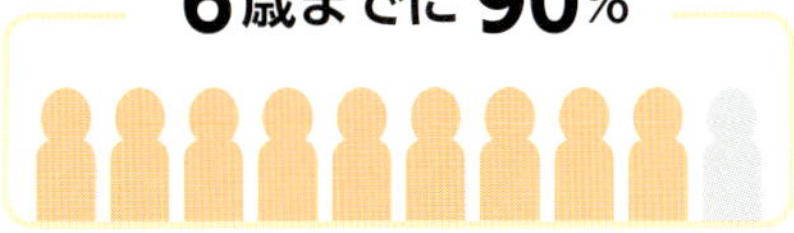

発症する子の多くは2歳までに発症する

9割がアトピー型
(アレルゲンが原因に)

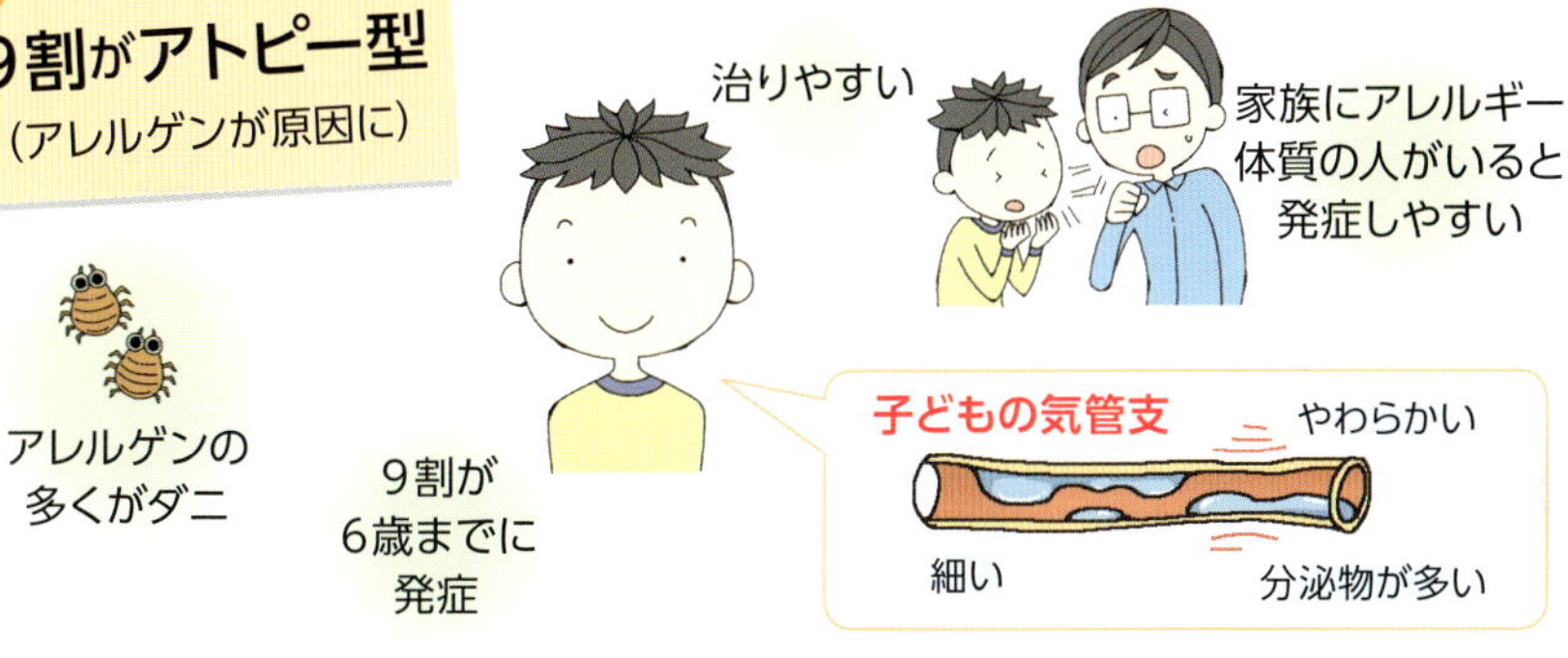

子ども特有のアレルギーマーチ

小児ぜんそくの根底にあるアトピー体質は、その他のアレルギー疾患も引き起こしがちです。

乳児期にはアトピー性皮膚炎、1～2歳になると小児ぜんそく、学童期にはアレルギー性鼻炎というのが典型的なパターンです。このように、成長するにつれて異なるアレルギー疾患が次々にあらわれるのを「アレルギーマーチ」と呼んでいます。

しかし、アトピー体質を持つ子ども全員が、ぜんそくを発症するわけでも、アレルギーマーチを引き起こすわけでもありません。

アレルギー疾患は、生まれつきの体質と環境要因が複雑にからみあって発症します。できるだけ、アレルゲンを取り除き、環境を整えることが大切です。

小児ぜんそくのアレルゲンの90％は、ダニの死がいや糞といわれています。こまめに部屋の掃除をし、布団もよく日に干して裏表に掃除機をかけましょう。

子どもの成長に合わせた管理を

乳幼児期には、親が子どもの様子をよく観察し、いつもと違う様子が見えたら早めに受診しましょう。赤ちゃんの気道は狭いため、急速に悪化することがあるので注意が必要です。

学童期には子どもの行動範囲が広がり、家庭以外の場所で発作を起こすこともあります。

ぜんそくはどういう病気なのか、どんなときに起こりやすいか、どんな前触《まえぶ》れがあるのか、発作が起こったらどうしたらいいか、少しずつ子どもに教えていきましょう。

子どもには理解が難しいと感じても、根気よく丁寧に説明してあげてください。適切な対応をすれば、発作をコントロールできることがわかれば、子どもも安心できるはずです。

学校にも、ぜんそくを持っていることや、発作が起こったときの対応などを伝えておきましょう。

用語解説　アトピー性皮膚炎　アトピー体質の人に生じる、かゆみの強い慢性の湿疹。よくなったり悪くなったりをくり返す。小児期に発症し、成人期まで続くことも。

小児ぜんそくの管理

子どものアレルギー疾患有症率の変化

子どもの約４割弱がなんらかのアレルギー疾患をかかえている

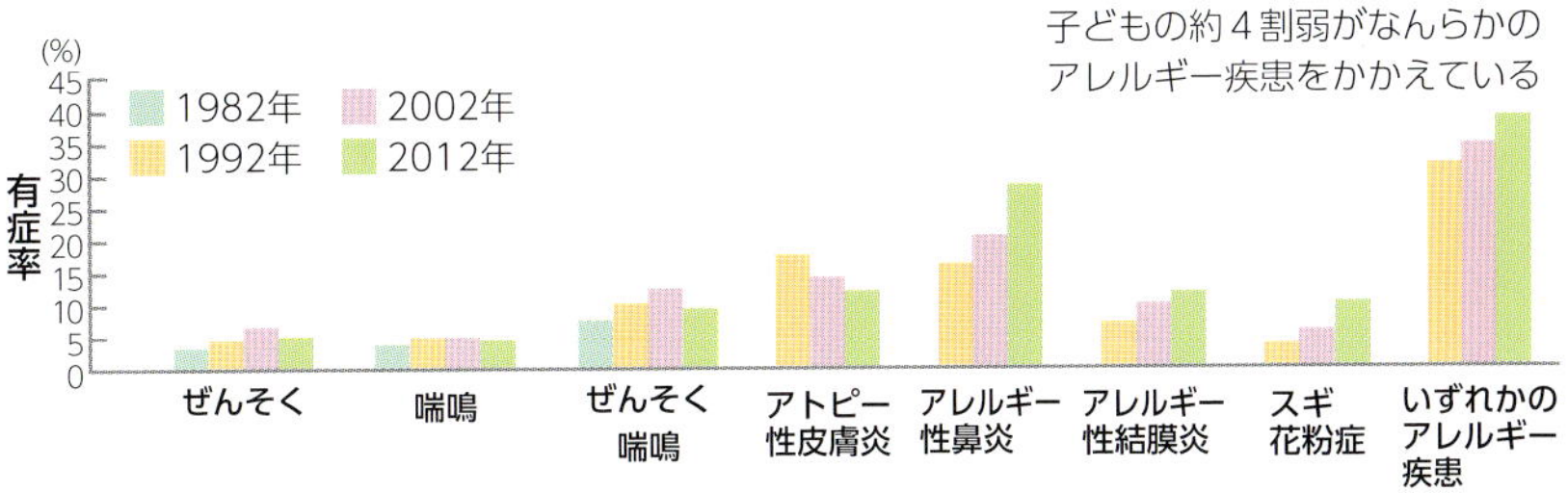

＊『小児気管支ぜんそくの経年変化及び地域差に関する調査研究　代表者 小田嶋博　環境再生保全機構』より

成長するにつれて次々とアレルギー疾患が起こる ➡ **アレルギーマーチに注意する**

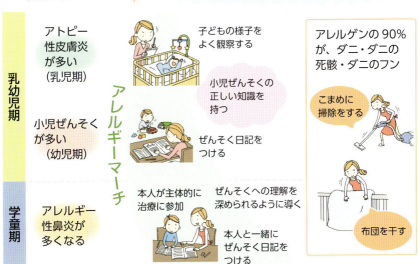

アレルギーマーチ

乳幼児期

アトピー性皮膚炎が多い（乳児期）

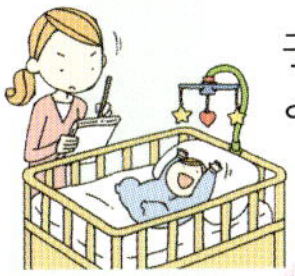

子どもの様子をよく観察する

小児ぜんそくの正しい知識を持つ

小児ぜんそくが多い（幼児期）

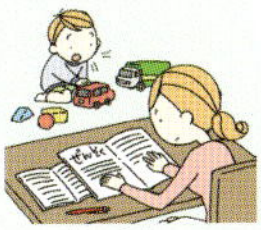

ぜんそく日記をつける

学童期

アレルギー性鼻炎が多くなる

本人が主体的に治療に参加

ぜんそくへの理解を深められるように導く

本人と一緒にぜんそく日記をつける

アレルゲンの 90％が、ダニ・ダニの死骸・ダニのフン

こまめに掃除をする

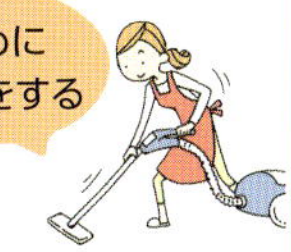

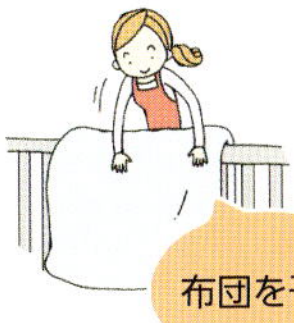

布団を干す

発育過程ごとの適切な対応をする

学童期は行動範囲が広くなる＝**外も発作の原因がいっぱい！**

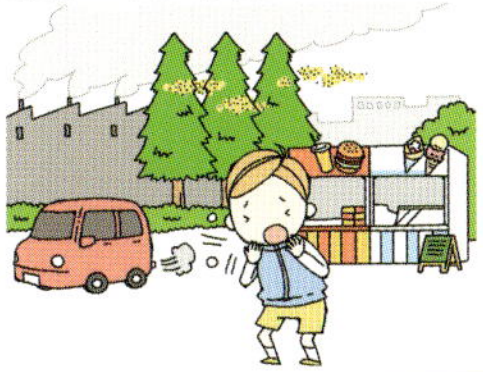

➡

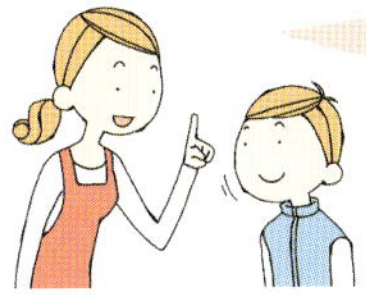

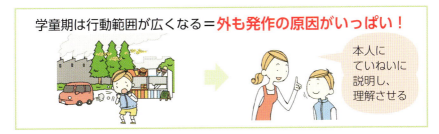

本人にていねいに説明し、理解させる

発作がおさまれば、完治したのか

気道のリモデリングを防ぐ

何度も述べましたように、ぜんそくは慢性の病気です。残念ながら、発作がおさまったら完治というわけにはいきません。気道の炎症は続いているのですから、おさまったときからが勝負です。

発作がないからと油断して放置していると、ささいな刺激で発作を起こし、そのたびに気道の過敏性が増します。

そうなると、ますます刺激に反応しやすくなり、炎症も悪化していきます。

炎症がくり返されると、前の傷が治り切らないうちに、新しい傷ができるので、気道の粘膜が傷だらけになってしまいます。

発作の回数が少なくて、発作から発作までの時間が長ければ、傷はきれいに修復されますが、頻繁に発作が起こると修復が間に合いません。

基底膜《きていまく》が厚くなり、その下の平滑筋《へいかつきん》も厚くなって、不完全な状態で気道が再生されてしまいます。気道粘膜が分厚くデコボコになってしまうのです。

これを「気道のリモデリング」といい、気道はどんどん狭く過敏になっていきます。

そのため、いっそう発作が起こりやすくなり、炎症が悪化し、リモデリングが進行する、という悪循環に陥ってしまうのです。

こうなると、元のきれいな状態の気道に戻すのは非常に困難です。

気道のリモデリングを防ぐには、発作がないときも医師の指示にしたがって治療を続け、しっかり自己管理することが大切です。

発作がないからといって治ったわけではない、ということを胸に刻みましょう。

用語解説　リモデリング　「再構築」という意味。1992年から医学界で使われるようになった。

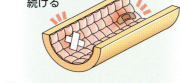

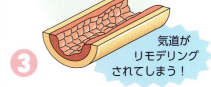

気道のリモデリングの進行

発作が治まったように見えても炎症は治りきっていない

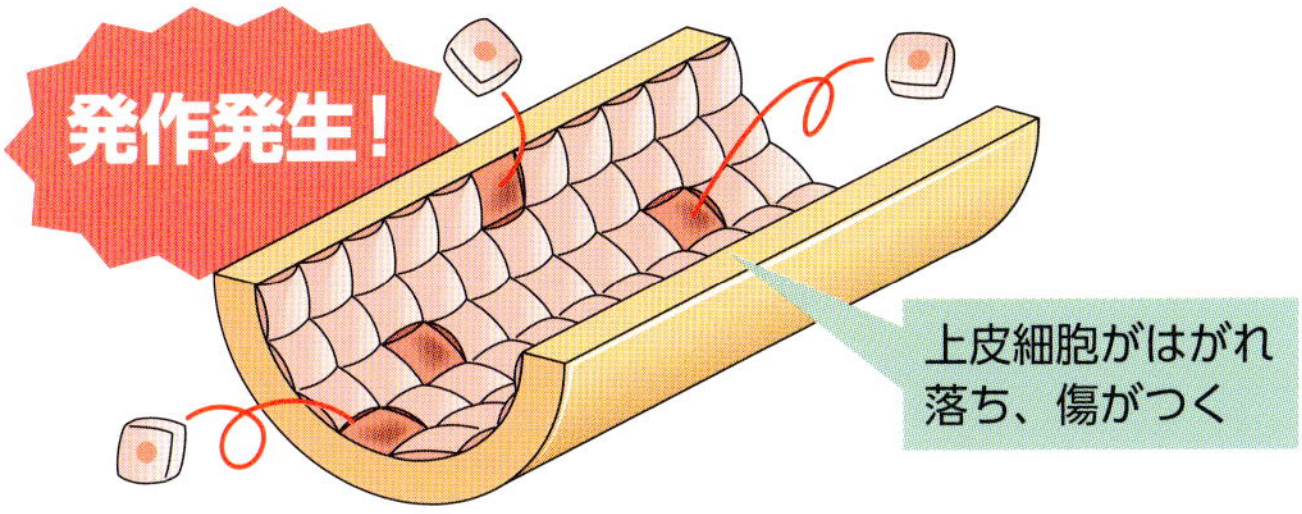

**時間が経ち、治まったように思えても
炎症は残っている**

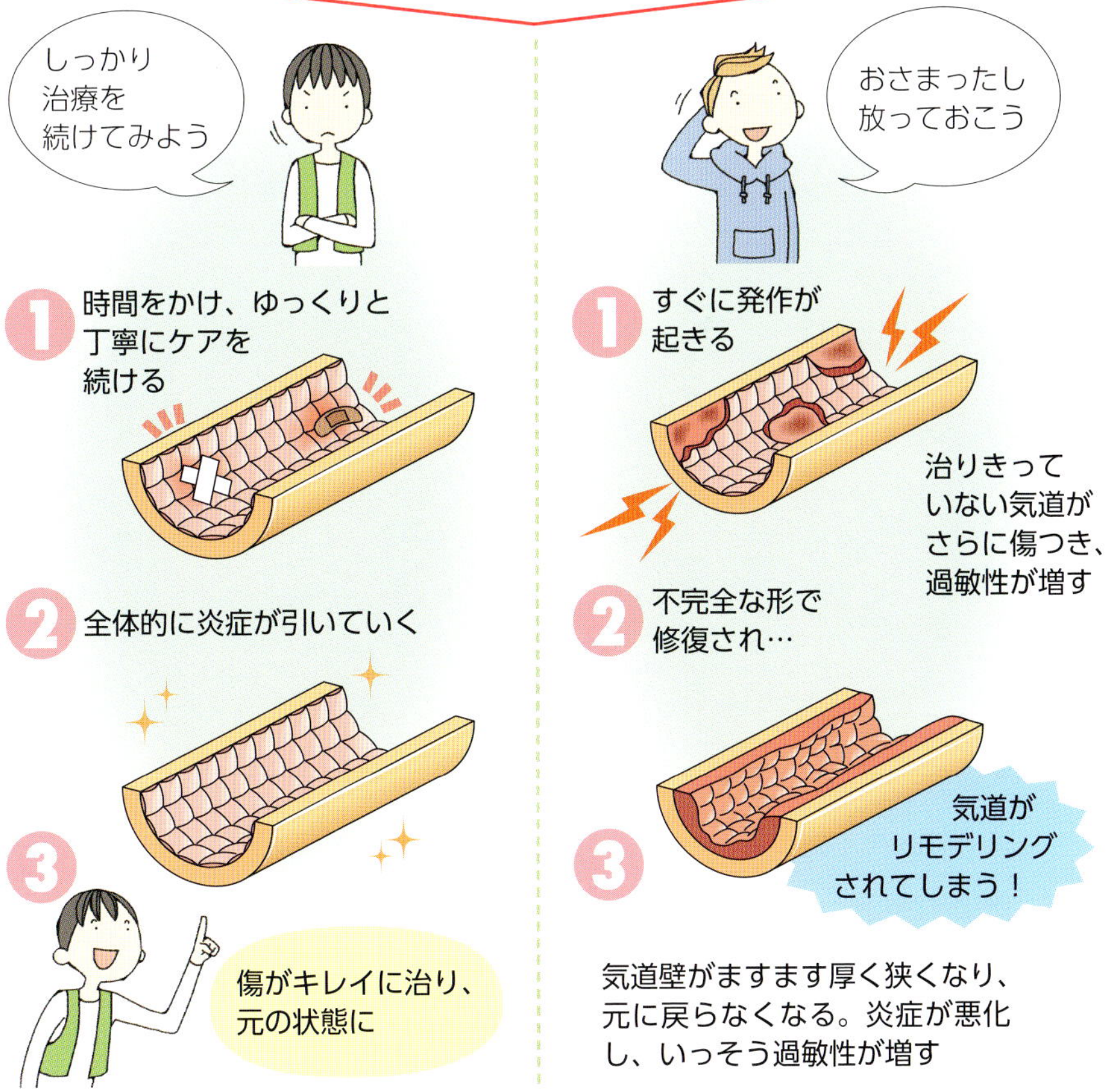
しっかり
治療を
続けてみよう
1 時間をかけ、ゆっくりと
丁寧にケアを
続ける
2 全体的に炎症が引いていく
3
傷がキレイに治り、
元の状態に
おさまったし
放っておこう
1 すぐに発作が
起きる
治りきって
いない気道が
さらに傷つき、
過敏性が増す
2 不完全な形で
修復され…
3
気道が
リモデリング
されてしまう！
気道壁がますます厚く狭くなり、
元に戻らなくなる。炎症が悪化
し、いっそう過敏性が増す

発作がないときの過ごし方が大切

ぜんそくでは、発作が起こっていないときの過ごし方が大切です。このときにしっかり自己管理すれば、気道の炎症がしずまり、次の発作を未然に防ぐことができます。

発作がおさまっても、気道が元の状態に戻るまで、しばらく時間がかかります。小発作では1～2週間、中発作では2～3週間、大発作では1ヵ月程度と考えられています。

この間はストレスをためないように、できるだけゆったりした気分で過ごしましょう。気道は発作によって過敏性が増していますから、ちょっとの刺激ですぐに再発してしまいます。無理は禁物です。

会社や学校を休む必要はありませんが、規則正しい生活をして、十分に睡眠をとりましょう。丁寧に掃除をしてアレルゲンになるものを取り除き、環境を整えることも大切です。

治療を続けよう

発作が起こっているときは、それをしずめるための治療が優先されますが、発作がないときには元凶である炎症を抑えるための治療が行われます。

ですから、発作がないときこそ、対症療法ではない本当のぜんそくの治療を受けられるのです。この機会をみすみす逃すのは、ぜんそく改善への道を自ら閉ざしていることにほかなりません。

成人ぜんそくは、放っておいて自然に治ることはほとんどありません。大半の人が一生つきあっていかなくてはいけない病気です。しかし、適切にコントロールすれば、発作が出ない状態を維持できますし、薬も徐々に減らしていけます。

健康な人と変わらない生活を望むのであれば、日々の服薬や吸入ステロイド薬の使用は不可欠です。慢性の病気であることを肝に銘じて、治療を継続していくことが何より大切です。

用語解説
対症療法　病気の根本的な原因を除去するのではなく、表面にあらわれた個々の症状を緩和するための治療。たとえば、熱が出たら解熱剤を投与するなど。

発作がおさまっても炎症がおさまるまでは時間がかかる

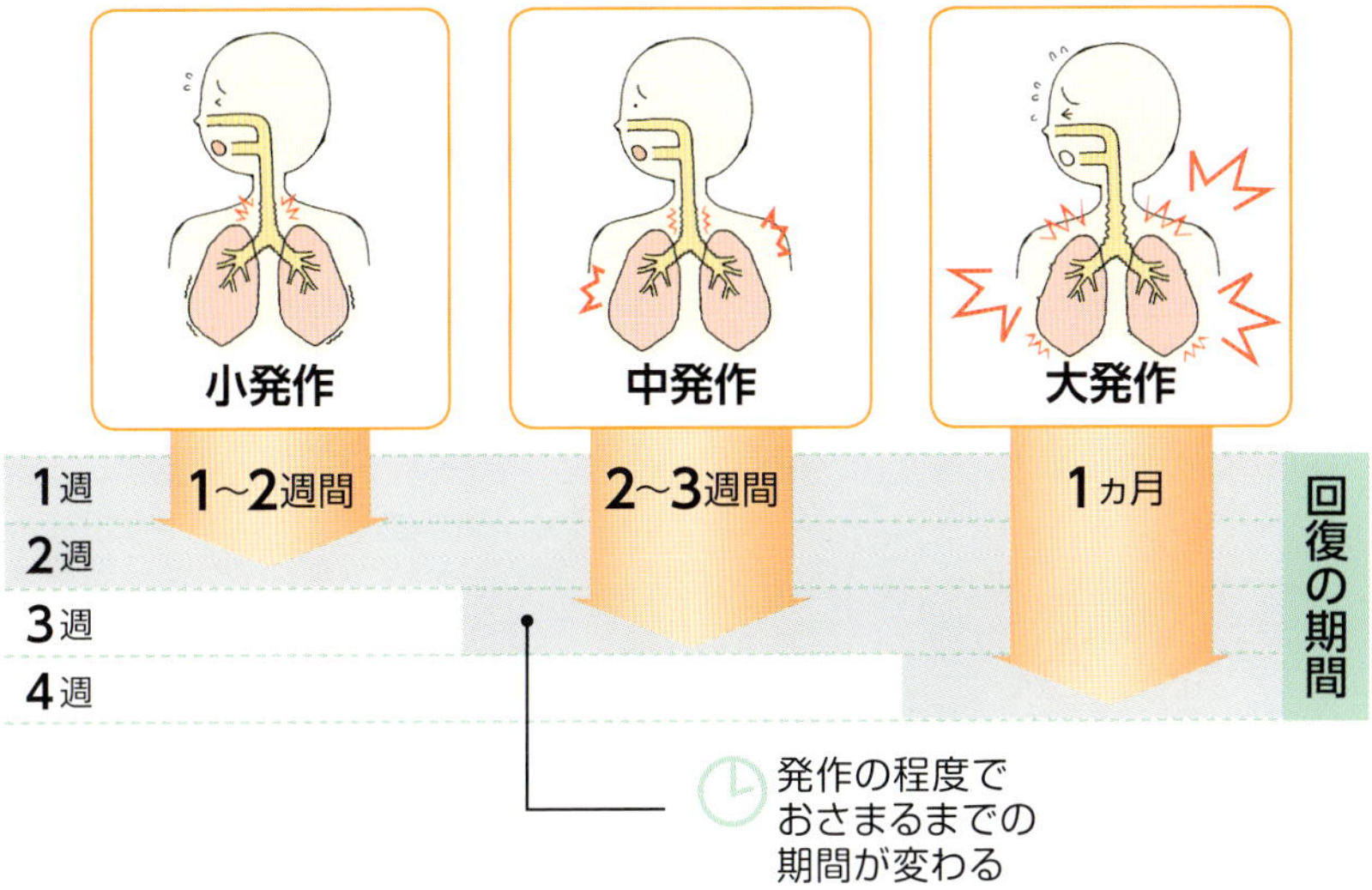

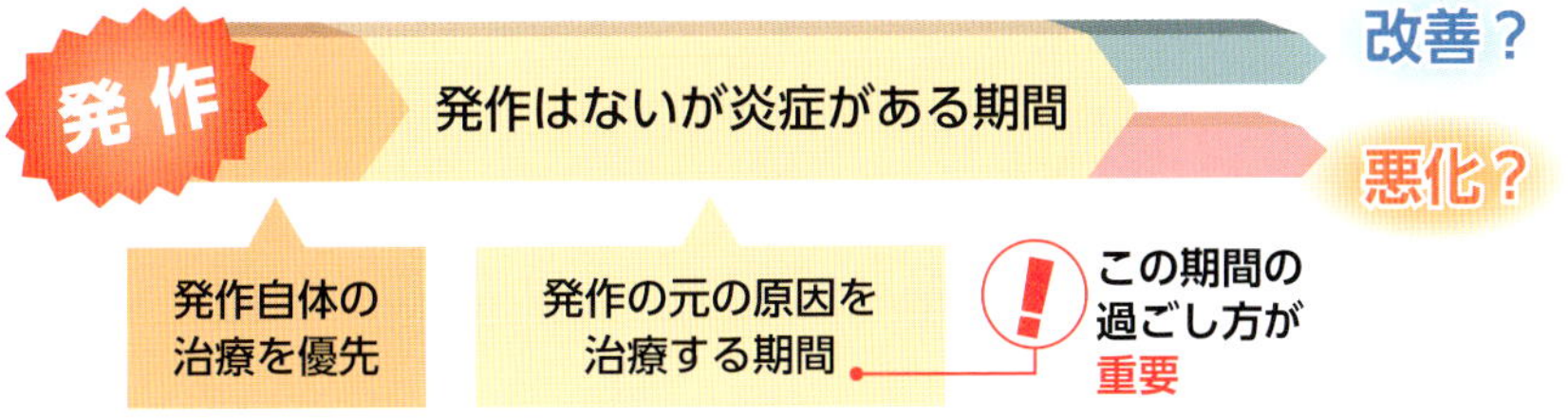

発作後の過ごし方

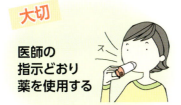

大切

医師の指示どおり薬を使用する

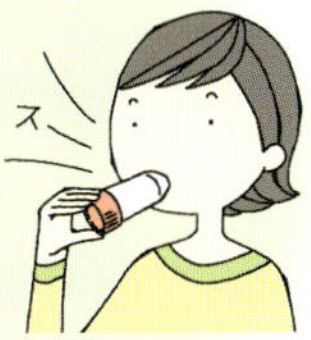

そして

- 十分に睡眠をとる
- 環境を整える
- ゆっくり体を休める
- 規則正しい生活をする

長期管理が重要な鍵

治療の基本は発作を防ぐこと

かつてはぜんそくの原因がよくわかっていなかったため、起こった発作を抑える治療が主流でした。発作のたびに、気管支拡張薬と注射や内服のステロイド薬を使って、気道を広げていたのです。

この治療によって、発作はいったんおさまるものの、発作の回数は減らず、症状は悪化の一途をたどりました。根本の原因は「慢性の気道の炎症」だったのに、それについてはなんの治療も施していなかったからです。

さらに、注射や内服でのステロイド薬の長期使用による副作用も深刻な問題となってきました。

その後、ぜんそくの正体がわかったので、治療の基本は「起こった発作を抑えること」から「炎症をしずめて発作を防ぐこと」へとシフトしたのです。

ぜんそくを上手に管理する

この方針の転換は大きな成果をもたらし、吸入ステロイド薬の普及につれて、ぜんそく死は急激に減ってきました。

今は、ぜんそくは上手に管理していくことがもっとも重要と考えられています。そのためには、患者さんも同じ意識をもたなくてはいけません。

二度と発作を起こさないという強い意志を持って、治療に取り組めるかどうかがポイントです。

症状が悪化したら、発作が起きたら、受診すればよいという姿勢では改善は望めません。

ぜんそくを抑え込むには、発作を予防し気道の状態をよく保つ長期にわたる管理が重要な鍵となります。

根気よく治療にあたりましょう。

用語解説　気管支拡張薬　気道を広げることによって呼吸困難を改善する薬剤。ぜんそくや急性気管支炎、ＣＯＰＤなどに用いられる。

ぜんそく治療において、発作は氷山の一角

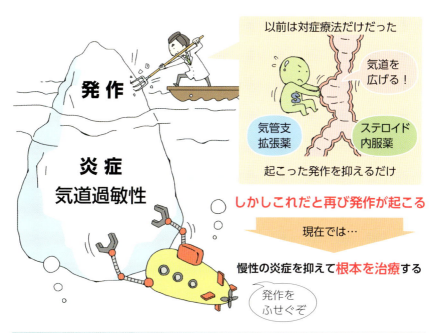

しかしこれだと再び発作が起こる

現在では…

慢性の炎症を抑えて根本を治療する

死亡に至る発作の誘因

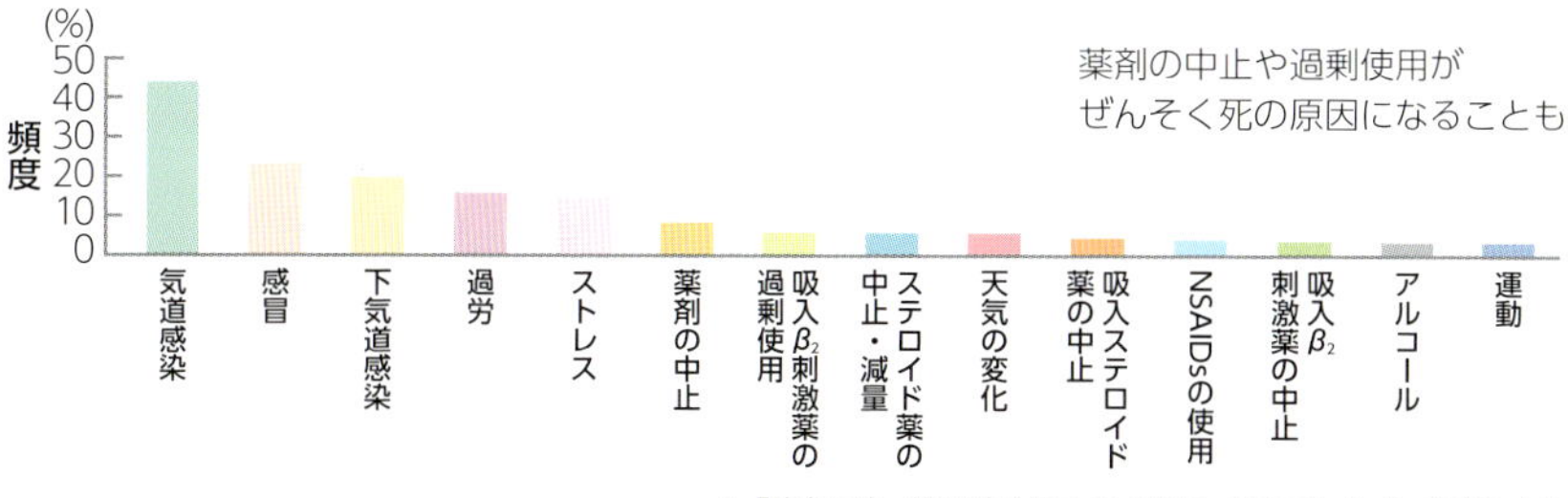

＊『喘息予防・管理ガイドライン 2015　日本アレルギー学会』より

POINT

長期管理ができるかが重要な鍵

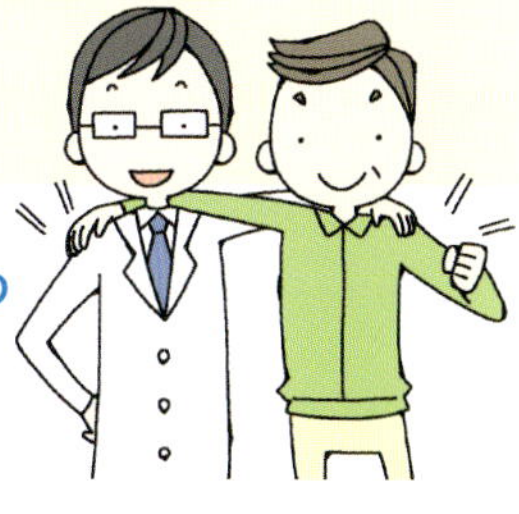

- 二度と発作を起こさないという強い意思を持つ
- 医師とのパートナーシップが大切
- 根気よく治療にあたる

column

花粉症とぜんそく

スギ花粉は、アレルギー性鼻炎やアレルギー性結膜炎を引き起こしますが、ぜんそく発症の原因になることはまれといわれています。花粉は粒子が大きいので、鼻の粘膜にとどまり、気管支までは到達しないからです。

しかし、ぜんそくの症状を悪化させる因子になっているのはまちがいありません。

調査によると、成人ぜんそくの患者さんの約35%にスギ花粉症の合併が見られ、そのうちの約35%がスギ花粉飛散時期にぜんそく症状が悪化すると回答しました。

このように、スギ花粉症とぜんそくは、密接な関連があるといえます。

花粉によって鼻にアレルギー性の炎症が起きると、さまざまな炎症細胞が活性化します。

鼻と気管支はつながっているので、炎症細胞から放出された化学伝達物質が血流に乗って気管支に到達し、気管支平滑筋を収縮させるのではないかと考えられています。

花粉がアレルゲンになっている人は、花粉シーズンの1ヵ月前から抗アレルギー薬を服用する、花粉シーズンには布団や洗濯物を外に出さない、マスクやゴーグルで防御するなど、しっかり対策を講じましょう。

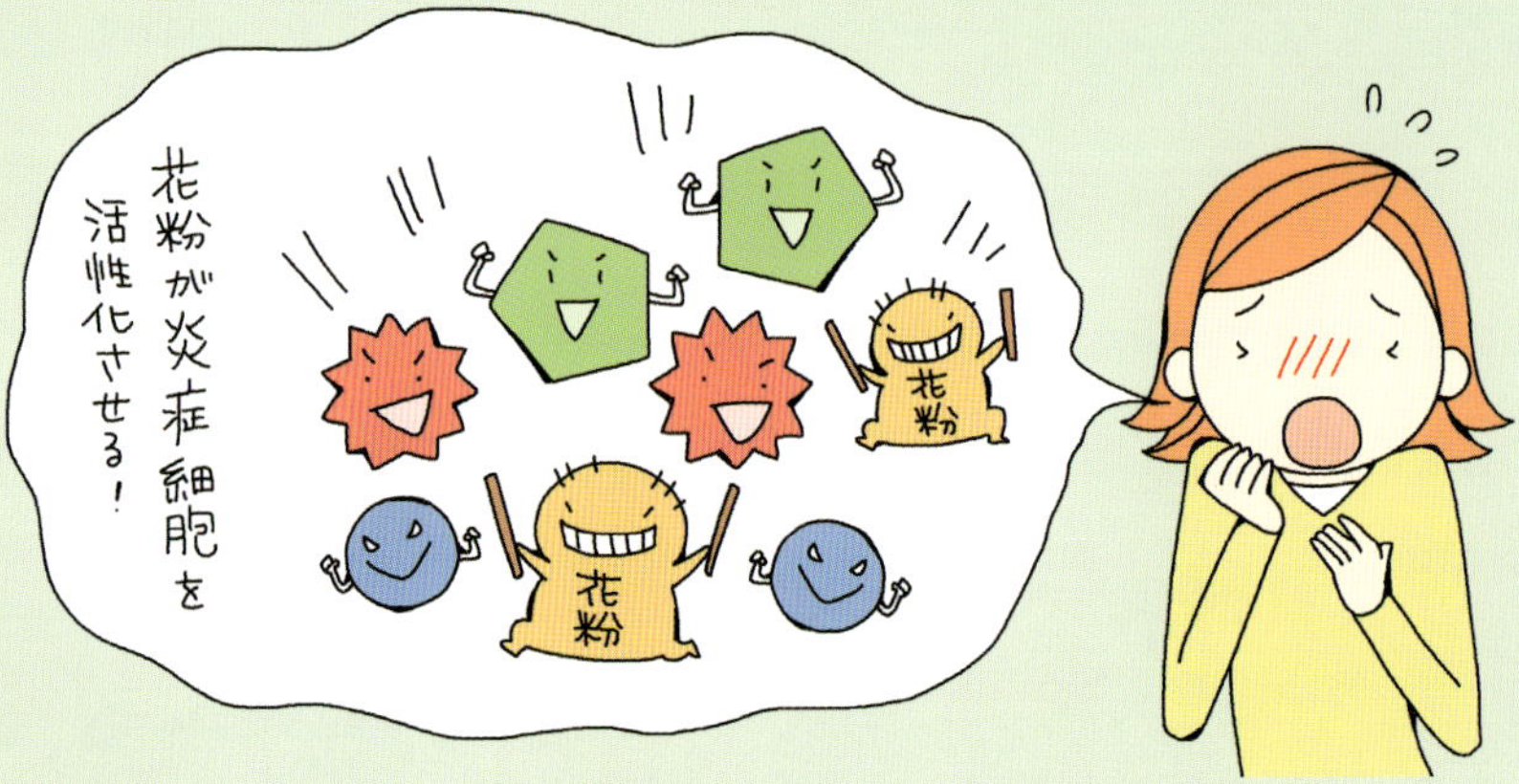

用語解説 アレルギー性鼻炎　季節性のものと通年性のものがある。前者はほとんどが花粉症。後者はハウスダストなどが原因で１年中症状が出る。

第2章

ぜんそくの治療

ぜんそくで何よりも怖いのは発作です。ぜんそくは発作時の対応次第で、死をも招く怖い病気です。しかし、正しい知識さえあれば、発作はコントロールすることができます。正しい治療を続け、健康な人と同じように快適な生活を送りましょう。

ぜんそくは薬物療法が中心

進化を続けるぜんそく治療

ぜんそくの治療は日進月歩で進んでおり、現在では薬物療法によって、症状をほとんどコントロールできるようになりました。

薬と聞くだけで抵抗を感じる患者さんも少なくありませんが、現時点では薬物療法を行うことが、発作を未然に防ぐベストの方法といえます。

薬は正しく使えば、頼もしい味方になります。

ぜんそくの治療薬は目的によって大きく2つに分けられます。

気道の慢性的な炎症をしずめて発作を起こさないようにする「長期管理薬」と、発作が起こったときに発作をいち早くしずめる「発作治療薬」です。

長期管理薬の基本である吸入ステロイド薬が進歩し、手軽で効果の高い配合剤が主流となっています。

また、従来コントロールが難しかった重症ぜんそくの治療に抗IgE抗体製剤（製剤名：ゾレア）も使われるようになりました。ゾレアは皮下注射で、2週間から4週間に1度、外来での使用により6～7割のアトピー型の重症患者さんに効果があり、社会復帰などに貢献しています。

このほか、アレルゲンがはっきりしているアトピー型の患者さんには、特異的免疫療法が用いられることもあります。これは「減感作療法《げんかんさりょうほう》」ともいい、アレルゲンのエキスを薄めたものを少しずつ注射して、徐々にアレルゲンに体を慣らしていくものです。

さらに、ぜんそくの気管支内視鏡治療も始まりました。気管支サーモプラスティ（BT）というもので、高周波の電流によって肥厚《ひこう》した気道の平滑筋《へいかつきん》を減らすものです。重症の患者さんが対象で、健康保険も適用されます。

用語解説

特異的免疫療法　アレルゲンのエキスの皮下注射をくり返し行い、体質改善をしてアレルギー反応を起こさないようにするもの。効果が出ない人もいる。

治療は日々進化している

薬物治療法も進化している

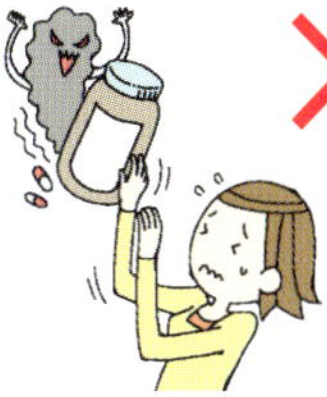

×

薬を遠ざけて
発作を頻発させては
悪化してしまう

むやみに薬を
恐れてはいけない

発作を抑えるには
薬を有効に！

○ 理解を深めて
ともに歩む

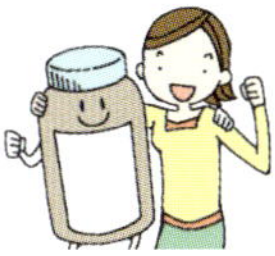

薬の知識を
正しく使えば
頼もしい味方に！

治療選択肢も増えている

皮下注射薬
抗 IgE 抗体製剤

抗 IgE 抗体製剤（ゾレア）は IgE と結合して、IgE がマスト細胞と結合できなくすることで、アレルギー反応による炎症を抑制します。

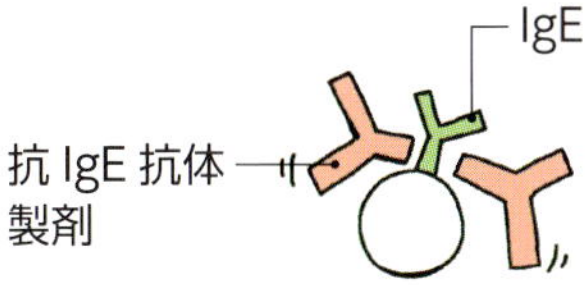

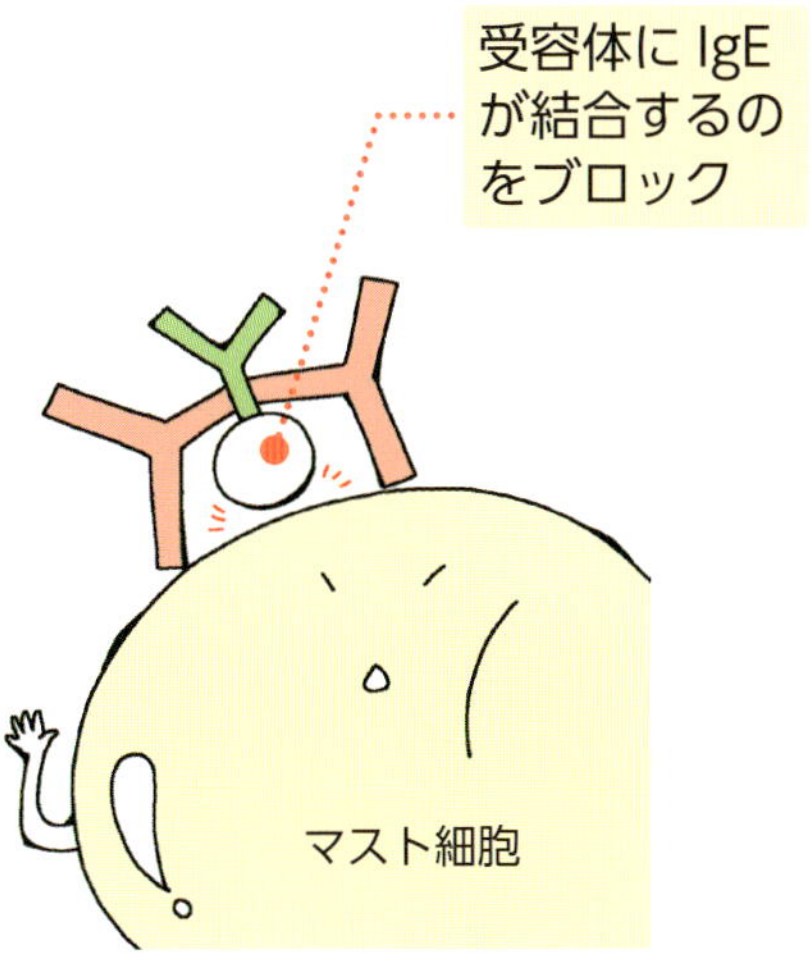

気管支内視鏡治療
気管支サーモプラスティ

＊対象：18歳以上の重症ぜんそく患者
ICS/LABA配合薬
高用量が無効な場合

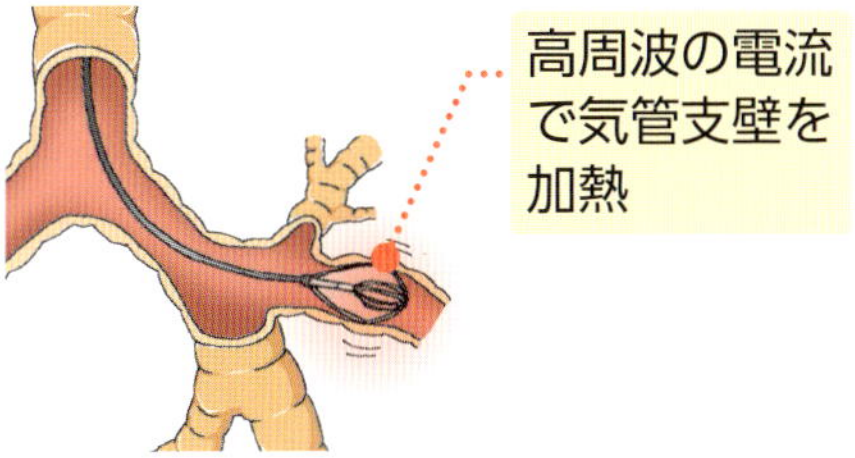

ぜんそくの治療目標

健康な人と同じ生活を送る

ぜんそくの治療の目標は、健康な人と変わらない日常生活を送ることです。発作がたびたび起きる状態では生活も不自由で、体調不良や通院などにより会社や学校を休まなければならないなど、生活に支障をきたしてしまいます。

2001年から2004年にかけて実施された調査では、吸入ステロイド薬未使用の患者さんが、6ヵ月間吸入ステロイド薬を使用することで、入院、救急治療、予定外受診、欠勤・欠席のすべてが大幅に減少したという結果が出ました。健康な人の生活にかなり近づいたというわけです。

薬の適切な使用によって、発作を起こさないこと、ふつうに生活できることが、治療の最大の目標なのです。

夜間ぐっすり眠れる

ぜんそくの発作は、深夜から早朝にかけて起こりやすくなっています。そのため、睡眠を妨げられ、日中の活動に支障が出ることがあります。

適切なコントロールで、夜間の咳や息苦しさを抑えることも、目標の一つです。十分に睡眠をとることはQOLの向上につながります。

発作が起こらなくなれば、「もし発作が起きたらどうしよう」という恐怖心やストレスからも解放されます。日々安心して生活できるようになるのです。

ぜんそくの状態がよくなることで治療のための薬の量も最小限ですむようになり、体の負担も経済的な負担もずっと軽くなります。

発作のない状態を維持するためには、適切なぜんそくコントロールが大切です。

用語解説　QOL　Quality of Life の略で、日本語では「生活の質」と訳される。その人がどれだけ人間らしい生活を送り、人生に幸福を見出しているかを評価する概念。

ぜんそく治療の目標

1 健康人と変わらない日常生活を送れること。子どもの場合は正常な発育が保たれること

2 正常に近い肺機能を維持すること
〔ピークフロー値（144ページ参照）の変動が予測値の20%未満。ピークフローが予測値の80%以上〕

3 夜間や早朝の咳や呼吸困難がなく、十分な夜間睡眠が可能なこと

4 ぜんそく発作が起こらないこと

5 ぜんそく死の回避

6 治療薬による副作用がないこと

7 回復不能な気道のリモデリングへの進行を防ぐこと

吸入ステロイドの使用で生活が改善したという多くのデータがある

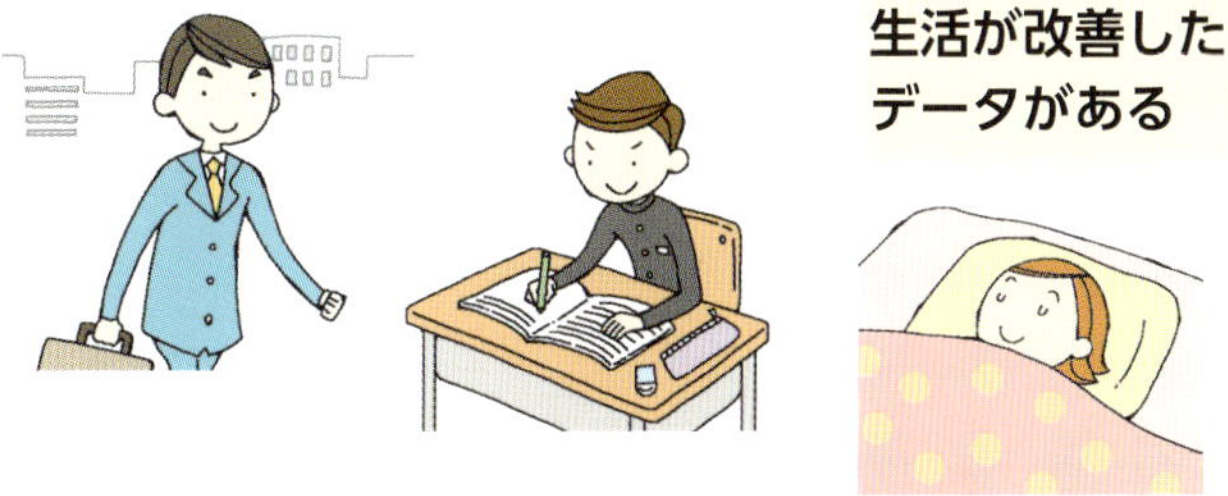

正しく治療し、健康な人と同じ生活を送ろう

吸入ステロイド薬であるプロピオン酸フルチカゾン(製品名:フルタイド)を6ヵ月間服用

フルタイド服用が6ヵ月間終了した898例のぜんそくエピソード経験率の比較

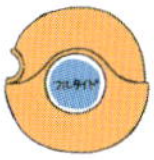

	全症例（898例）		
	服用前	服用後	減少率
何らかのぜんそくエピソード経験	62.9%	24.9%	60.4%
入院	10.0%	1.7%	82.8%
救急治療室	21.9%	2.9%	86.8%
予定外受診	49.0%	19.1%	61.1%
欠勤・欠席	43.8%	12.6%	71.3%

※ 2001年3月～2004年1月にぜんそくに関する全国大規模調査が行われた
＊『「FINEスタディ」最終結果　グラクソ・スミスクライン（株）』より

ぜんそくの検査と診断基準

ぜんそくの診断の流れ

ぜんそくが疑われるときは、アレルギー科か呼吸器科を受診しましょう。かかりつけの内科医に専門医を紹介してもらうのもいいでしょう。

ぜんそくの診断にあたっては、問診をはじめ、さまざまな検査が行われます。

問診では、症状や発作歴、既往歴《きおうれき》、アレルギーの有無、生活習慣、生活環境、家族歴などを聞かれます。

さらに、気道や肺の異常、気道の詰まり具合などを調べるために、胸部X線検査や呼吸機能検査などが行われます。

また、ぜんそくとよく似た症状の他の病気ではないか、種々の検査をして鑑別します。

このような検査結果からぜんそくと判断されたら、アトピー型か非アトピー型かを判定するために、アレルギー検査を行います。アトピー型であれば、アレルゲンを突き止めます。

そして、ぜんそくの重症度の判定をし、薬の使用計画や治療方針を立てます。

ぜんそくの主な検査

では、主な検査について、その内容を見ていきましょう。

●問診

問診は、ぜんそくの診断をくだす重要な手がかりです。

ぜんそくの発作には、「深夜や明け方に起こりやすい」「安静にしていても起こる」「発作がくり返し起こる」などの特徴があります。この3つのポイントに注意しながら、過去12ヵ月間の状態を聞いていきます。

用語解説 胸部X線検査　胸部全体にX線を照射し、肺や心臓、大動脈など、呼吸器や循環器に異常がないかどうかを調べるために行う。

ぜんそく診断の流れ

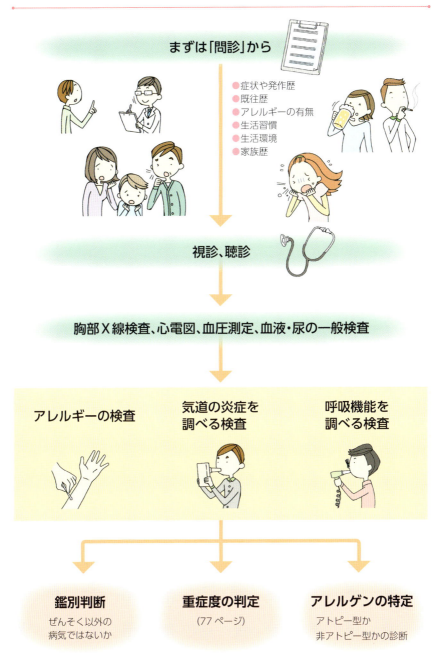

まずは「問診」から

- 症状や発作歴
- 既往歴
- アレルギーの有無
- 生活習慣
- 生活環境
- 家族歴

↓

視診、聴診

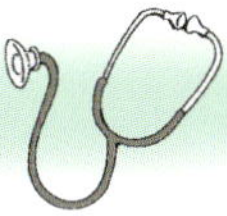

↓

胸部X線検査、心電図、血圧測定、血液・尿の一般検査

↓

アレルギーの検査

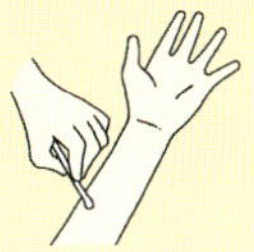

気道の炎症を調べる検査

呼吸機能を調べる検査

↓

鑑別判断
ぜんそく以外の病気ではないか

重症度の判定
(77ページ)

アレルゲンの特定
アトピー型か非アトピー型かの診断

症状や発作歴、既往歴、アレルギーの有無、生活習慣、生活環境、家族歴などをあらかじめ整理して、メモしていくといいでしょう。

●呼吸機能検査

スパイロメーターという器具で気道の狭まり具合を調べ、ぜんそくの重症度の判定に役立てます。

マウスピースをくわえて思い切り息を吸いこみ、できるだけ速く一気に吐き出します。このときの空気の量を努力性肺活量《どりょくせいはいかつりょう》、一気に吐き出したときの最初の1秒間に吐き出せた空気の量を「1秒量（FEV1）」といいます。この1秒量が、努力性肺活量全体の何％にあたるかを割り出したものを、「1秒率」といいます。

ぜんそくでは肺そのものには異常がないので、努力性肺活量は正常であることが多いですが、気道が狭くなっているため、1秒量、1秒率とも正常値より低くなります。

この呼吸機能検査のデータは、ぜんそくの診断だけではなく、治療効果を見るうえでも重要です。

●気道過敏性テスト

気道を収縮させる作用のある、アセチルコリンやヒスタミンなどを、濃度を変えながら吸入してもらい、反応を調べます。薄い濃度で反応するほど、気道の過敏性が高いと考えられます。

●他の病気との鑑別

咳が出たり、息が苦しくなるのはぜんそくだけではありません。症状が似ている他の病気ではないか、慎重に調べます。高齢者では特に、COPD《シーオーピーディー》や結核《けっかく》、がんとの鑑別が重要です。

このほか、うっ血性心不全、気管支拡張症、胃食道逆流症、副鼻腔炎《ふくびくうえん》、間質性肺炎《かんしつせいはいえん》など、まぎらわしい病気が多くありますので、さまざまな検査によって鑑別します。

●アレルギーの検査

アレルギーの検査には血液検査や皮膚反応テスト、吸入誘発テストなどがあります。

用語解説 過敏性肺炎　カビやホコリ、化学物質などをくり返し吸い込むことによって起こる、アレルギー性の肺炎。主な症状は、発熱や咳、呼吸困難、だるさなど。

ぜんそくの主な検査

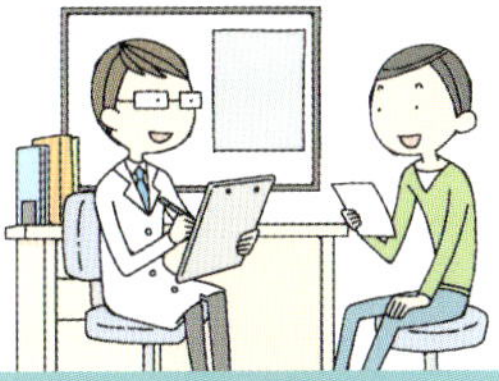

整理して
メモしていこう!

問診

症状・発作歴
どんな症状があるか、最初の発作はいつ起こったか、発作の頻度、起こる時間帯とそのときの状況、どこがどのように苦しいか

アレルギーの有無
花粉症やアレルギー性鼻炎などがあるか、薬や食べ物でアレルギーが出たことがあるか

既往歴
過去の病気、現在治療中の病気、服用している薬

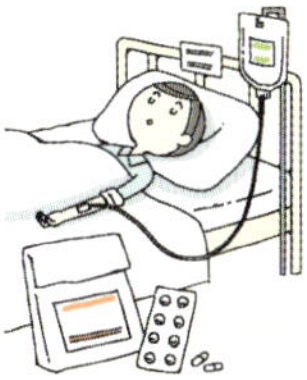

生活習慣
アルコールを飲むか、タバコを吸うか、睡眠はとれているか、食欲はあるか

家族歴
家族にアレルギー性の病気がある人はいるか

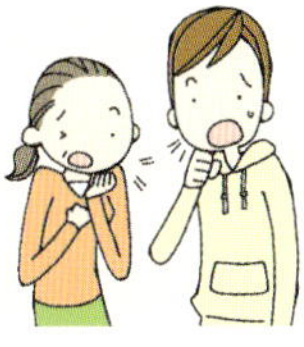

生活環境
ペットを飼っているか

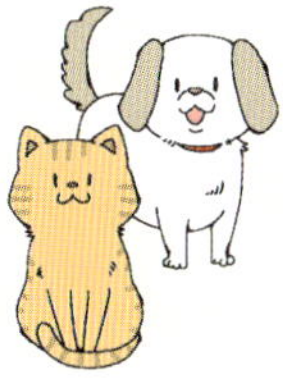

呼吸機能検査

スパイロメーターで、努力性肺活量や吐くスピード、最初の1秒間に吐いた空気の量などを測定

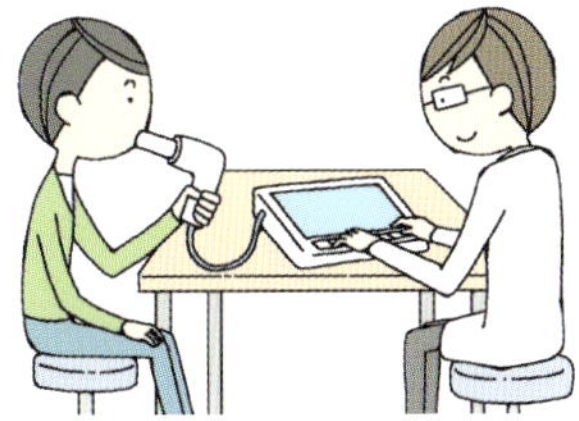

血液検査

血液中にIgE抗体があるか、どの程度増えているか、アレルゲンは何か、などを調べます。これによってアトピー型か非アトピー型かを判定します。「血清抗原特異的IgE抗体検出・定量検査」ともいい、RAST法、MAST法などがあります。

血液検査では、好酸球《こうさんきゅう》の量も調べます。好酸球が増えているときはぜんそくの可能性が高いと考えますが、他の病気でも増えることがあるため、それだけでは確定診断はできません。

皮膚反応テスト

アレルゲンエキスのプリックテストや、皮内注射により、アレルギー反応が起こるかを調べます。

吸入誘発テスト

疑われるアレルゲンをごく薄くして少量吸入してもらい、ぜんそく発作が起こるかどうか調べます。

この検査は発作を無理に起こさせるという危険を伴うため、専門病院で必要に応じて行われます。

ぜんそくの診断基準

『喘息予防・管理ガイドライン2015』では、ぜんそくの診断の目安を定めています。

まず挙げられているのは、呼吸困難や喘鳴《ぜんめい》、咳などの発作が、無症状期をはさんでくり返し起こっていることです。発作は夜間や早朝に出現しやすく、安静時にも起こります。安静時にはなくても、運動時に息苦しさを感じることもあります。

また、「気道狭窄《きどうきょうさく》」と「気道過敏性の亢進《こうしん》」が見られるのも診断のポイントです。気道狭窄は「気流制限」ともいい、ぜんそくでは、特に息を吐くときに気道が狭くなります。

気流制限は、軽度のものから致死的な高度のものまであり、可逆的《かぎゃくてき》であるのが特徴とされています。つまり、自然に、あるいは治療を受けると、元の状態に戻るのです。呼吸機能検査で狭窄がどれだけ改善したかを調べれば、可逆性があるか判断できます。

用語解説 RAST法　血液中のIgE抗体を測定することで、アレルゲンを突き止める検査法。10種類以上のアレルゲンに対するIgE抗体を測定できる。

ぜんそくの主な検査

アレルギーの検査

血液検査

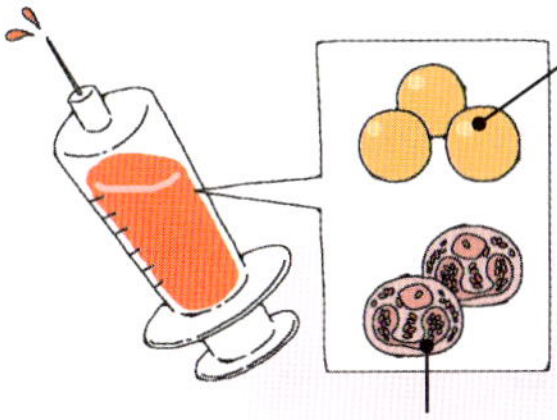

血液中のIgE抗体の量の測定

IgE抗体はアレルゲンに対して発生する。これが多いと「アトピー型」の可能性が高い

好酸球の量の検査

多ければ「ぜんそく」の可能性が高い

皮膚反応テスト

プリックテスト
アレルゲンのエキスを直接皮膚につけ、針で刺す

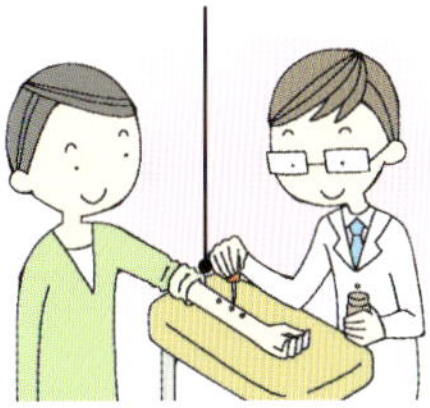

呼気一酸化窒素濃度の測定

気道炎症があると、呼気中の一酸化窒素濃度が上昇する

成人ぜんそくの診断の目安

1. **発作性の呼吸困難、喘鳴、咳（夜間、早朝に出現しやすい）をくり返す**
2. **可逆性の気流制限がある**：気流制限が自然に、あるいは治療により寛解する
3. **気道過敏性の亢進がある**：アセチルコリン、ヒスタミン、メサコリンに対する気道収縮反応の高まりがある
4. **アトピー素因がある**：環境アレルゲンに反応するIgE抗体がある
5. **気道炎症の存在がある**：喀痰《かったん》、末梢血中の好酸球数の増加、呼気一酸化窒素濃度の上昇
6. **鑑別疾患の除外**：症状がぜんそく以外の病気によらない

①②③⑥が重要

※『喘息予防・管理ガイドライン2015　日本アレルギー学会』より改変

ぜんそく治療の進め方

検査と診断

問診や一般的な診察、胸部X線検査、心電図、血液検査などを行います。

さらに呼吸機能検査や気道の炎症を調べる検査、アレルギーの検査、他の病気を除外する各種検査などを行い、ぜんそくかどうかを鑑別します。

その結果、ぜんそくと診断がつけば、アトピー型か非アトピー型かの鑑別、アレルゲンの特定などを行います。

重症度のチェックと治療法の選択

患者さんの症状から重症度を判定し、それに応じた治療法を選択します。

重症度は、1週間に起こるぜんそく症状（咳や痰、喘鳴、呼吸困難など）、発作の回数、発作の強度、夜間の症状、睡眠や生活に対する影響などを目安にして判断します。

未治療の患者さんの場合は、その症状によって、軽症間欠《かんけつ》型、軽症持続型、中等症持続型、重症持続型の4段階に分けられます。

治療のステップは1～4まであり、重症度に応じて選択します。

たとえば、症状が週に1回未満の軽症間欠型にあたる場合は治療ステップ1、週に1回以上症状が出る軽症持続型にあたる場合は治療ステップ2となります。基本的にはガイドラインに沿った治療を行います。

すでになんらかの治療を受けている患者さんでは、その治療によって症状が安定しているかどうかを確かめ、どの治療ステップに相当するかを検討します。

用語解説　心電図　心臓が活動するときに発生する微弱な電流の変化を波形として記録し、その乱れから病気の兆候を読み取り、心疾患の診断と治療に役立てるもの。

未治療患者の症状と目安となる治療ステップ

まずは重症度の確認が重要

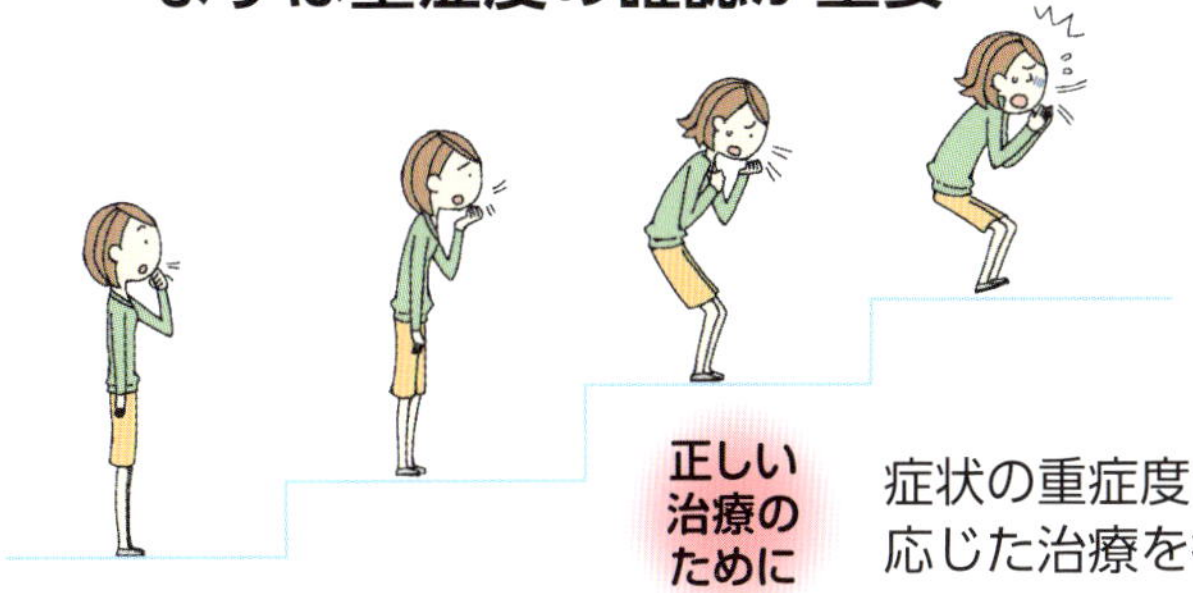

正しい治療のために 症状の重症度に応じた治療を行う

ステップ1

軽症間欠《かんけつ》型相当

症状

週１回未満

- 症状は軽度で短い
- 夜間症状は月に２回未満

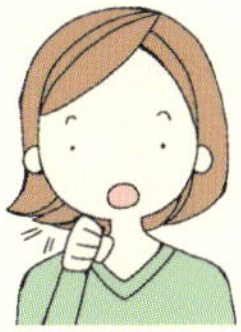

ステップ2

軽症持続型相当

症状

週１回以上

- 月１回以上日常生活や睡眠が妨げられる
- 夜間症状は月に２回以上

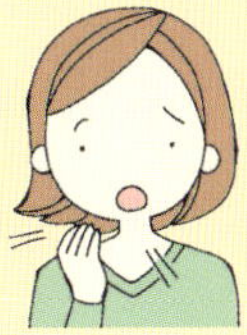

ステップ3

中等症持続型相当

症状

毎日ある

- 短時間作用性吸入β_2刺激薬がほぼ毎日必要
- 週１回以上日常生活や睡眠が妨げられる
- 夜間症状が週１回以上

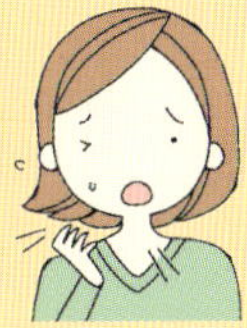

ステップ4

重症持続型相当

症状

毎日ある

- 治療下でもしばしば増悪
- 日常生活が制限される
- 夜間症状がしばしば

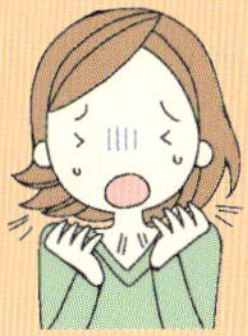

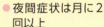

＊『喘息予防・管理ガイドライン 2015　日本アレルギー学会』より

重症度に応じた薬物療法の開始

重症度に合わせて薬の使用計画を立てます。薬物治療の第一選択薬は、長期管理薬の1つである吸入ステロイド薬です。吸入ステロイド薬は、気道の炎症をしずめて発作を防ぐ働きがあります。現在はこれと気管支拡張薬を一つにした配合剤が主流となっています。基本的にはこうした薬を長期にわたって使用することで、発作を防止します。

症状が重くなるに従って、吸入ステロイドの量を増やしたり、気管支拡張薬、抗アレルギー薬を追加していきます（治療のステップアップ）。重度の場合は、経口ステロイド薬を短期間使用することもあります。

発作が起こったときには、発作治療薬として、短時間作用型の気管支拡張薬を用います。発作治療薬はあくまでも発作が起きたときだけ緊急避難的に使うもので、頻用《ひんよう》は避けなければなりません。

効果の確認と見直し

3ヵ月を目安に、現行の治療によって症状がきちんとコントロールできているかどうかを確認します。

コントロールの状態は、ぜんそくの症状、発作治療薬を用いた回数、運動を含む活動制限の有無、呼吸機能の状態、ピークフロー値（144ページ参照）などによって、3段階で評価します。

コントロールが良好なら、そのままの治療ステップを継続するか、1段階ステップダウンします。不十分であれば、ステップを1段階アップして治療を強化し、不良であれば2段階アップします。

ぜんそくでは、漫然と治療を続けるのではなく、定期的に効果を確認して、治療ステップを見直します。これによって、気道をよりよい状態にもっていくのです。医師がそれぞれの状態に合わせて、慎重に治療ステップを選択していますので、自己判断で薬をやめたり減らしたりしてはいけません。

用語解説　**抗アレルギー薬**　アレルギー性の炎症を抑える薬。使い始めて効果が出るまでに、2～3週間はかかる。継続的に使用することが大切。

治療によってコントロールされてるか確認すること

診断されたステップに応じて
薬の使用計画を立てる

吸入ステロイド薬(ICS)

または

ICS/ 長時間作用性 β_2 刺激薬(LABA)配合剤

必要に応じて

その他の薬

- 長時間作用性抗コリン薬(LAMA)
- 抗アレルギー薬
- 経口ステロイド薬
- 抗IgE抗体製剤

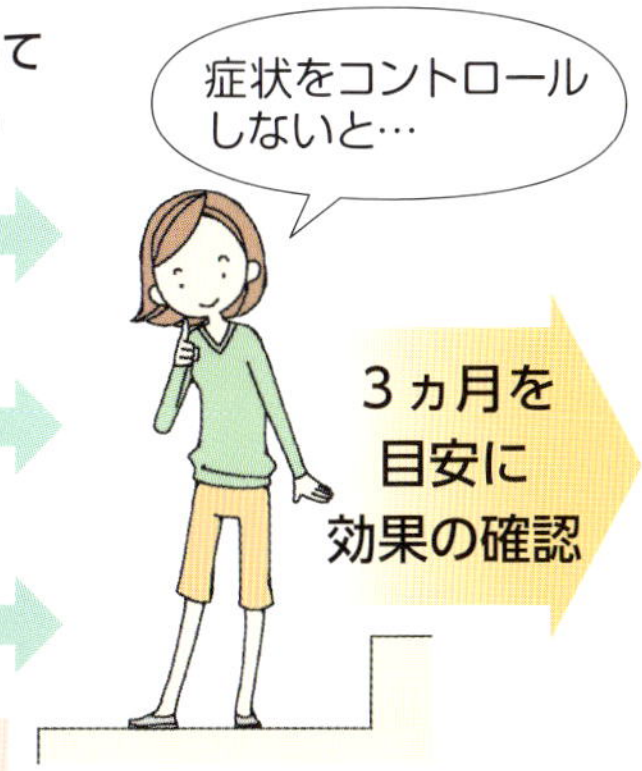
症状をコントロールしないと…
3ヵ月を目安に効果の確認

確認の項目

- □ ぜんそくの症状
- □ 発作治療薬を用いた回数
- □ 運動を含む活動制限の有無
- □ 呼吸機能の状態
- □ ピークフロー値

各3段階で評価

コントロールされているかの結果を受けてステップを変える

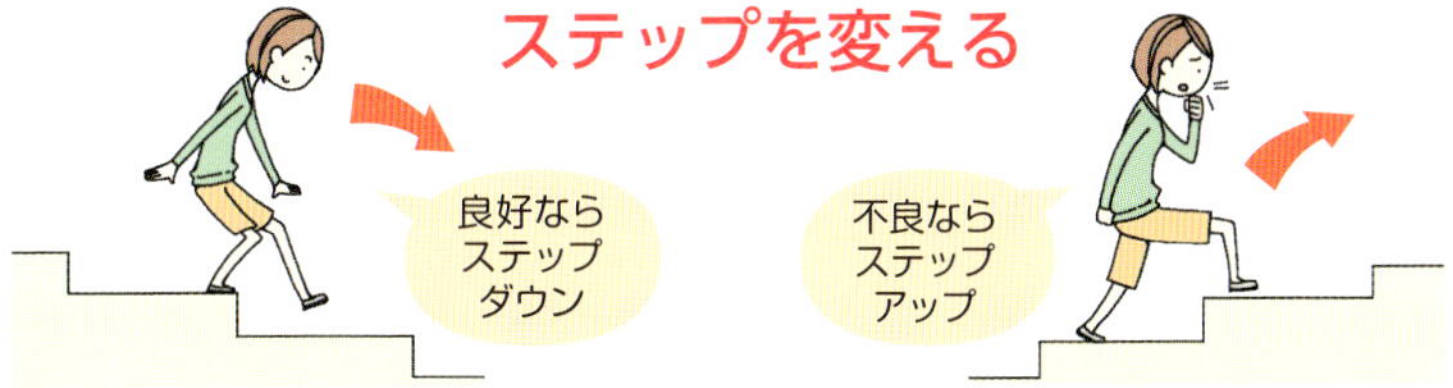

		治療ステップ1	治療ステップ2	治療ステップ3	治療ステップ4
長期管理薬	基本治療	吸入ステロイド薬(低用量)	吸入ステロイド薬(低〜中用量)	吸入ステロイド薬(中〜高用量)	吸入ステロイド薬(高用量)
		上記が使用できない場合は以下のいずれかを用いる LTRA テオフィリン徐放製剤 ※症状が稀ならば必要なし	上記で不十分な場合に以下のいずれか1剤を併用する LABA (配合剤の使用可) LTRA テオフィリン徐放製剤	上記に以下のいずれか1剤、または複数を併用する LABA (配合剤の使用可) LTRA テオフィリン徐放製剤 LAMA	上記に以下の複数を併用する LABA (配合剤の使用可) LTRA テオフィリン徐放製剤 抗 IgE 抗体 LAMA 経口ステロイド薬
	追加治療	LTRA 以外の抗アレルギー薬	LTRA 以外の抗アレルギー薬	LTRA 以外の抗アレルギー薬	LTRA 以外の抗アレルギー薬
発作治療		吸入 SABA	吸入 SABA	吸入 SABA	吸入 SABA

LTRA:ロイコトリエン受容体拮抗薬　LABA:長時間作用性 β_2 刺激薬　LAMA:長時間作用性抗コリン薬
SABA:短時間作用性 β_2 刺激薬

＊『喘息予防・管理ガイドライン 2015　日本アレルギー学会』より

長期管理薬と発作治療薬

症状をコントロールする長期管理薬

長期管理薬は、「コントローラー」とも呼ばれ、文字通り症状をコントロールします。

決まった量を規則正しく使用することで、気道の状態が改善され、発作を減らし、発作自体も軽くてすむようになります。長期管理薬を適切に使用しながら、気道の状態を良く保つと、治療はステップダウンできます。

吸入ステロイド薬が基本で、軽症持続型以上では、気管支拡張薬との配合剤（86ページ）が主流です。症状に応じて抗アレルギー薬などを使用します。

コントロールがうまくできていないときや、重症のときは、経口ステロイド薬や長時間作用性抗コリン薬（86ページ）や、抗ＩｇＥ抗体製剤（66ページ）を用いることもあります。

発作をしずめる発作治療薬

発作治療薬は「リリーバー」とも呼ばれており、発作が起こったときのみ用いられます。主に使われているのは、気管支拡張作用のある短時間作用性β_2刺激薬です。さらに、炎症をしずめる作用のある経口ステロイド薬を用いることもあります。

薬にはそれぞれ役割分担があります。野球でいえば、吸入ステロイド薬が先発投手で、長時間作用性β_2刺激薬やロイコトリエン受容体拮抗薬は、投手の能力をより引き出す捕手、発作治療薬はリリーフピッチャーのようなものです。

吸入ステロイド薬で完投できればそれに越したことはありません。発作治療薬の出番が少なくなるように、長期管理薬でしっかり管理することが大切です。

用語解説 ロイコトリエン受容体拮抗薬　抗アレルギー薬の１つ。ぜんそく発作に深く関与している化学伝達物質、ロイコトリエンが気道で作用するのを防ぎ、発作を予防。

それぞれの薬の特徴と役割分担

長期管理薬　コントローラー

発作の有無にかかわらず長期的に用いて、慢性の炎症を改善し、発作を予防する
吸入ステロイド薬と長時間作用性β_2刺激薬の配合剤が主流

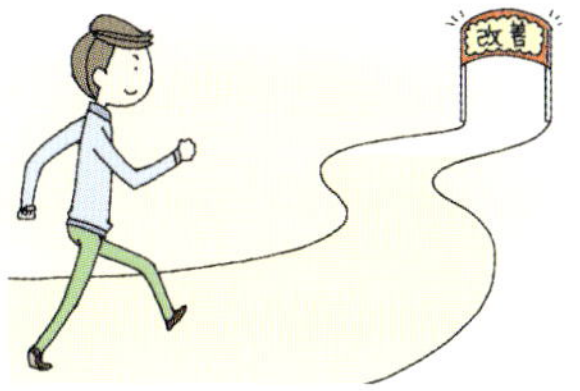

吸入ステロイド薬(ICS)	抗炎症薬	強力な抗炎症作用で気道の炎症を改善し、過敏性を抑える ぜんそくの症状を根本から改善する
長時間作用性β_2刺激薬	気管支拡張薬	吸入ステロイドと併用して用いられる。吸入薬、貼付薬、経口薬など各種ある。貼付薬ではホクナリンテープがよく使われる
吸入ステロイド薬(ICS)・長時間作用性β_2刺激薬(LABA) 配合剤	抗炎症薬・気管支拡張薬配合剤	吸入ステロイド薬に、気道を広げる効果がある長時間作用性β_2刺激薬を配合 吸入ステロイド薬の抗炎症効果を増強する働きがある 治療の中心となっている
長時間作用性抗コリン薬（LAMA）	気管支拡張薬	配合剤を使ってもコントロールが十分でない場合に配合剤と併用して用いられる
ロイコトリエン受容体拮抗薬	抗アレルギー薬	気管支拡張作用と抗炎症作用がある 鼻炎合併の患者さんにも効果あり
テオフィリン徐放製剤	気管支拡張薬	気管支拡張作用と抗炎症作用がある 気道を広げる作用は長時間作用性β_2刺激薬より弱いが、作用時間が長いので、夜間の症状のコントロールに有用

発作治療薬　リリーバー

発作が起こったとき、または起こりそうなときのみ限定的に使用する

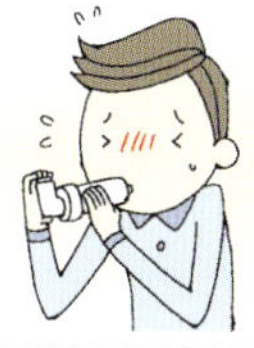

短時間作用性β_2刺激薬	気管支拡張薬	気道を広げる強力な作用があり、呼吸機能を改善する 即効性がある
経口ステロイド薬	抗炎症薬	気道の炎症を強力な作用でしずめ発作を抑える
吸入ステロイド薬(ICS)・長時間作用性β_2刺激薬(LABA) 配合剤	抗炎症薬・気管支拡張薬配合剤	長期管理薬でもあるシムビコートは、長期管理薬としてだけではなく発作の前兆などの有症状時（発作時）にも用いることができる

ぜんそくの長期管理薬

副作用の心配が少なく効果は強力

ぜんそくの根本原因が気道の炎症にあるとわかった現在、強力な抗炎症作用をもつ吸入ステロイド薬は第一選択薬で、単剤でも配合剤でも吸入ステロイド薬を使用しています。実際、吸入ステロイド薬の普及が進むにつれ、ぜんそく死は急減しており、その効果は実証されています。

ステロイド薬は、副腎から分泌される副腎皮質ホルモンを化学的に合成したもので、経口薬、注射薬、吸入薬など、さまざまなタイプがあり、現在では後述するように、ほとんどの専門医が配合剤を使用しています。

すぐれた抗炎症作用や免疫抑制《めんえきよくせい》作用《さよう》で知られ、いろいろな疾患の治療に用いられていますが、不適切な使い方をすると、深刻な副作用を招いてしまうこともあります。そのため、ステロイド薬を怖い薬と思い込み、拒否反応を示す人が少なくありません。

しかし、ぜんそくの長期管理薬として用いられる吸入タイプのステロイド薬は、全身に投与する経口薬や注射薬とは構造が異なり、非常に安全性が高く、副作用も少なくなっています。経口薬や注射薬がミリグラム単位で使うのに対して、マイクログラム単位というほんのわずかな量で効果を発揮します。

吸入ステロイド薬は気道に直接働きかけ、炎症細胞を減らし気道のむくみを改善、粘膜を修復します。

気道に限定的に作用するので、全身的な副作用の心配はほとんどなく、長期にわたって使用できます。ごく一部が気道粘膜に吸収されずに血中に入りますが、すみやかに肝臓で代謝されるのでほぼ無害です。

吸入ステロイド薬の安全性と有効性への理解を深め正しく使うことが、ぜんそく改善への早道です。

用語解説 副腎皮質ホルモン　副腎皮質から分泌されるホルモンの総称。化学的に合成されたステロイド薬には、強い抗炎症作用がある。

吸入ステロイド薬の特徴

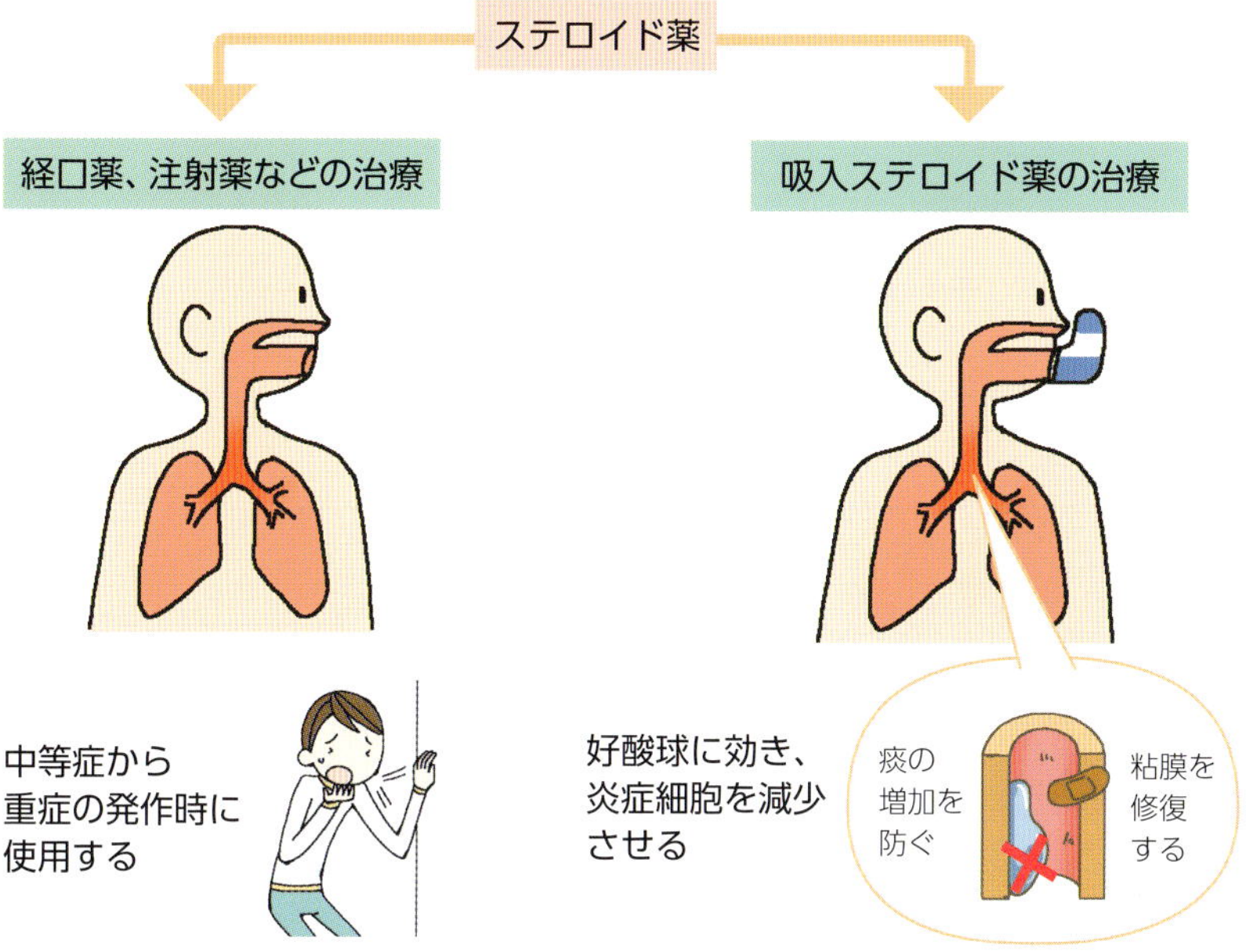
ステロイド薬
経口薬、注射薬などの治療
吸入ステロイド薬の治療
中等症から
重症の発作時に
使用する
好酸球に効き、
炎症細胞を減少
させる
痰の
増加を
防ぐ
粘膜を
修復
する

吸入ステロイド薬は強力に気道の炎症を抑え、気道の過敏性を改善する。

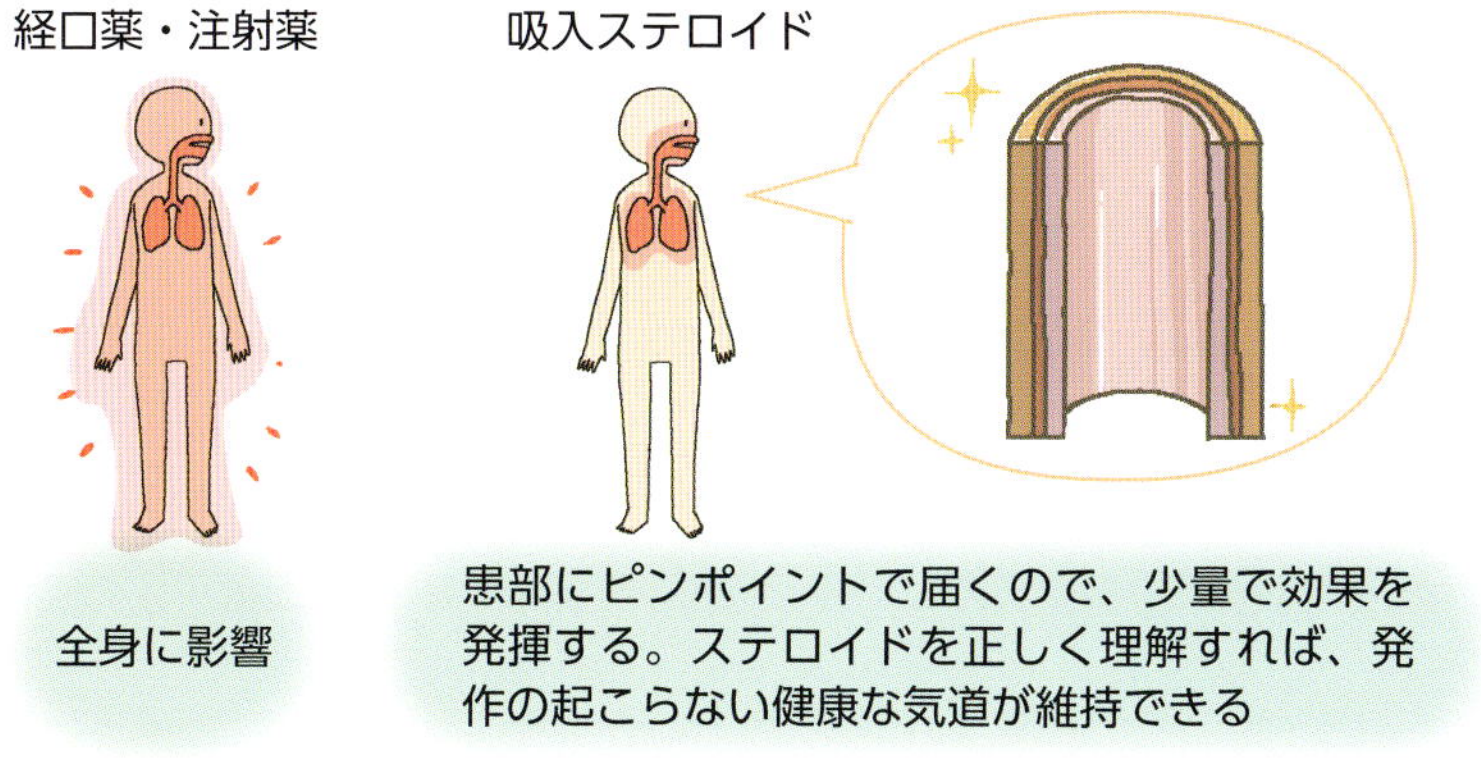
経口薬・注射薬
吸入ステロイド
全身に影響
患部にピンポイントで届くので、少量で効果を
発揮する。ステロイドを正しく理解すれば、発
作の起こらない健康な気道が維持できる

POINT **吸入ステロイド薬は、副作用の心配は少ない**

長期管理薬の種類と吸入方法

長期管理薬にもいろいろな種類があります。薬によって吸入のしかたが異なり、吸入方法としてはエアゾール式とドライパウダー式が主流となっています。

このほか、電動ネブライザーや補助器具を使用することもあります。

●エアゾール式（加圧噴霧式定量吸入器・pMDI）

息を吸いこむタイミングに合わせてボンベの底を押し、霧状の薬剤を噴射させて吸入します。小型で携帯しやすいというメリットがありますが、慣れないうちはタイミングを合わせるのが難しく、むせたり、口やのどの粘膜に多く付着してしまうことがあります。そんなときは、吸入補助器具を使います。

●ドライパウダー式（DPI）

専用の器具にセットされた、粉末状の薬を自分で吸い込んで吸入します。吸い込むタイミングを合わせたり、スペーサーをつける必要はありません。小型軽量で持ち運びにも便利です。

ただし、粉を吸い込むのでむせやすく、口の中に薬が残りやすいのが難です。また、吸い込む力が必要なため、呼吸機能が低下している人は使えません。

●電動ネブライザー

超音波式、メッシュ式、コンプレッサー式などがあります。薬液を霧状にして吸入します。自分のタイミングで吸入でき、口の中に薬が残りにくいというメリットがあります。

●吸入補助器具

エアゾール式の補助器具としてスペーサーやマスクを使用するととても便利です。スペーサー内に薬を噴霧してから吸入するので、タイミングを合わせる必要はなく、自分のペースでゆっくり吸入できます。薬の沈着率も高まります。ただし、器具がかさばる、器具内に薬が残るというデメリットもあります。

用語解説 スペーサー　エアゾール式の噴霧器がうまく使えないときに、補助として使用する。吸入ステロイド薬を、むせることなく肺の奥まで行き渡らせることができる。

吸入ステロイド薬の吸入方法

エアゾール式（pMDI）

▶ 霧状の薬剤を噴射させて吸引

特徴 小型で携帯しやすい
吸引のタイミングに慣れが必要

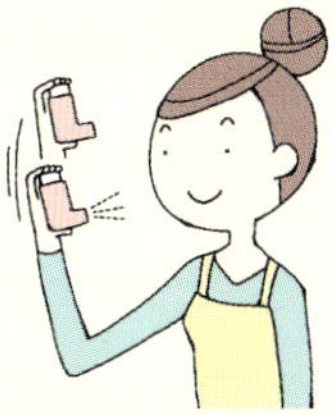

フルタイド・エアーはキャップを開け、薬剤がよく混じるように上下に振る。キュバールは、初回使用時に試し噴霧を1回行う

該当する吸入ステロイド薬
- キュバール（プロピオン酸ベクロメタゾン）
- フルタイド・エアー（プロピオン酸フルチカゾン）

ドライパウダー式（DPI）

▶ 粉末状の薬を吸い込む

特徴 タイミングをはかる必要はない
粉なのでむせやすい

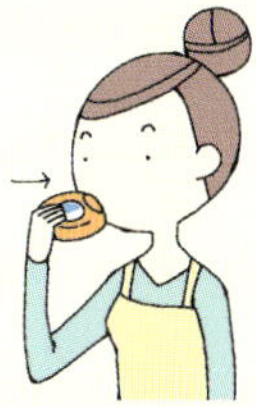

粉末状の薬剤が専用の吸入器にセットされているものや、4回分の薬剤をディスクにセットして使うものもある

該当する吸入ステロイド薬
- フルタイド・ディスカス、フルタイド・ロタディスク（プロピオン酸フルチカゾン）
- パルミコート・タービュヘイラー（ブデソニド）

pMDI+スペーサー（吸入補助器具）

スペーサーを使う

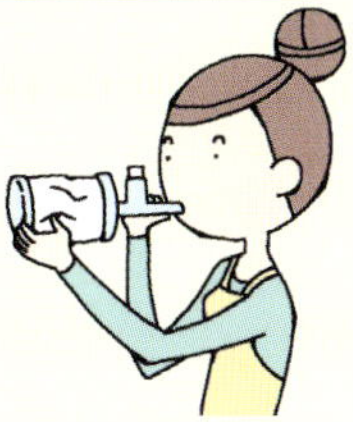

スペーサーの吸入口をくわえて、ゆっくりと吸い込む

電動ネブライザー

▶ 薬を霧状にして吸引する

特徴 自分のタイミングで吸引できる
乳児・高齢者にも扱える
電源が必要で、大型になってしまう

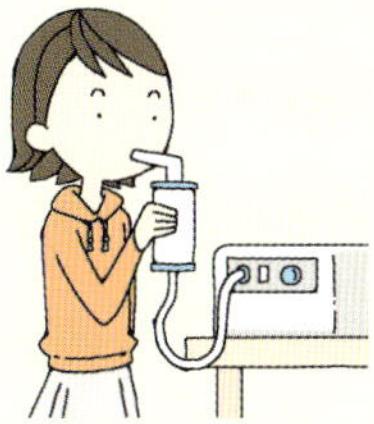

マウスピースを口にくわえる、吸入マスクで口と鼻をおおうなどして、自然な呼吸で吸入する

該当する吸入ステロイド薬
- パルミコート（ブデソニド）

さいごはうがいを

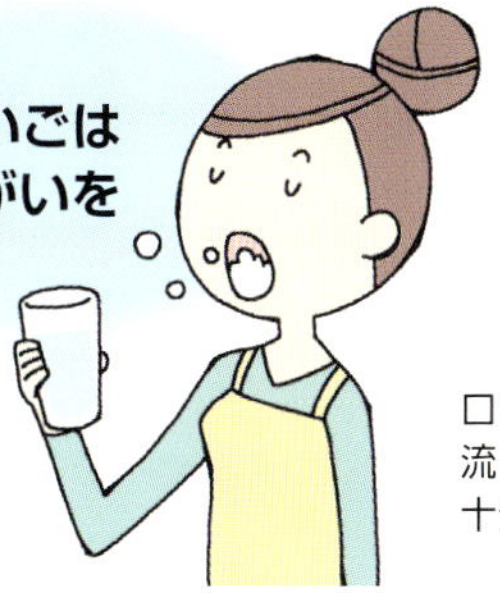

口の中に残った薬剤を流すために、使用後は十分にうがいをする

主流は配合剤

より便利に、より高い効果を

ぜんそく治療薬は進化を続けており、続々と新薬が開発されています。以前は長期管理薬として、ステップ2以上の患者さんは、抗炎症作用の強い吸入ステロイド薬と気管支拡張作用のある長時間作用性$β_2$刺激薬を併用していました。

2007年に両者を合わせた配合剤「アドエア」が発売され、これにより一つの薬で抗炎症効果と気管支拡張効果が、得られるようになり、患者さんの服薬の負担が少なくなりました。

しかも、それぞれの薬を別々に服用するより、配合剤として使用する方がどちらの効果も高まることが分かっています。

同様のコンセプトの薬には、2010年に発売された「シムビコート」、2013年の「レルベア」「フルティフォーム」などがあり、それぞれ症状や目的に合わせて使い分けられています。

このうちのシムビコートは長時間作用性$β_2$刺激薬のホルモテロールとの配合剤で、毎日の定期吸入以外に、発作時に加えて吸入することで、発作治療薬としても使用することができます。

これらの薬を使用してもコントロールが難しい場合には、長時間作用性抗コリン薬や、抗IgE抗体製剤、経口ステロイド薬が使用されています。

長時間作用性抗コリン薬は気道を収縮させる神経の働きを抑える作用があり、効果は24時間以上続きます。もともとはCOPD（108ページ）の治療薬ですが、ぜんそく治療にも使用できることになりました。

また、抗IgE抗体製剤もこれまでコントロールの難しかった重症患者さんに高い効果を示しています。

用語解説
長時間作用性抗コリン薬　副交感神経の働きを活発にする、アセチルコリンという神経伝達物質の働きを阻害して気管支を広げる。重症のぜんそく患者に用いる。

進化する治療薬

長時間作用性β_2刺激薬(LABA)
気管支拡張薬

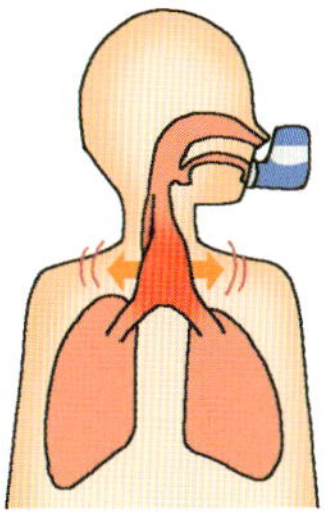

気道を広げ、
即効的に
発作を止める

吸入ステロイド薬（ICS)
抗炎症薬

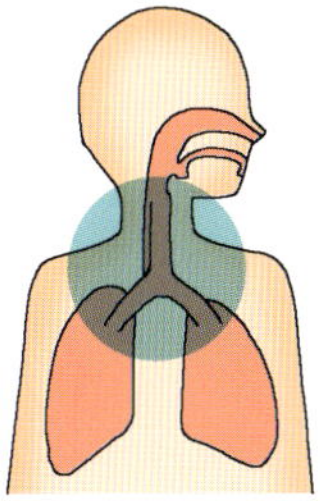

気道内の炎症
そのものを治し、
発作を防ぐ

2つの療法の良いところを取った薬が登場

配合剤
(シムビコート、アドエアなど)

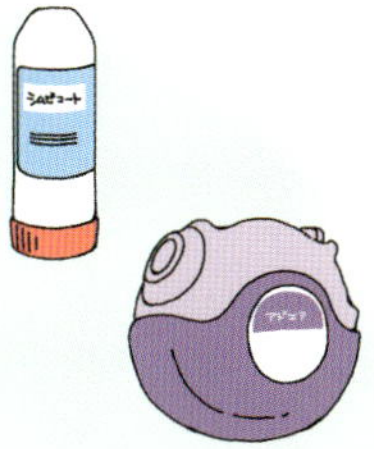

それぞれを単剤として使用するより、
配合剤として使用した方が

- **服薬の負担が少ない**
- **効果が高い**

現在は配合剤が治療の中心になっている

より重症の場合は

- 長時間作用性抗コリン薬
- 抗 IgE 抗体製剤
- 経口ステロイド薬

治療の選択肢は増えている

アドエアはどちらのタイプもありますが、シムビコートは1種類しかありません。しかし、1剤で用量を調節することが可能なので、患者さんの状態に合わせて用量を変えることができ、とても便利です。

自分に合ったものを選ぶ

このように、どの薬にもそれぞれメリット・デメリットがあります。

いずれも自分に合ったものを選び、医師の指導に従って正しく使用することが大切です。自分ではきちんと扱っているつもりでも、うまく吸入できていないことがよくあります。医師や看護師に、正しく使用できているか、吸入状態をチェックしてもらうといいでしょう。

また、吸入の際、直接薬が触れるため、口の中やのどに違和感があったり、ひりひりしたり、声がかれたりすることがあります。口腔カンジダ症などの感染症にかかりやすくなることもあります。

しかし、これらの副作用は吸入後にしっかりうがいをすれば、ほとんど防げます。

継続することが大切

配合剤は即効性がありますが、それに比べると吸入ステロイド薬単剤は即効性はなく、効き始めるまで、少なくとも1週間程度はかかります。効果を感じられないからと、自己判断で中止してはいけません。長く続けていくことによって、気道の炎症がしずまり、呼吸機能が改善し、発作が起こらなくなっていくのです。気道の炎症を抑えるためには、長期管理薬を適切に使うことが一番の早道です。

うまく吸入できないときは医師に相談し、再度使い方を指導してもらったり、薬のタイプを変えてもらいましょう。

長期管理薬は、継続すること、正しく使うことが何より大切です。急に中止すると、反動で症状が悪化してしまうこともあります。

用語解説　口腔カンジダ症　口腔内に常在するカンジダ菌という真菌が異常繁殖して、頬の粘膜や舌などに白い苔状のものが付着する。

現在は配合薬がよく使われている

主な配合剤の種類

アドエア

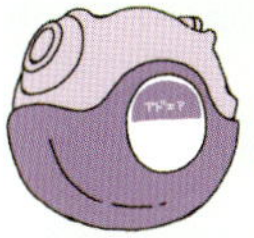

1日2回使用

- フルチカゾン
- サロメテロールキシナホ酸塩

レルベア

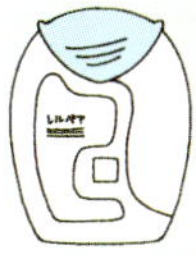

1日1回使用

- ビランテロールトリフェニル酢酸塩
- フルチカゾンフランカルボン酸エステル

フルティフォーム

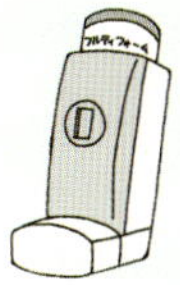

即効性・持続性がある

用量を調節できる

- ホルモテロール
- フルチカゾン

シムビコート

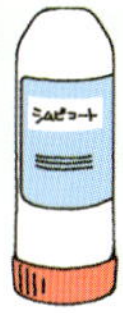

回数で用量を調節できる

発作時（有症状時）にも用いることができる

- ホルモテロール
- ブデソニド

シムビコートの使い方

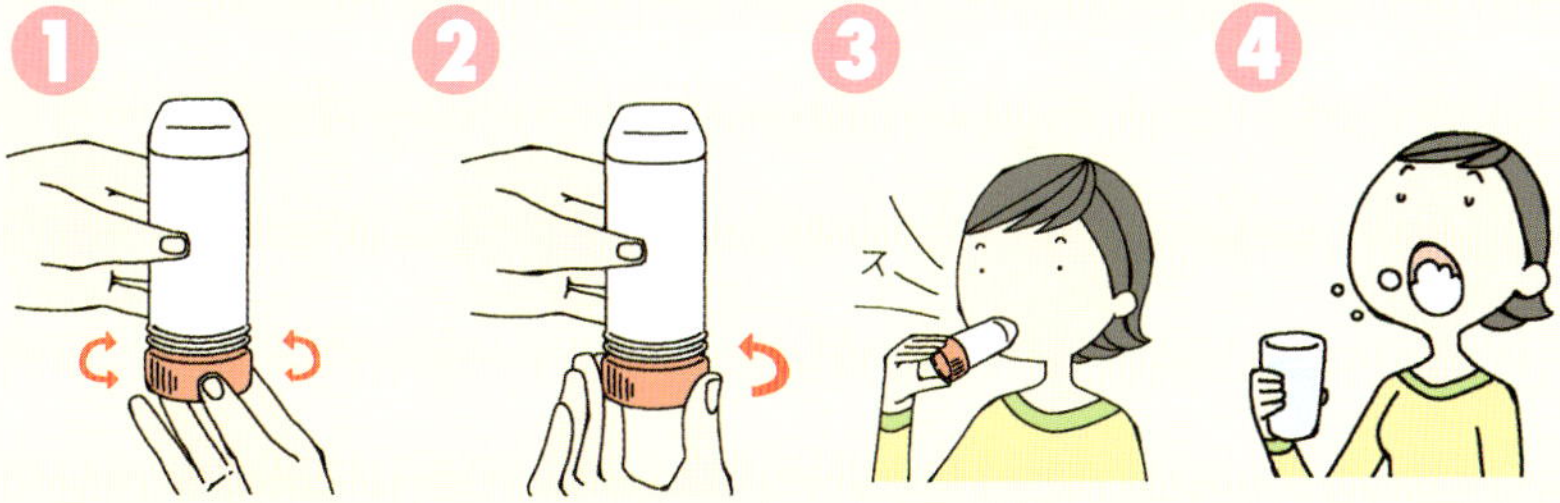

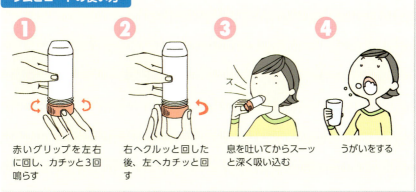

1. 赤いグリップを左右に回し、カチッと3回鳴らす
2. 右へクルッと回した後、左へカチッと回す
3. 息を吐いてからスーッと深く吸い込む
4. うがいをする

シムビコートの主な特徴

シムビコートは、吸入回数を変えることで用量を調整することができる

	定期吸入			追加吸入
	朝	夜		発作が出たとき
定期吸入が1日2吸入の場合	1吸入	1吸入	+	1日合計 6吸入まで
定期吸入が1日4吸入の場合	2吸入	2吸入	+	1日合計 4吸入まで

1日8吸入まで

医師の指示に従い、定期吸入と追加吸入を合わせて通常1日8吸入まで可能。

発作を抑える気管支拡張薬

中心になるのは短時間作用性β_2刺激薬

長期管理薬で管理していても、ときには過労やストレス、アレルゲンへの接触などで発作が起こってしまうこともあります。そんなときに用いるのが気管支拡張薬です。

気管支拡張薬には、狭くなった気道を広げ、呼吸を楽にする作用があります。いくつかの種類がありますが、発作治療薬として用いられるのは、「短時間作用性β_2刺激薬（以下β_2刺激薬）」です。これは、気管支拡張薬の中でも、もっとも強い作用を持っています。

内服薬と吸入薬がありますが、即効性にすぐれ、副作用も少ないことから、発作時には主に吸入タイプが用いられています。吸入して、数分で効果があらわれます。

β_2刺激薬のしくみ

気管支の平滑筋は自律神経によってコントロールされています。自律神経は、交感神経と副交感神経に分かれます。さらに交感神経にはα受容体とβ_1受容体、β_2受容体があります。

β_1受容体が刺激を受けると心拍数が上昇し、β_2受容体が刺激を受けると、気管支が拡張するしくみになっています。

β_2刺激薬は、交感神経のβ_2受容体を刺激することによって気管支を拡張し、呼吸困難をやわらげます。ただし、交感神経は心臓にも作用しますので、使いすぎると心臓への負担が大きくなります。動悸《どうき》や頻脈《ひんみゃく》などの副作用が出た場合は、医師に相談しましょう。

用語解説

交感神経　自律神経の１つで、体が活動するときや緊張しているときに働く。交感神経が優位になると、気管支拡張、血管収縮、血圧上昇などが見られる。

発作治療薬の主役

吸入ステロイド薬で管理していても発作が起こることも…

そのときは

気道を広げて発作を止める

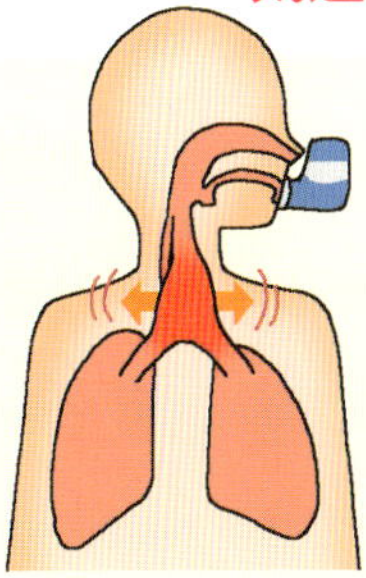

短時間作用性
β_2刺激薬
薬の作用で
気道を広げ、
発作を止める

20分ごとに吸入をくり返す

- 1時間に3回が限度
- 1日では4回まで

主な短時間作用性β_2刺激薬

商品名	一般名
ベネトリン・サルタノール・アイロミール（吸入薬）	サルブタモール硫酸塩
メプチンなど（吸入薬）	プロカテロール塩酸塩水和物
ベロテックなど（吸入薬・内服薬）	フェノテロール臭化水素酸塩

β_2刺激薬

薬の力でβ受容体を刺激し、気管を広げる

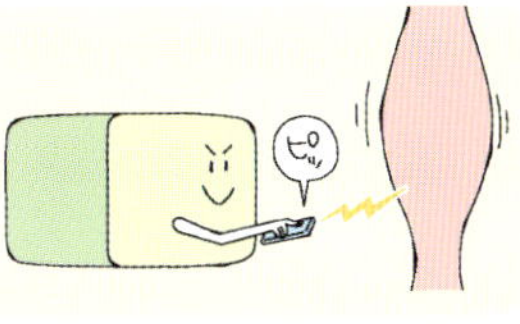

ピッ

交感神経は発作時にβ_2受容体に刺激を受けると気管支を拡張する

シムビコート

発作時（有症状時）にも使用できます

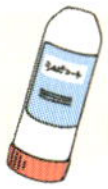

POINT **即効性は高いが、心臓への負担に注意**

で、あくまでもリリーフピッチャーです。

β_2刺激薬は発作が起きたときだけ使うべきもの

初期の段階ほど効きやすいので、発作が起きたら軽いうちに1～2回噴霧して吸入し、様子をみます。しずまらないときには、20分後にもう一度吸入します。こうして20分おきに吸入し、合計3回吸入しても症状が改善しないときはすぐに受診しましょう。

吸入回数は1時間に3回まで、1日の使用限度は4回までです。必ず用量を守るようにしてください。

この薬の使用回数が増えるということは、コントロールがうまくいっていないしるし。1日に5回以上の吸入が必要になるときは、治療のステップアップを検討しなければなりません。医師に相談しましょう。

あくまでも緊急時の対症療法

かつては、短時間作用性β_2刺激薬は、ぜんそく治療の中心的存在でした。即効性があり、すぐに楽になるので、頻用されていたのです。その結果、限度を超えて使用したり、医療機関への受診が遅れたりして、ぜんそくを悪化させる人がたくさんいました。

この反省から、ぜんそくという病気の解明が進み、世界的に吸入ステロイド薬が用いられるようになったのです。

しかし、今でも、苦しいときにはβ_2刺激薬を使えばよいと安易に考えて、長期管理薬での管理をおろそかにする人がいます。

β_2刺激薬には、気道の炎症を抑える働きはありません。一時的に気道を広げ、呼吸しやすくするだけです。つまり、対症療法で、ぜんそくの根本的な改善にはつながらないのです。それどころか、この薬に頼っていると症状は悪化の一途をたどり、気道のリモデリングも進行してしまいます。

治療の基本は、長期管理薬だということを肝に銘じましょう。できるだけ、β_2刺激薬を使う機会が少なくなるよう努力することが大切です。

用語解説 β_2刺激薬　短時間作用型と長時間作用型がある。前者は発作治療薬として用いられ、後者は長期管理薬として発作の予防に用いられる。

ぜんそく症状は氷山の一角

POINT 「β_2刺激薬」はその場しのぎ！

あくまでも対症療法

かつてβ_2刺激薬はぜんそく治療の**中心的存在**だった

しかし根本の**炎症が治まったわけではない**のでまた発作はおこる

一時的に治るので病院から足が遠のく

しかし炎症はどんどん進んでいる！

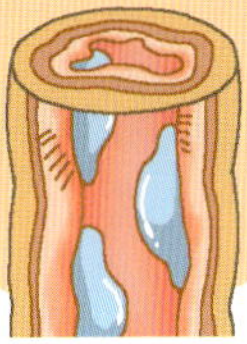

悪化させてしまう

発作だけの対処ではなく、根本を治療し予防する

基本の病態をコントロールすれば発作も起こらない

気管支の炎症

些細な刺激に敏感に反応

気道のけいれん

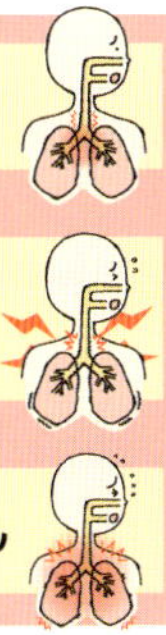

根本の治療

根本の疾患があるから発作が起きる

発作症状

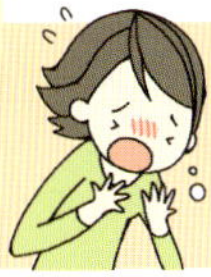

対症療法

長期管理薬

- 第一選択薬
  吸入ステロイド薬
- 吸入ステロイド薬と併用
  長時間作用性β_2刺激薬
  ロイコトリエン受容体拮抗薬
  テオフィリン徐放製剤
  長時間作用性抗コリン薬
  抗 IgE 抗体製剤

発作治療薬

- 第一選択薬
  短時間作用性β_2刺激薬
- β_2刺激薬と併用
  テオフィリン徐放製剤
- その他の治療薬
  経口ステロイド薬
  抗コリン薬（短時間作用性）

POINT 根本の原因があるから発作が起こる
発作は氷山の一角にすぎない

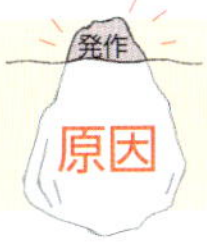

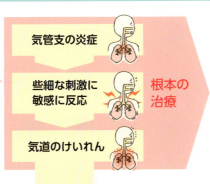

子どもの薬物療法

2歳未満の子ども

子どもの場合も成人同様、基本は吸入ステロイド薬となります。

ただし、間欠型《かんけつがた》では長期管理薬は用いず、発作が起こったときのみ、その程度に応じて短時間作用性β_2刺激薬を使用します。

軽症持続型では、基本的には抗アレルギー薬のロイコトリエン受容体拮抗薬の内服薬、またはメディエーター遊離抑制薬《ゆうりよくせいやく》の吸入薬を使用します。

中等症持続型では、発作の回数が増え、気道の状態がかなり不安定になっているので、できるだけ吸入ステロイド薬を用います。

重症持続型では、吸入ステロイド薬が基本となります。さらに、ロイコトリエン受容体拮抗薬か、メディエーター遊離抑制薬を併用します。

2歳～15歳の子ども

間欠型では、基本的には長期管理薬は必要ありません。発作が起こったときだけ、その強度に応じて短時間作用性β_2刺激薬を用います。

軽症持続型では、吸入ステロイド薬、ロイコトリエン受容体拮抗薬、メディエーター遊離抑制薬などから、選択して用います。症状によっては、これらを併用することもあります。

中等症持続型では、吸入ステロイド薬が基本治療薬となり、朝と夜の2回に分けて吸入します。重症持続型では、さらに吸入ステロイド薬を増量します。

多くの場合、それだけではコントロールが難しいので、ロイコトリエン受容体拮抗薬、メディエーター遊離抑制薬、テオフィリン徐放製剤《じょほうせいざい》などを症状に応じて併用します。

用語解説 メディエーター遊離抑制薬　抗アレルギー薬の１つ。アレルギー反応を引き起こす、ヒスタミンやロイコトリエンなどの化学伝達物質の放出を抑える。

症状によって分かれる治療法

治療前の症状に基づく小児気管支ぜんそくの重症度分類

重症度	症状程度ならびに頻度
間欠型	年に数回、季節性に咳嗽、軽度喘鳴が出現する 時に呼吸困難を伴うこともあるが、β_2刺激薬の頓用で短期間で症状は改善し、持続しない
軽症持続型	咳嗽、軽度喘鳴が1回／月以上、1回／週未満 時に呼吸困難を伴うが、持続は短く、日常生活が障害されることは少ない
中等症持続型	咳嗽、軽度喘鳴が1回／週以上。毎日は持続しない 時に中・大発作となり日常生活が障害されることがある
重症持続型	咳嗽、軽度喘鳴が毎日持続する 週に1～2回、中・大発作となり日常生活や睡眠が障害される
最重症持続型	重症持続型に相当する治療を行っていても症状が持続する しばしば夜間の中・大発作で時間外受診し、入退院をくり返し、日常生活が制限される

＊『喘息予防・管理ガイドライン 2015　日本アレルギー学会』より

小児気管支ぜんそくの長期管理に関する薬物療法プラン

<table>
<tr><th></th><th></th><th>治療ステップ1
（間欠型相当）</th><th>治療ステップ2
（軽症持続型相当）</th><th>治療ステップ3
（中等症持続型相当）</th><th>治療ステップ4
（重症持続型相当）</th></tr>
<tr><td rowspan="3">基本治療</td><td>2歳未満</td><td rowspan="3">発作の強度に応じた薬物療法</td><td>ロイコトリエン受容体拮抗薬*1
and/or
DSCG</td><td rowspan="3">吸入ステロイド薬
（中用量）</td><td>吸入ステロイド薬
（高用量）
以下の併用も可
ロイコトリエン受容体拮抗薬*1</td></tr>
<tr><td>2～5歳</td><td rowspan="2">ロイコトリエン受容体拮抗薬*1
and/or
吸入ステロイド薬
（低用量）</td><td rowspan="2">吸入ステロイド薬（高用量）
以下の併用も可
ロイコトリエン受容体拮抗薬*1
テオフィリン徐放製剤
長時間作用性β_2刺激薬の併用
あるいはSFCへの変更</td></tr>
<tr><td>6～15歳</td></tr>
<tr><td rowspan="3">追加治療</td><td>2歳未満</td><td rowspan="3">ロイコトリエン受容体拮抗薬*1
and/or
DSCG</td><td>吸入ステロイド薬
（低用量）</td><td>ロイコトリエン受容体拮抗薬*1
長時間作用性β_2刺激薬
（貼付薬あるいは経口薬）</td><td>長時間作用性β_2刺激薬
（貼付薬あるいは経口薬）
テオフィリン徐放製剤
（考慮）
（血中濃度5～10μg/mL）</td></tr>
<tr><td>2～5歳</td><td></td><td>ロイコトリエン受容体拮抗薬*1
長時間作用性β_2刺激薬の追加あるいはSFCへの変更
テオフィリン徐放製剤（考慮）</td><td rowspan="2">以下を考慮
吸入ステロイド薬のさらなる増量あるいは高用量SFC
経口ステロイド薬</td></tr>
<tr><td>6～15歳</td><td>テオフィリン除法製剤
（考慮）</td><td>ロイコトリエン受容体拮抗薬*1
テオフィリン徐放製剤
長時間作用性β_2刺激薬
あるいはSFCへの変更</td></tr>
</table>

DSCG：クロモグリク酸ナトリウム
SFC：サルメテロールキシナホ酸塩・フルチカゾンプロピオン酸エステル配合剤
※1：その他の小児ぜんそくに適応のある経口抗アレルギー薬（Th2 サイトカイン阻害薬など）

＊『喘息予防・管理ガイドライン 2015　日本アレルギー学会』より

急性発作時の対応

発作の程度を見分ける

　ぜんそくの発作はいつ起こるかわかりません。その程度も、少し息苦しいだけのこともあれば、話すことができなくなったり、呼吸困難で命に関わる事態になることもあります。

　ふだんの発作との違い、呼吸の状態、歩行や動作に支障はないか、会話はできるかなど、まず発作の程度を見極めることが何よりも大切です。発作はその程度によって、3つに分けることができます。

　咳や喘鳴があり、呼吸は苦しいが横にはなれるという状態は「小発作」、咳や喘鳴がひどくて呼吸が苦しく、横にもなれない状態は「中発作」、苦しくて歩けない、動けないとなると「大発作」です。

　$β_2$刺激薬など発作治療薬で、症状が抑えられるかどうかも、受診の判断のポイントになります。


　発作の程度が中発作以下のときは、まずは自分で対処して様子をみてもいいでしょう。

　基本的には、発作の前触れを感じたり、小発作・中発作が起きたときは、まず$β_2$刺激薬を1～2回噴霧して吸入します。効果があらわれないときは、20分おきに合計3回吸入します。4回以上の吸入はかえって症状の悪化を招きます。頓服用にテオフィリン徐放製剤や経口$β_2$刺激薬などを処方されているときは、それも併用して服用します。シムビコート（86ページ）を処方されている場合は、医師の指示通りに使用します。

　こうして症状がおさまり、ピークフロー値が基準値の70％以上に改善した状態が3～4時間以上続けば、ひとまず安心といえます。

　しかし、薬が効かない、薬を使っても症状が悪化していく場合は、すぐに受診しましょう。

用語解説　テオフィリン徐放製剤　気管支拡張薬の1つ。気管支の緊張を緩和する物質を増やし、気管支を広げる。アレルギー性の炎症を抑える作用もある。

ぜんそく症状　発作強度の分類

発作強度	喘鳴 息苦しさ	小発作	中発作	大発作	重篤
	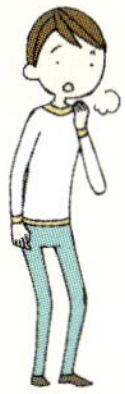	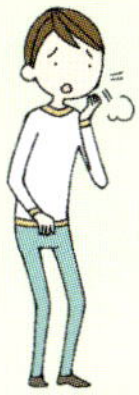	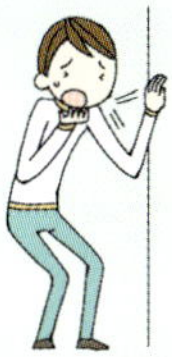	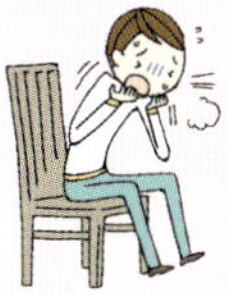	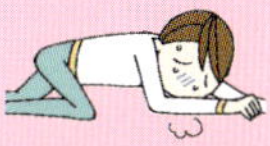
薬の使用	●短時間作用性β_2刺激薬の吸入を2〜3回行う※ ●β_2刺激薬・テオフィリン徐放製剤を飲む			●短時間作用性β_2刺激薬の吸入を2〜3回行う※ ●β_2刺激薬・テオフィリン徐放製剤・ステロイド薬を飲む	●短時間作用性β_2刺激薬の吸入をできれば行う※ ●β_2刺激薬・テオフィリン徐放製剤・ステロイド薬をできれば飲む
受診	様子をみて発作が治まらない場合は病院へ行く		発作が治まらない場合はできるだけ早く病院へ行く	すぐに救急車を呼ぶ	
呼吸	急ぐと苦しい 動くと苦しい	苦しいが 横になれる	苦しくて 横になれない	苦しくて 動けない	呼吸減弱 呼吸停止
会話	普通 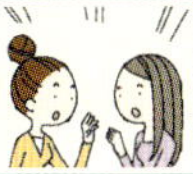	やや困難	やや困難	困難	不能
動作	ほぼ普通	歩けるが 急ぐと苦しい	かろうじて歩ける 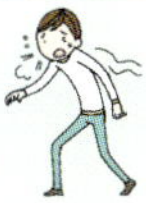	歩けない	動けない
チアノーゼ	なし	なし	なし	なし〜あり	あり
意識状態	正常	正常 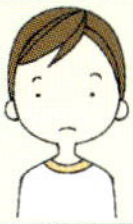	正常	正常	意識障害 失禁 錯乱 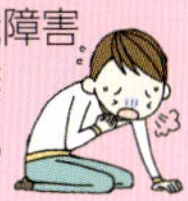
ピークフロー値	普段の 80%以上	普段の 70〜80%	普段の 50〜70%	普段の 50%以下	測定不能

＊発作の程度は主に「呼吸困難」の程度で判定
＊症状が混在する場合は、強度の重い方をとる

※ 20 分以上間をあける

大発作は一刻を争う

次のような症状が1つでもあるときは、大発作の恐れがあります。

- **チアノーゼで唇や手足が紫色になっている。**
- **息苦しくて会話もできない。**
- **意識が朦朧としている。**
- **失禁している。**

一刻を争います。すぐに救急車を呼びましょう。

救急車の到着を待つ間、可能であればβ_2刺激薬を吸入し、頓服用のテオフィリン徐放製剤や経口β_2刺激薬、さらに経口ステロイド薬を決められた量だけ服用します。救急車が到着するまで20分おきにβ_2刺激薬の吸入を続けましょう。この場合も、1時間に3回までです。回数を増やしてはいけません。

また、次のような人は発作の程度にかかわらず、すぐに救急外来を受診しましょう。

- **ステロイド薬の内服や注射を続けている。あるいは中止したばかりである。**
- **過去1年間にぜんそく発作によって入院したり、救急外来を受診したことがある。**
- **ぜんそく発作で、気管内に挿管《そうかん》されたことがある。**
- **現在吸入ステロイド薬を使用していない。**
- **短時間作用性β_2刺激薬を過剰に使用している。**

大発作を起こしたとき、救急車に乗る前に経口ステロイド薬を服用しておくことでさらなる悪化を防ぐことができます。大発作や急激な悪化に備えて、経口ステロイド薬やβ_2刺激薬は常に携帯するようにしましょう。

日頃から家族にも、ぜんそくの薬の使い方や症状について伝えておくと、より安心できるでしょう。

さらに、意識不明になったり、息苦しくて会話が困難になったときに備えて、かかりつけ医の名前や緊急連絡先、使用中の薬の名前などを記載した、ぜんそくカードを携帯していると役に立ちます。

用語解説 経口ステロイド薬　ステロイド薬の飲み薬。代表的な薬として、プレドニン、メドロール、デカドロン、リンデロンなどがある。

死につながる大発作に注意!!

ぜんそく患者にこのような症状が見られたら…

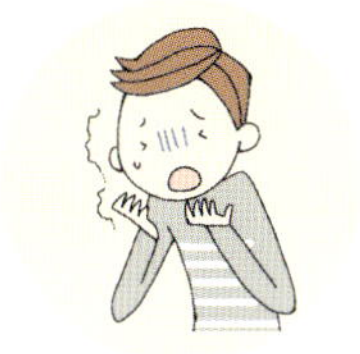

チアノーゼで
唇や手足が
紫色になっている

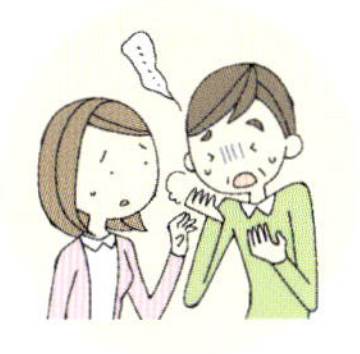

息苦しくて会話も
できない

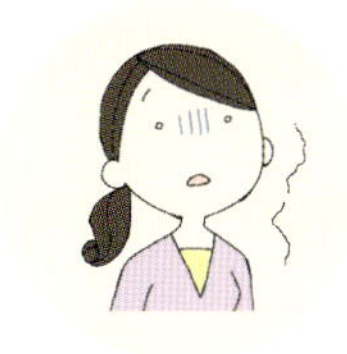

意識が朦朧と
している

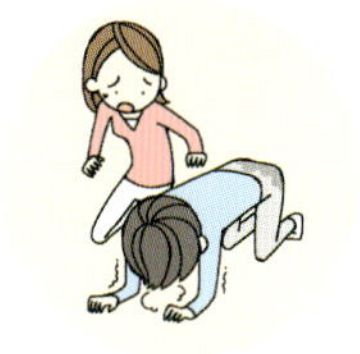

失禁している

すぐに救急車を呼ぶ

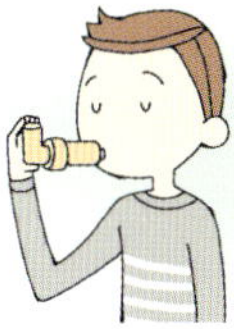

可能であれば薬の吸入・服用

β_2刺激薬を吸入
テオフィリン徐放製剤や
経口ステロイド薬を
決められた量だけ服用する

POINT

- **救急車を待つ間も20分おきにβ_2刺激薬の吸入を**
- **吸入は１時間に３回まで**
- **早めに経口ステロイド薬を服用する**

会話が不可能な時に備えてぜんそくカードを携帯しよう

財布や
かばんに
入れていつも
携帯しておく

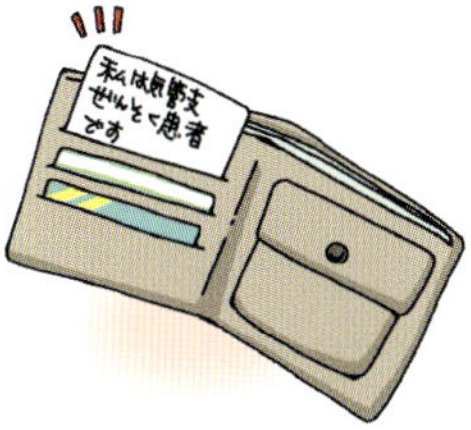

症状やかかりつけ医、
使用している薬、
緊急時の対応などを
書いておく

大発作を未然に防ぐには

薬の使用を日課に

大発作を防げるかどうかは、日頃の管理にかかっています。ぜんそくの管理がうまくいっていない人のなかには、医師からの指示をきちんと守れていない人がいます。

長期管理薬の使い方や用量を医師に指示されているのに、最近は調子がいいからもう使わなくていいだろうとか、少し減らしてみようとか、誤った判断をしてしまうのです。

長期管理薬は、決められた量を毎日定期的に吸入しなければ効果がありません。できれば、吸入する時間を決めて、日課にしてしまいましょう。

副作用を防ぐために、吸入後は必ずうがいをしなければなりませんので、歯磨きの前など、うがいと吸入をセットにしておくと忘れにくいようです。

早め早めに対処

ぜんそくでは、発作の前兆を感じとる人が少なくありません。速足で歩いたらいつもより息苦しい感じがしたとか、かぜ気味のときにのどに違和感を覚えたなどの場合は、仕事や家事は後回しにして、できるだけ体を休めるようにしましょう。

また、咳が出たり、のどが詰まった感じがしたり、少しゼーゼーしたりなど、発作が起こりかけたときは、β_2刺激薬を1〜2回噴霧して吸入し、様子をみます。シムビコートの使用はさらに有効です。

発作が起こりそうになっているのに、いつものことだと甘く考えて放置したり、仕事や勉強があるからと無理をしてはいけません。

おかしいと思ったらすぐに受診するなど、体調を優先して早め早めに対処しましょう。

用語解説　**発作の前兆**　わずかな体調の異変が、発作の予兆ということがある。たとえば、喉から胸の上方にかけての違和感、疲労感、空咳、鼻水、くしゃみ、鼻づまりなど。

死の危険もある「大発作」に注意して生活しよう

大発作を起こさず、症状を安定させるために大事なこと

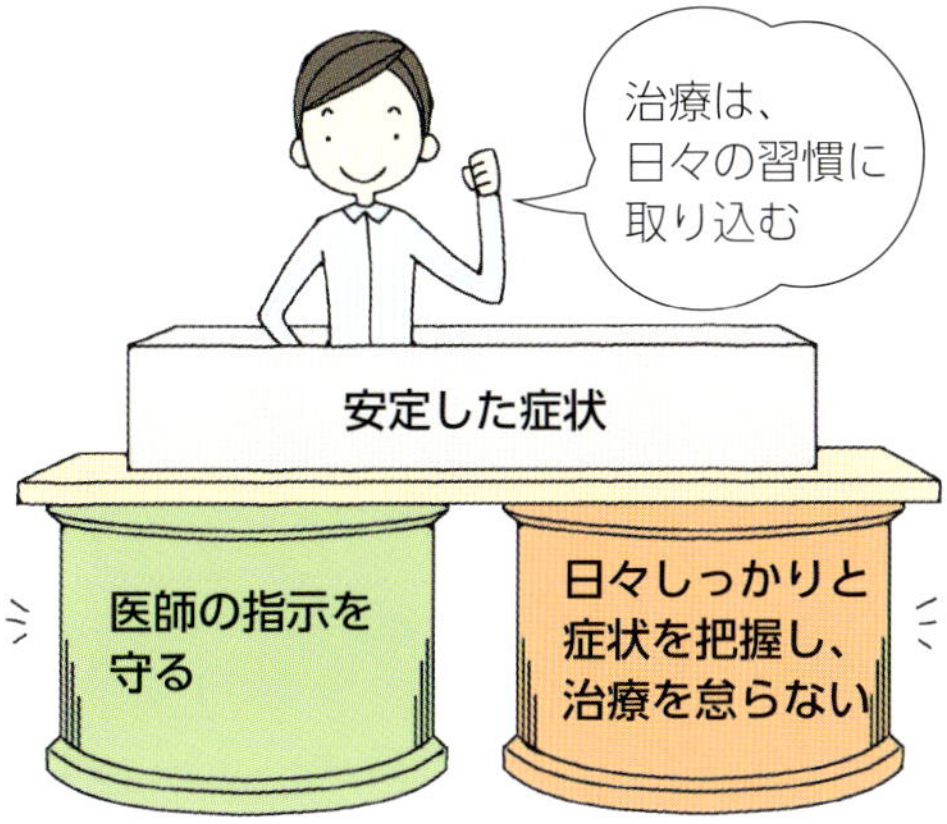
治療は、
日々の習慣に
取り込む
安定した症状
医師の指示を
守る
日々しっかりと
症状を把握し、
治療を怠らない

ぜんそくコントロール、毎日のチェックリスト

毎日欠かさず吸入しているか

薬を使用する時間を決めておこう。うがいとセットにしておくと忘れにくい

正しく吸入できているか

薬の吸入のしかたが悪いと、十分に薬の効果があらわれない。定期的に医療機関でチェックしてもらおう

吸入器をうまく扱えるか

難しくてうまく使えないときは、医師に相談して薬を変えてもらうこともできる。正しく使用することが大切

薬の使用に不安や疑問はないか

副作用が不安だからと使用しないのでは、ぜんそくは悪化するだけ。医師と十分に話し合って、納得して治療を受けよう

医師とのパートナーシップを大切に

何度も述べましたように、発作はおさまっても、ぜんそくが治ったわけではありません。発作のない状態を2年、3年と積み重ねていくことで、ようやく症状がなくなるのです。

発作がないときは何も不便ではありませんから、毎日薬を吸入したり、ぜんそく日記（142ページ参照）を書いたり、ピークフロー値を測ったりするのは面倒だ、と思う人も多いことでしょう。なぜ、そうしなくてはいけないかを十分に理解していなければ、しだいにおざなりになりがちです。

なかには、定期受診をせずに、発作時のみ病院に駆け込む人もいます。発作時のみの対処ではぜんそくの状態は悪くなりがちです。

治療内容や薬に、不安や疑問があれば、遠慮なく医師に聞いてみましょう。また、薬の効き具合はどうか、症状はどうか、経過はどうかなど、自分の状況をありのままに伝えることも大切です。

医師と密にコミュニケーションがとれていれば、納得して治療を受けられます。

ぜんそく日記を役立てよう

受診時には、ぜんそく日記を持参してフィードバックしましょう。「ぜんそく日記」には、発作の有無や日々の状況、薬の使用状況、ピークフロー値などが記載されているので、受診までの経過が一目でわかります。また、これまでの発作の状況を振り返ってみると、何が誘因になっているか見えてくるはずです。医師といっしょに対策を練ることで、次の発作を抑えられるようになります。

主治医にとっても、ぜんそく日記は、治療方針を立てる重要な手がかりとなります。薬の量は適正か、治療効果は出ているかなど、そこから多くの情報を読み取れるのです。医師と二人三脚で治療に取り組むことが、大発作を未然に防ぐことにつながります。

用語解説　フィードバック　自分の取り組みやその結果を検討して修正を重ね、より効果を高めていくこと。

大発作を未然に防ぐアクション

ぜんそくの治療は毎日の積み重ねが大切

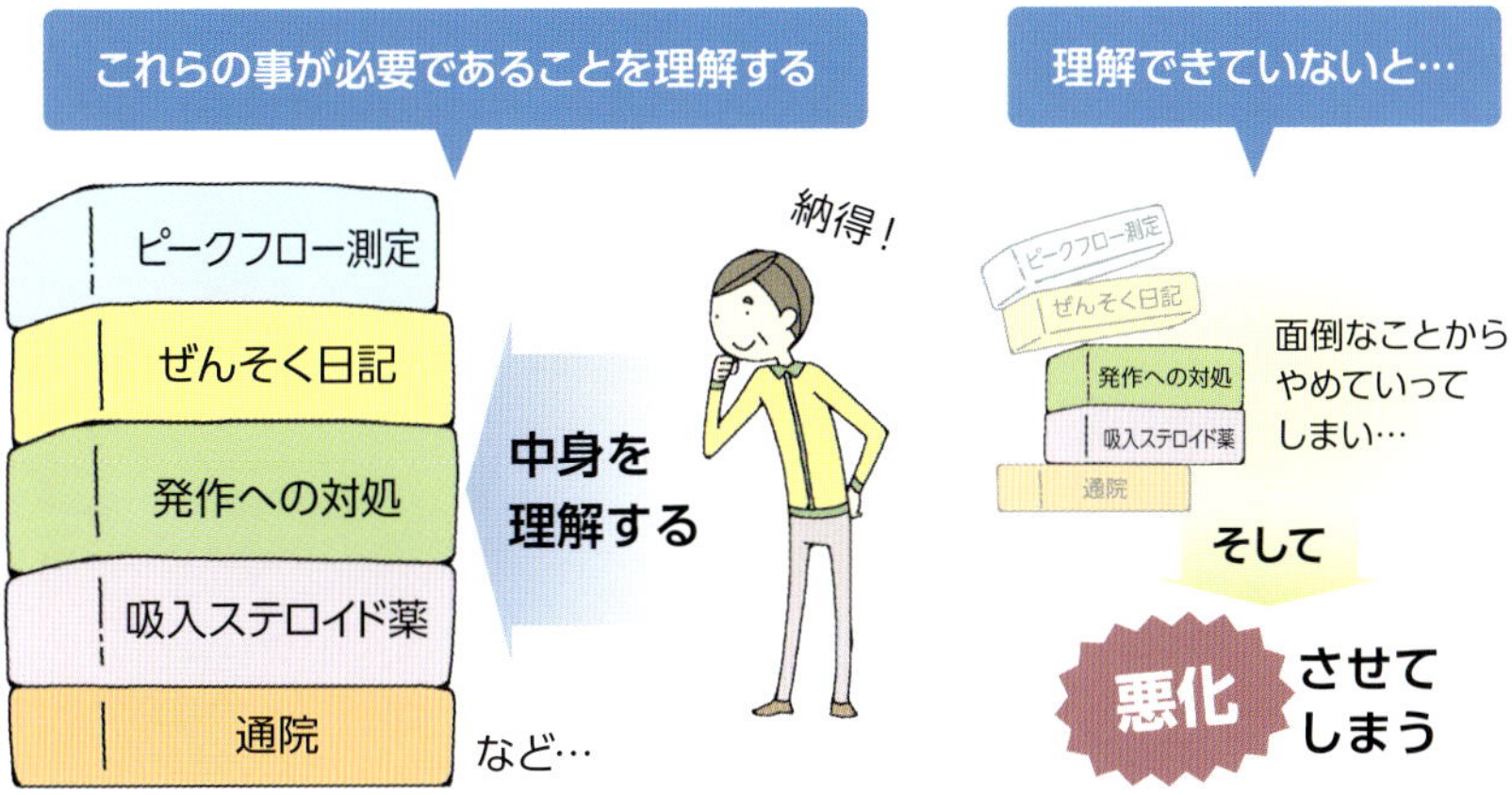
これらの事が必要であることを理解する
ピークフロー測定
ぜんそく日記
発作への対処
吸入ステロイド薬
通院
など…
中身を理解する
納得！
理解できていないと…
ピークフロー測定
ぜんそく日記
発作への対処
吸入ステロイド薬
通院
面倒なことからやめていってしまい…
そして
悪化させてしまう

医師にしっかりと情報［症状・日々の状況］を伝える

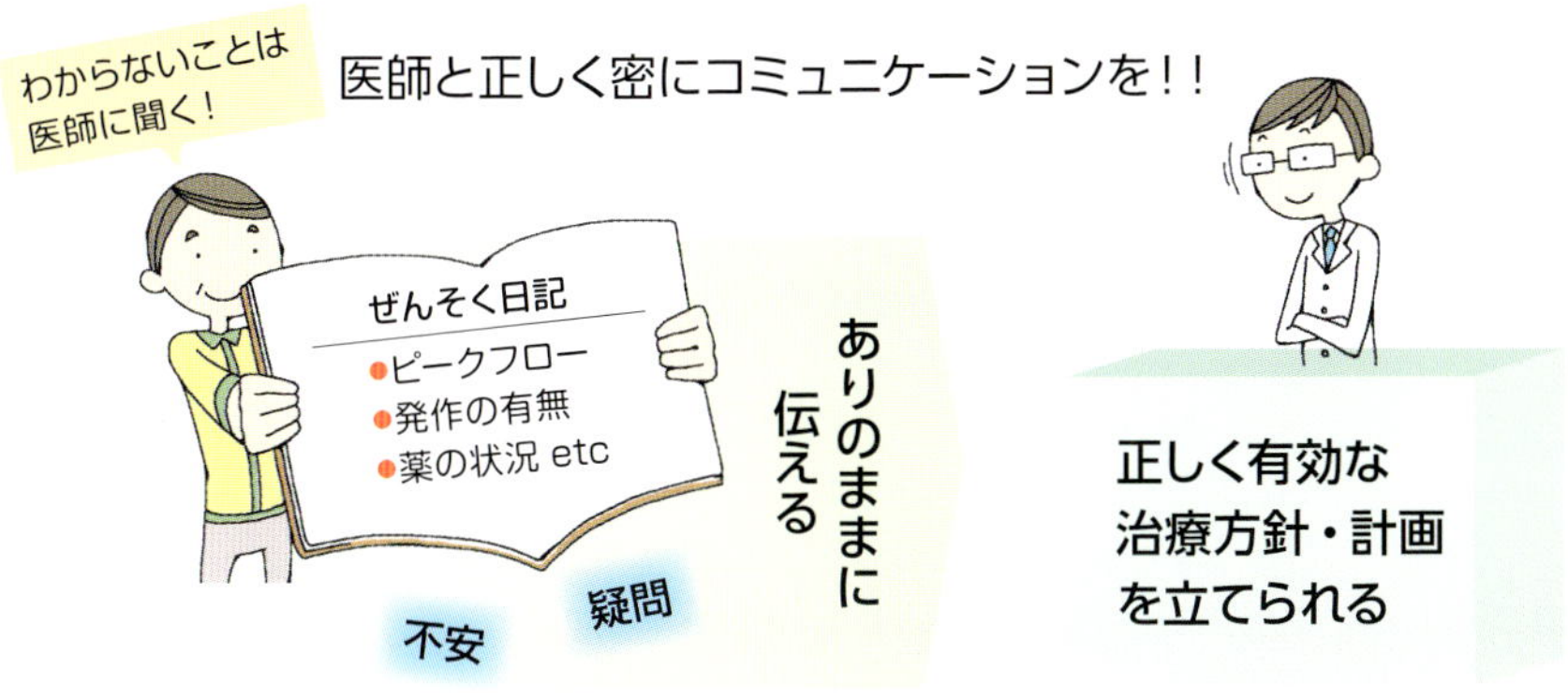

POINT

ぜんそく治療の中身を理解すれば治療を継続できる 発作のない状態を積み重ねることができる

➡ 「**症状のない状態へ**

治療を継続して良い状態を維持」

他のアレルギーをもっているときは？

同時に治療すると効果的

ぜんそくはアレルギー疾患と深い関わりがありますから、他のアレルギーを併発している人は少なくありません。

特にアレルギー性鼻炎との関係は深く、成人ぜんそくの患者さんの70～80％がアレルギー性鼻炎を、アレルギー性鼻炎の患者さんの20～40％がぜんそくを合併しているといわれています。

アレルギー性鼻炎は上気道の、ぜんそくは下気道の病気ですが、つながっているので、互いに影響し合っているのではないかと考えられています。

アレルギー性鼻炎はぜんそくのリスク因子であり、症状を悪化させることがわかっています。アレルギー性鼻炎の合併により、ぜんそく発症のリスクが約3倍高くなり、ぜんそく発作も起こりやすくなるといわれています。

最近では、「One airway, one disease」という概念も提唱されています。これは、鼻も気管支もひと続きの気道であるから、アレルギー性鼻炎とぜんそくを1つの疾患としてとらえようというものです。

アレルギー性鼻炎を合併しているときは、ぜんそくの治療と同時に鼻炎の治療も行いましょう。鼻炎を治療することによって、ぜんそくの症状も改善されます。

鼻炎がある人は、ぜんそくの治療を受ける際、事前にその旨を医師にきちんと伝えるようにしてください。また、花粉症やアトピー性皮膚炎を合併している人も多くいます。

アレルギー疾患の根っこはみんな同じです。できるだけアレルゲンを遠ざけ、規則正しい生活を送り、ストレスを発散するように心がけましょう。

用語解説 アレルギー疾患　アレルゲンに接触することで発症する病気の総称。気管支ぜんそく、花粉症、アレルギー性鼻炎、アトピー性皮膚炎などがある。

アレルギー性鼻炎も同時に治療する

ぜんそく患者の
多くが**アレルギー性鼻炎**を
発症している

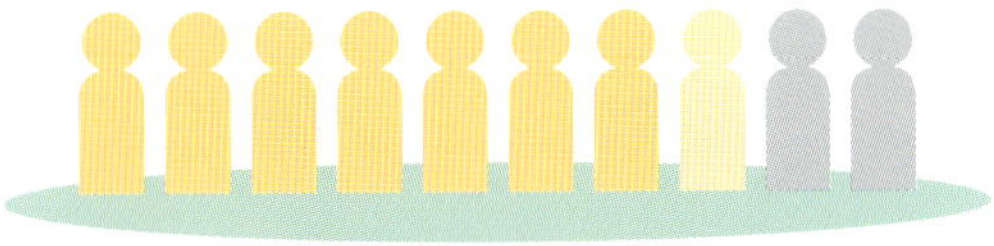

70% ～ **80**% が アレルギー性鼻炎

気管支でおこる「ぜんそく」・鼻でおこる「鼻炎」は
同じ気道内で干渉し合う

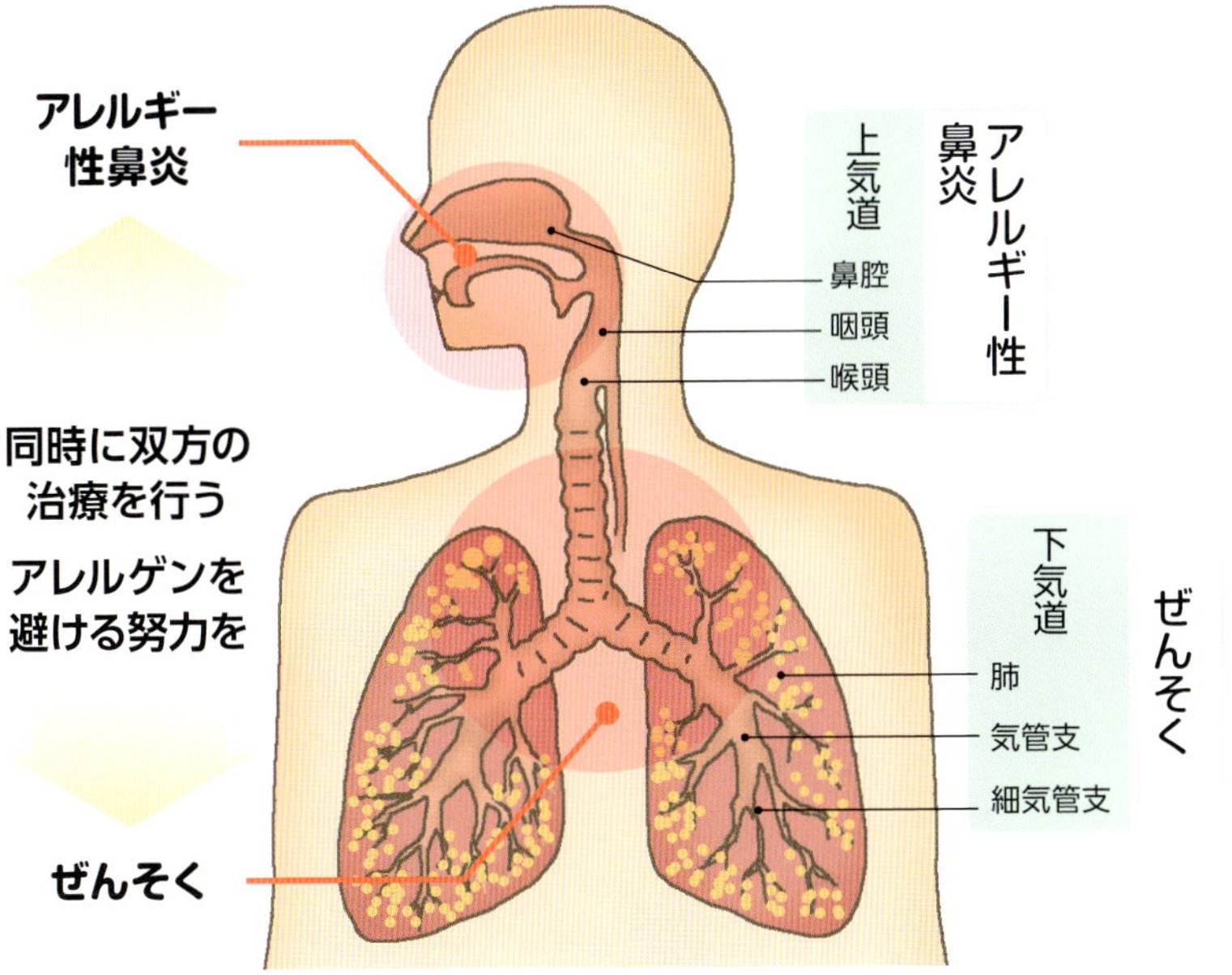

アトピー性皮膚炎・花粉症など
その他のアレルギー疾患を併発している人も多い

column

内服のステロイド薬とは

内服のステロイド薬（経口ステロイド薬）は、中等度以上の発作が起こり、β_2刺激薬を吸入しても効果がないときや急な発作のときに、発作治療薬として用いられます。

炎症が激しいときは、早いうちに経口ステロイド薬を使用して、一気に炎症を食い止める必要があります。

通常は必要十分な量を、３日から１週間を目安として用います。短期間使用するだけですから、医師の指示にしたがって服用しているかぎり、副作用の心配はほとんどありません。いたずらに副作用を恐れて使わないほうが危険です。

大発作を起こしたときは、経口ステロイド薬を内服のうえ、直ちに受診しましょう。

作用が強力なだけに、経口ステロイド薬を長期にわたって大量に使うと、骨粗鬆症やむくみ、胃潰瘍、高血圧、糖尿病、白内障、気分の落ち込みなどの副作用が出ることがあります。

しかし、医師は効果と安全性を考え、慎重に使用計画や減量計画を立てていますので、心配はありません。

自己判断で勝手に減量・中止すると、激しい発作が再発したり急性副腎不全などを起こしたりして、命にかかわることがあります。必ず医師の指示にしたがってください。

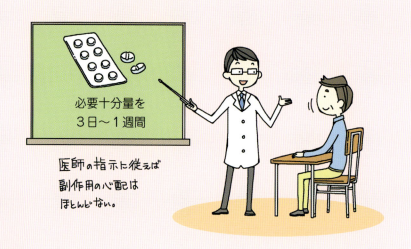

用語解説　骨粗鬆症　骨の形成速度より骨が破壊されるスピードが速いため、骨がスカスカになり骨折しやすくなるもの。

第3章

ぜんそくとCOPD

ぜんそくとよく間違われる病気にCOPDがあります。COPDは喫煙歴のある高齢者に多いのが特徴です。ぜんそくとCOPDを合併している高齢者も多く、それによって死亡リスクも高まるといわれています。COPDとはどのような病気なのか、よく理解しておきましょう。

高齢者に多いCOPD

世界の死因の第4位

COPD《シーオーピーディー》は「慢性閉塞性肺疾患《まんせいへいそくせいはいしっかん》」ともいわれており、咳や痰《たん》が出る、気道が狭くなっているなど、症状に類似点が多く、ぜんそくとの鑑別が難しい病気です。まだ日本では認知度が低いのですが、世界的に患者が増える傾向にあり、死亡者数も増加の一途をたどっています。

世界では、COPDの患者数は2億人、年間死亡者数は300万人と推測されています。現在、世界の死亡原因の第4位ですが、今後さらに増え、2020年には第3位になると予測されています。

日本も例外ではなく、増加傾向にあります。厚生労働省の調査によると、2013年のCOPDの死亡者数は16433人で、日本人の死亡原因の第9位となっています。

高齢者では6人に1人

COPDは、高齢者になるほど、有病率が高くなります。2001年に発表された、大規模な疫学調査によると、日本人の40歳以上のCOPDの有病率は8・6%、60~69歳では12・2%、70歳以上になると17・4%にはね上がります。つまり6人に1人はCOPDを罹患《りかん》していることになります。

この調査結果から、日本人の患者数は約530万人と推計されています。しかし、2011年の厚生労働省の調査では、病院でCOPDと診断されたのは、約22万人にとどまっています。つまり、COPDに罹患していながら、受診していない人が500万人以上もいるのです。

COPDだと気づいていない、あるいは誤った診断を受けている人も多くいると思われます。

用語解説　COPD　Chronic Obstructive Pulmonary Disease の略。「肺気腫」と「慢性気管支炎」の総称が COPD。2001 年の国際ガイドラインに明記された。

近年、患者数が増えているCOPD

ぜんそく

- アレルギーなどによる気管支の炎症
- 発作と正常状態をくり返す

ぜんそくの症状によく似ている

COPD

- 慢性的な肺の機能低下
- 原因の多くが「喫煙」によるもの

咳や痰が出て、気道も狭くなっていくのは同じ

↓

ぜんそくとの鑑別が難しい

POINT

患者数は世界的にも増加の一途
近い将来に死亡原因第３位になる可能性も！

COPDの患者数の推移

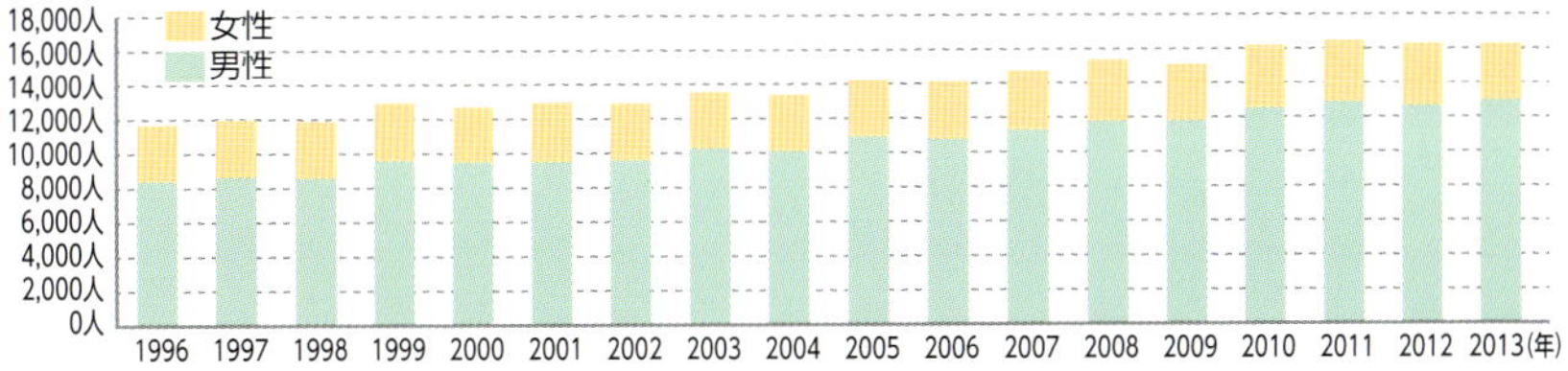

＊『人口動態統計　厚生労働省』より

70歳以上では6人に1人がかかっている

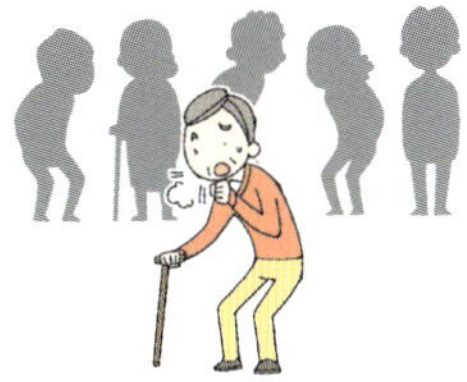

COPD高齢者の有病率

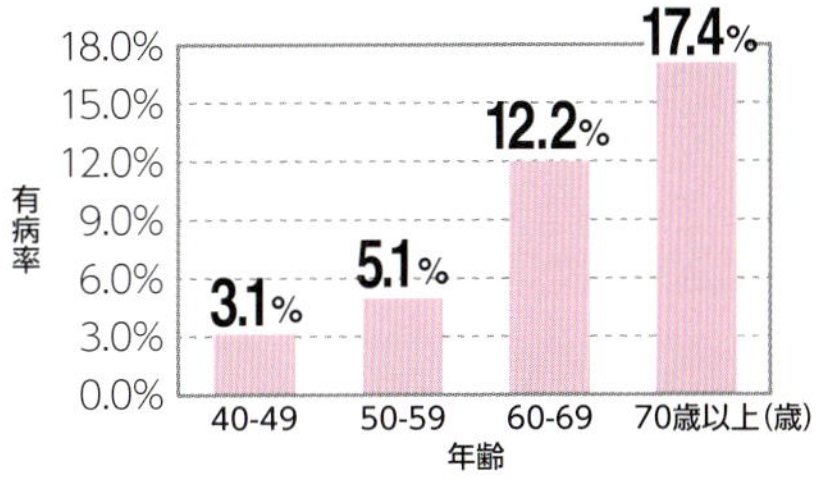

＊『NICE Study. 2001 年、福地ら』より

ぜんそくとの深い関係

吸入ステロイド薬の普及により、ぜんそく死は急激に減っていますが、死亡者数に占める高齢者の割合は増加しており、約9割にも上っています。

この主な原因として、吸入ステロイド薬の吸入が難しい、重症の患者さんが多い、加齢によって呼吸機能が低下している、などが挙げられます。そしてもう一つ、大きな原因と考えられるのは、COPDを合併している患者さんが多い、ということです。

ぜんそく患者におけるCOPD合併率は、平均では約16％ですが、65歳以上では約25％です。つまり、高齢のぜんそく患者の4人に1人がCOPDを合併していることになります。両者を合併していると、いっそう呼吸機能が低下し、どちらの病気も悪化します。ぜんそくとCOPDとは、発症の原因やプロセスはまったく異なりますが、相互に発症のリスク因子となっています。

合併しているとリスクが増大

このように、1人の患者さんが同時にCOPDとぜんそくを抱えているものを「オーバーラップ症候群」といいます。前述のように、特に高齢者に多く見られます。また、米国と英国の大規模な疫学研究によると、50歳以上のCOPD患者の約半数が、オーバーラップ症候群にあてはまると考えられます。

オーバーラップしている場合、それぞれの病気に単独で罹患しているより重症になりやすく、急速に悪化して呼吸困難に陥ったり、死亡するリスクが高くなります。

今、このオーバーラップ症候群が注目されており、『COPD診断と治療のためのガイドライン第4版』でも取り上げられています。オーバーラップ症候群であるのに見落とされ、ぜんそくあるいはCOPDとだけ診断されているケースも少なくないと思われます。

用語解説 オーバーラップ症候群 「重複症候群」ともいう。1人の患者に2つ以上の病気が重なっている状態。たとえば、関節リウマチと全身性エリテマトーデスなど。

オーバーラップ症候群

ぜんそく患者のCOPD合併率

**65歳以上のぜんそく患者の
4人に1人はCOPDに罹患している**

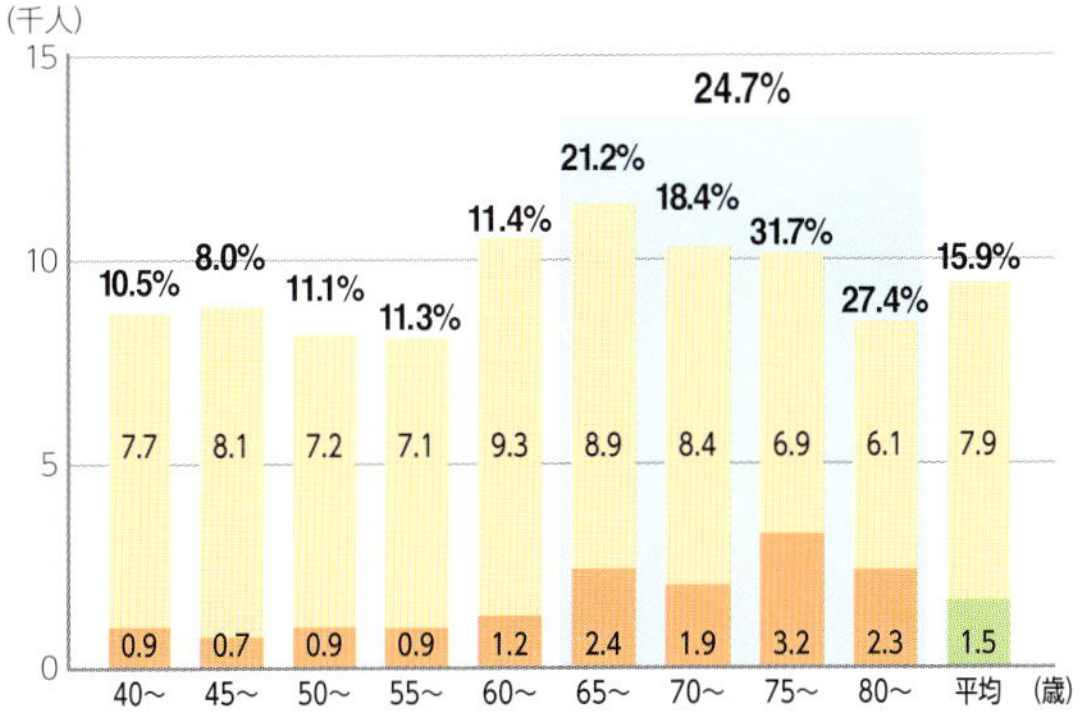

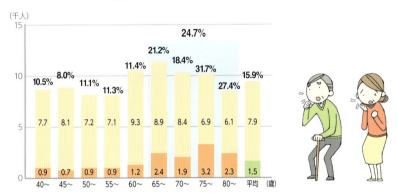

＊『気管支喘息の有病率・罹患率および QOL に関する全年齢
階級別全国調査に関する研究　厚生労働科学研究　赤澤晃／国立成育医療センター他』より

「COPD」と「ぜんそく」が合併すると

オーバーラップ症候群

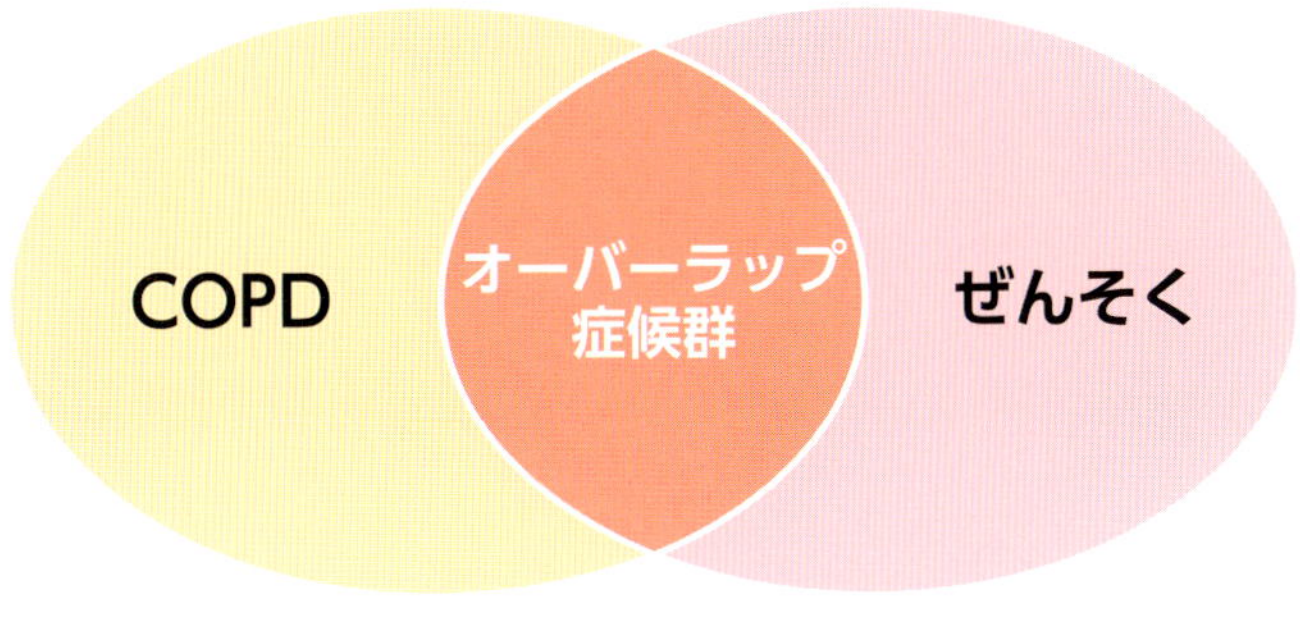

POINT　ぜんそくとCOPDを合併していると、「重症化」しやすい

COPDの原因は喫煙

COPDは肺の生活習慣病

COPDは、かつては「肺気腫」や「慢性気管支炎」と呼ばれていました。これらの疾患を統一して、COPDという病名になったのです。

別名「タバコ病」とも呼ばれ、喫煙が発症の最大のリスク因子となっています。日本では、COPDの原因の90％以上が喫煙といわれています。

高齢者の有病率が高いのは、今の高齢者は喫煙歴のある人が多いことに加えて、長い期間吸い続けてきたからだと考えられます。

このように、長期にわたる喫煙という生活習慣が発症の原因となっているので、「肺の生活習慣病」ともいわれます。喫煙歴が長いほど、また1日の喫煙本数が多いほど、発症リスクが高まります。また、女性は重症化しやすいといわれています。

発症のメカニズム

タバコの煙には、数百種類の有害物質が含まれています。長年吸い続けると、その刺激によって肺の中に炎症が起こります。

炎症が慢性化すると、気管支の末端の細気管支の壁が厚くなり、痰などの分泌物が詰まって、空気が通りにくくなります。

また、細気管支の先端にある肺胞は、本来はブドウの房のような形をしていますが、炎症が起こると壁が壊れてくっつき、弾力性や伸縮性を失ってしまいます。このため、ガス交換がスムーズにいかず、肺の空気を十分に吐き出せなくなります。酸素の取り込みもうまくいかなくなり、少し動いただけで息切れするようになってしまうのです。こうして壊れた肺は、もう元には戻りません。

用語解説　肺胞　気管支の最末端部分につながる半球状の小さな袋。肺胞内部の空気と肺胞を取り巻く毛細血管の血液の間でガス交換が行われる。総数は左右で7～8億。

原因の90%は喫煙

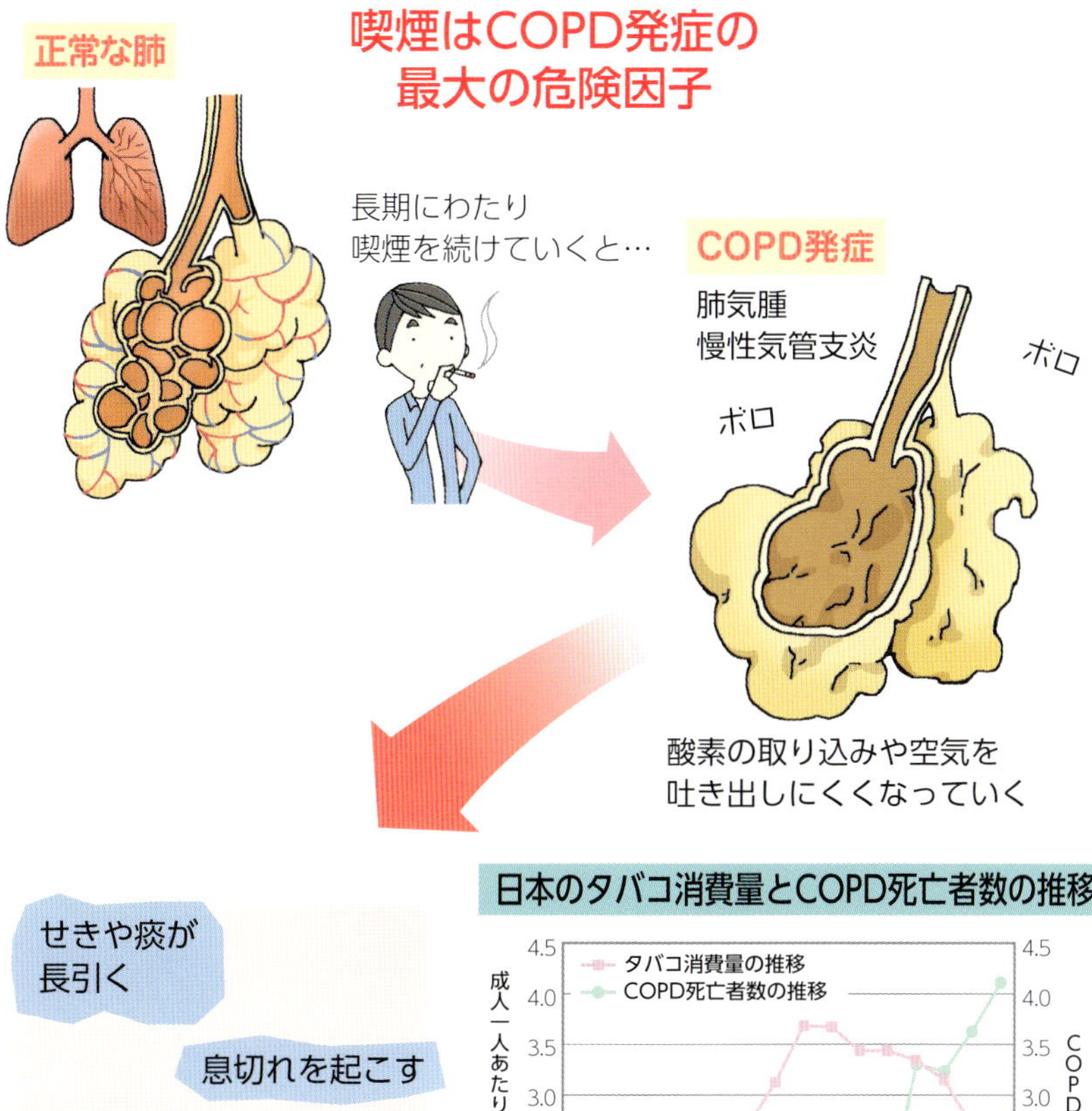

日本のタバコ消費量とCOPD死亡者数の推移

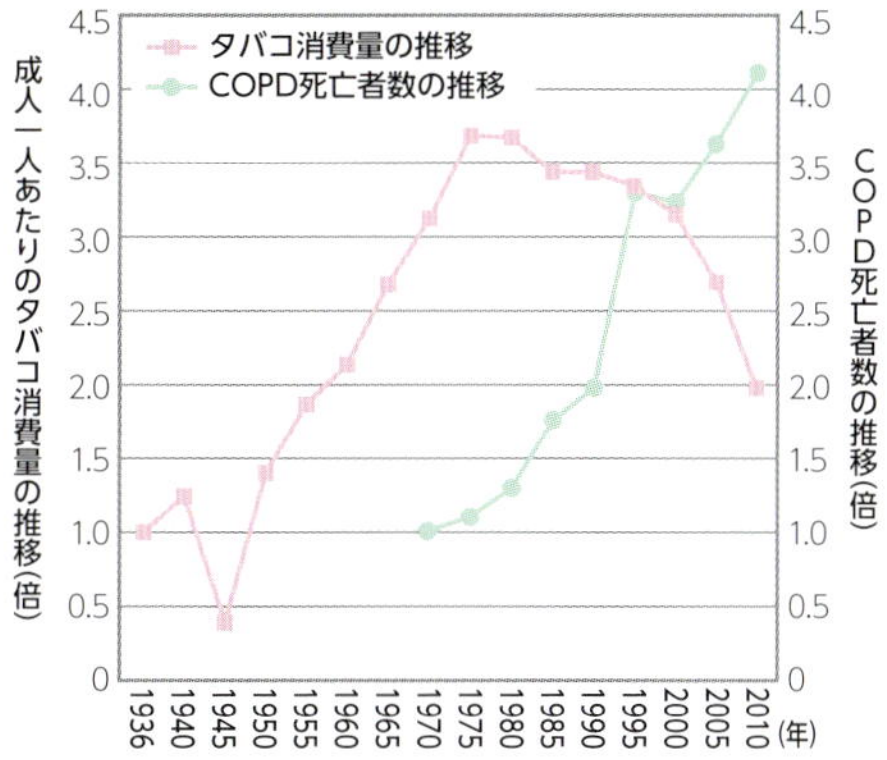

1936年を1とした成人1人あたりのタバコ消費量の推移と、1970年を1としたCOPD死亡者数の推移。1970年代まで続いた、タバコ消費量の増加から30年遅れて、COPD死亡者数の増加がみられた

＊『人口動態統計 慢性閉塞性肺疾患死亡者数（1970-1990 は肺気腫＋慢性気管支炎）厚生労働省』と『労働力調査　総務省統計局』より算出

POINT

以上の症状は高齢者に多い
高齢者は喫煙が長期に渡っているためである

鑑別が難しいぜんそくとＣＯＰＤ

ＣＯＰＤの主な症状

ＣＯＰＤの初期症状はしつこく続く咳や痰です。そのうち、激しい運動をしたり、坂道や階段を上ったりすると、息苦しさを感じるようになります。

呼吸のたびにヒューヒューゼーゼーと喘鳴が聞こえることもあります。やがて、平坦な道を歩いても息切れするようになり、同年齢の人の歩くスピードについていけなくなったりします。さらに進行すると、入浴や着替えなどの日常的な動作で息切れするようになります。

咳や痰が続く、息苦しい、喘鳴がある、といった症状は、ぜんそくによく似ています。ぜんそく患者の喫煙者がＣＯＰＤを併発することも多いため、ぜんそくなのかＣＯＰＤなのか、はたまた両者を合併しているのか、非常に鑑別が難しいのです。

ぜんそくとＣＯＰＤとの違い

ぜんそくの発作は夜間や早朝などに起こりやすいですが、ＣＯＰＤによる呼吸困難は、日中、動いているときに起こります。

また、ぜんそくでは安静時にも呼吸困難が起こるのに対して、ＣＯＰＤは重度になるまでは、安静にしているときは息苦しさを感じません。

発症年齢にも違いが見られます。ぜんそくは乳児から高齢者まで幅広い年齢層に見られますが、ＣＯＰＤは20年以上にわたる喫煙を経て発症しますので、中高年の人が多くなります。若くて喫煙歴のない場合は、まずぜんそくと考えられます。もっとも鑑別がつきにくいのは、高齢の喫煙者の呼吸困難です。この場合は呼吸機能検査やアレルギー検査、胸部Ｘ線検査やＣＴ検査などによって判別します。

用語解説　ＣＴ検査　コンピュータ断層撮影。Ｘ線を 360 度全方向から照射し、身体の断面を撮影する。臓器の形態的な異常を見つけられる。

ぜんそくとCOPDの症状はよく似ている

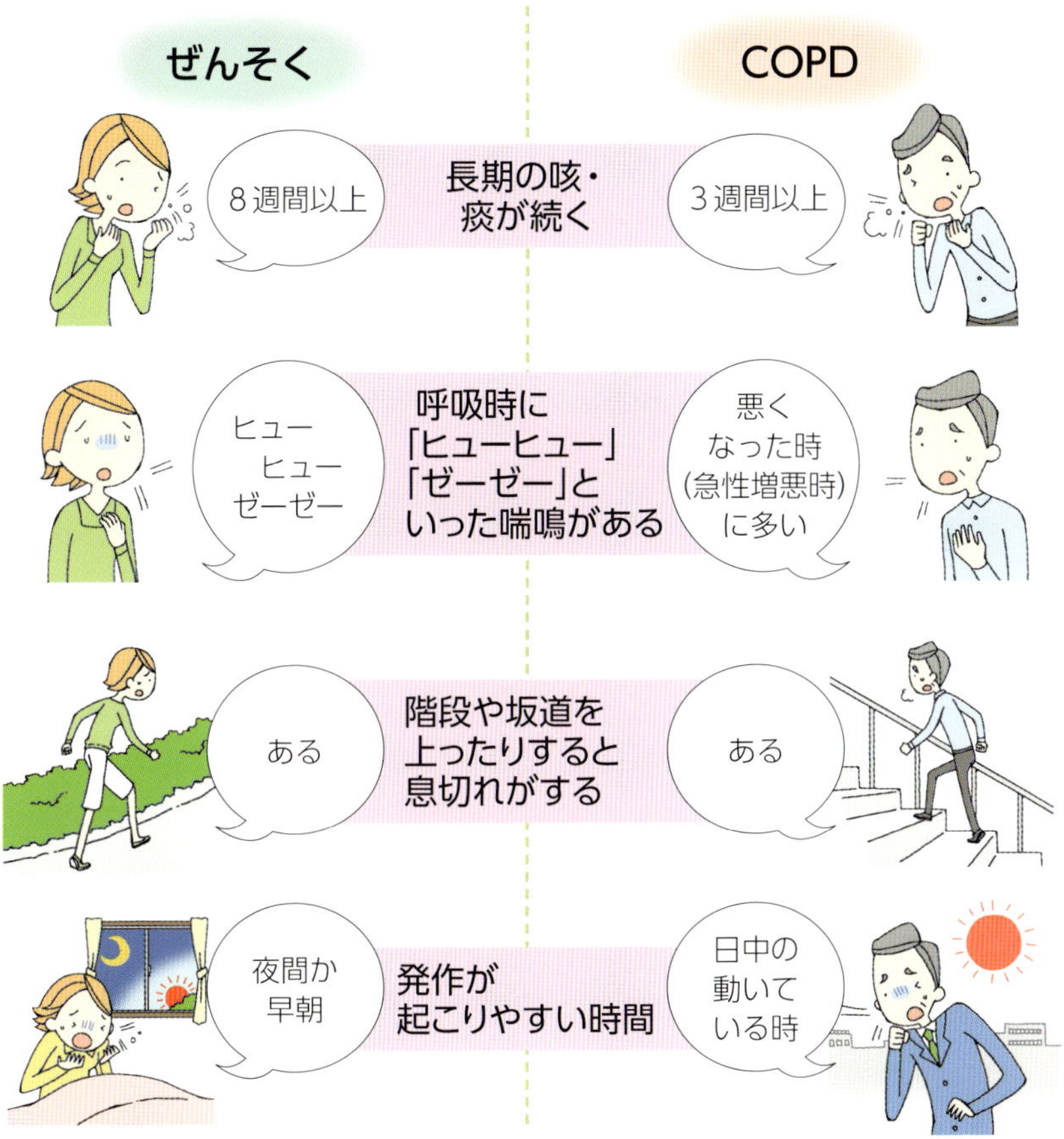
ぜんそく
COPD
8週間以上
長期の咳・痰が続く
3週間以上
ヒューヒューゼーゼー
呼吸時に「ヒューヒュー」「ゼーゼー」といった喘鳴がある
悪くなった時(急性増悪時)に多い
ある
階段や坂道を上ったりすると息切れがする
ある
夜間か早朝
発作が起こりやすい時間
日中の動いている時

その他の違い

	ぜんそく	COPD
素因	アトピー素因	タバコ感受性
発症年齢	小児～高齢まで	高齢
喫煙	機能低下を誘発	主因
発症様式	発作性、夜間・早朝	ゆっくりと、昼間
主要症状	喘鳴を伴う呼吸困難	体動時の呼吸困難
気道炎症	好酸球	好中球
気流制限	あり、可逆性	常に FEV1%＜ 70%

＊『日本内科学会雑誌　金沢實ら 2009;98:3033-3040』より

COPDとの併存・合併疾患

COPDは全身の炎症を引き起こす

最近の研究によって、COPDは肺にとどまらず、全身に炎症を引き起こし、さまざまな他の生活習慣病を併発することがわかってきました。

そのメカニズムについてはまだ明らかになっていませんが、COPDでは、炎症を強めて細胞や組織を壊す作用がある、「炎症性サイトカイン」や「CRP」と呼ばれるたんぱく質が増えています。これらが血液中に放出され、他の臓器に悪影響を与えているのではないかと考えられています。

実際、COPD患者の死因は多岐にわたっており、約3割がCOPDの悪化、約3割が心疾患、約2割ががん、残りの2割がその他の病気または不明となっています。がんの中では肺がんがもっとも多くなっています。

肺がん、骨粗鬆症や抑うつも招く

COPDに罹患している人は、そうではない人の5～10倍も肺がんにかかりやすいといわれています。また、動脈硬化も起こしやすく、COPDが進行するにつれ、心筋梗塞《しんきんこうそく》発症のリスクが高まります。

さらに、男性も骨粗鬆症《こつそしょうしょう》になりやすいことがわかっています。喫煙そのものがカルシウムの吸収を妨げるうえ、COPDによる運動不足や栄養不足も、骨量の低下に拍車をかけると考えられます。

COPDが進行すると、ちょっと体を動かしただけでも息切れがするため、しだいに外出を避け、引きこもりがちになります。なかなか治らないあせりも加わり、抑うつ状態に陥ることもあります。

筋力が低下して寝たきりになることもあり、QOLが著しく低下します。

用語解説　CRP　C反応性たんぱく。炎症や組織細胞の破壊が起きているときに血中に増加するたんぱく質。正常な血液にはごく微量しか見られない。

COPDは全身に悪影響を与える

気管支や肺のみの疾患にとどまらない

COPDでは炎症を強めて**細胞・組織を破壊する物質**が増えていく

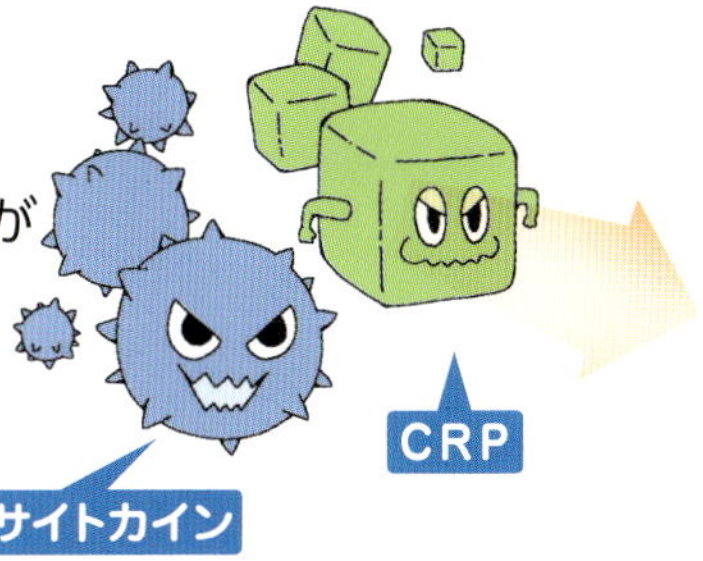

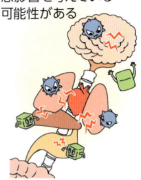

この物質が他の臓器に悪影響を与えている可能性がある

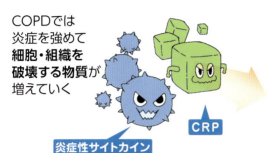

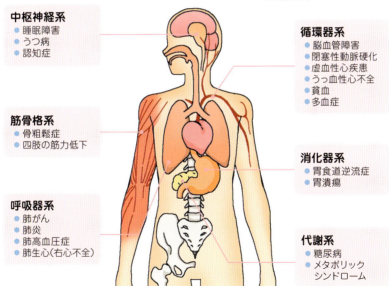

COPDが原因となっている疾患

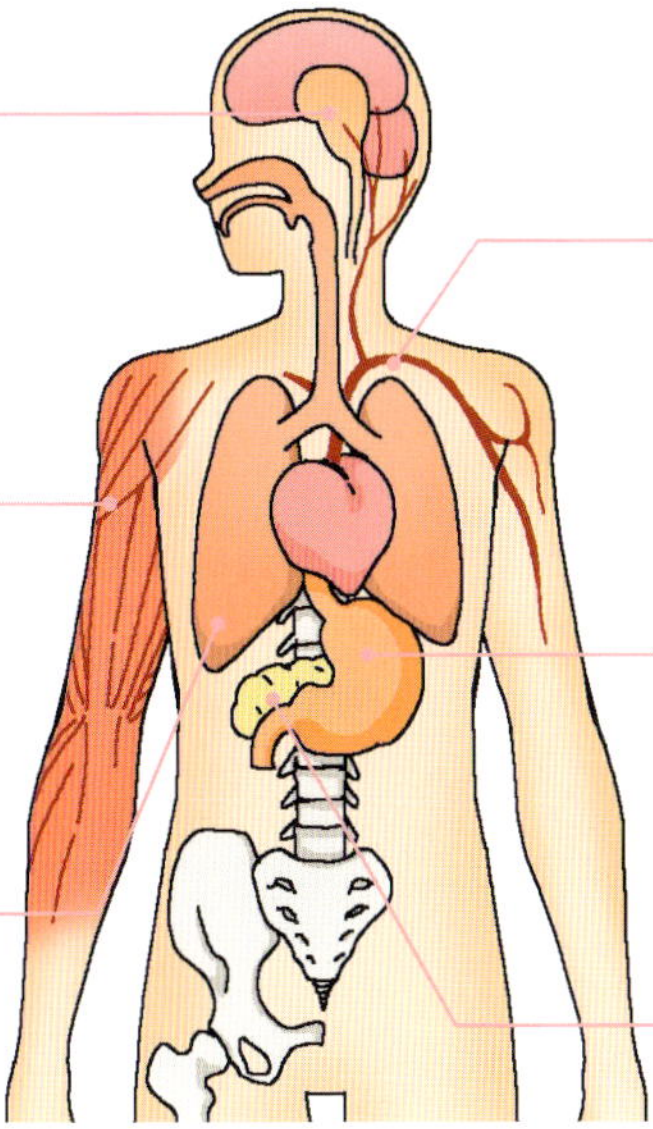

中枢神経系
- 睡眠障害
- うつ病
- 認知症

筋骨格系
- 骨粗鬆症
- 四肢の筋力低下

呼吸器系
- 肺がん
- 肺炎
- 肺高血圧症
- 肺生心（右心不全）

循環器系
- 脳血管障害
- 閉塞性動脈硬化
- 虚血性心疾患
- うっ血性心不全
- 貧血
- 多血症

消化器系
- 胃食道逆流症
- 胃潰瘍

代謝系
- 糖尿病
- メタボリックシンドローム

POINT

COPD患者の死因

3割 ➡ COPDの悪化　3割 ➡ 心疾患　2割 ➡ がん

残り2割がその他の病気または不明

COPDの検査と診断基準

診断の決め手は呼吸機能検査

COPDの主な検査としては、問診、呼吸機能検査、画像検査などがあります。

●問診

40歳以上か、喫煙歴が10年以上あるか、坂道を上ったときなどに息切れがするか、3週間以上咳や痰が続いていないか、などを聞いて診断に役立てます。

●呼吸機能検査

ぜんそくの検査と同様に、スパイロメーターで肺の機能をチェックします。

まず、努力性肺活量（FVC）と1秒量（FEV1）、1秒率（FEV1／FVC）を調べます。

その後、気管支拡張薬の短時間作用性β_2刺激薬を吸入して、再度検査をします。このとき、1秒率が70％未満であれば、気流閉塞《きりゅうへいそく》（息をすばやく吐き出せない）と判断されます。

また、同性同年齢の健康な人の1秒量と比べてどのくらい低いか調べ、重症度の参考にします。さらに、1回目と2回目の測定値を比較し、β_2刺激薬によってどれだけ1秒量が改善したかを調べ、ぜんそくとの鑑別を行います。

●画像検査

胸部X線検査や胸部CT検査によって、肺や気道に病変はないか、他の病気ではないか調べます。

これらの検査や心電図、血液検査などの結果、次の条件を満たしたとき、COPDと診断されます。

①気管支拡張薬投与後の呼吸機能検査で1秒率（FEV1／FVC）が70％未満であること。

②他の気流閉塞をきたし得る疾患を除外すること。

COPDと診断されたなら、医師の指導のもと、すみやかに治療を開始します。

用語解説

気流閉塞　「気流制限」ともいう。気管支内の空気の通り道が狭くなることで起こる。スムーズに呼吸できないため、呼吸時のエネルギー消費量が増加する。

COPDの恐れがあるかどうかチェックしよう

グループ1

1 40歳以上ですか？ □

グループ2

1 毎日タバコを吸っていますか？　今は止めていても、過去10年以上喫煙していたことがありますか？ □

2 家庭や職場の空気環境に問題はありませんか？ □
- 家族に喫煙者がいる
- 交通量が多い場所に住んでいる
- 仕事で化学物質を扱っているなど

グループ3

1 咳や痰が出ていませんか？ □

2 階段を上ったり、軽い運動をするときに、息切れしませんか？（同年代に比べて息切れしやすくないですか？） □

3 かぜをひきやすい、またはかぜが長引きやすいですか？ □

＊『COPD good days 呼吸チェック　グラクソ・スミスクライン（株）／
監修：東北大学医学部呼吸器内科教授　一ノ瀬正和』より

POINT
グループ1、2、3のそれぞれに1つ以上チェックがついた方は、COPDの恐れがあります。早めに医師に相談しましょう。

治療はまず禁煙

禁煙は治療の第一歩

COPDの原因の90%は喫煙ですから、禁煙がもっとも重要かつ効果的な治療法です。

COPDを発症していても、禁煙すればその後の肺機能の低下は、タバコを吸わない人と同程度になるといわれています。

どうしてもタバコを止められないという人は「ニコチン依存症」になっていると考えられます。これは薬物依存症の一つでりっぱな病気です。

自力での禁煙は難しいと思う人は、「禁煙外来」があります。禁煙外来では、禁煙の離脱症状を軽減し、タバコをおいしいと思わなくなる、内服の禁煙補助薬（チャンピックス）が使用できます。いきなりタバコを止めると、イライラするなどの離脱症状があらわれます。これが、禁煙を難しくさせるのです。

禁煙外来では、薬物療法と、これまでの行動パターンを修正していく行動療法で無理なく喫煙習慣を断てるように指導してくれます。いくつかの条件を満たせば、健康保険の適用も受けられます。

病院で処方される禁煙補助薬の他に、薬局やドラッグストアで購入することのできるニコチンガムや、ニコチンパッチもあります。

ニコチンが含まれたガムやパッチを使うことで、離脱症状がやわらぐので、さほどつらい思いをせずにすみます。徐々にニコチンを減らしていき、最終的には使用を中止します。

薬局やドラッグストアで購入することのできる薬はOTC薬と呼ばれ、手軽に入手できます。高用量のものは医師に処方してもらうといいでしょう。

節煙ではなく、完全に禁煙することがはじめの一歩です。

用語解説 ニコチン依存症　ニコチンが脳に達すると、ドーパミンが分泌され、快感が生じる。ニコチンが切れると快感も消失するためイライラして、また吸いたくなる。

COPDの原因の90％が喫煙

どんなに
懸命に治療を
しても

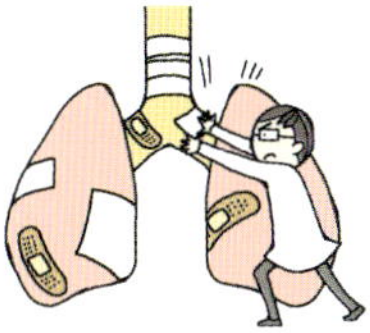

喫煙
すると…

治らない！

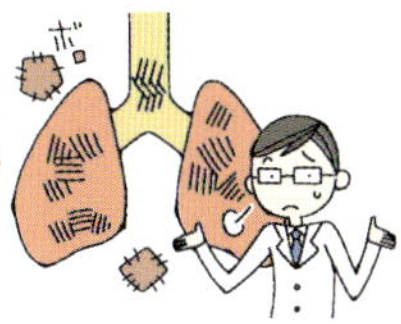

禁煙はとても**効果的**

自力でタバコをやめられない場合は、禁煙外来を利用する

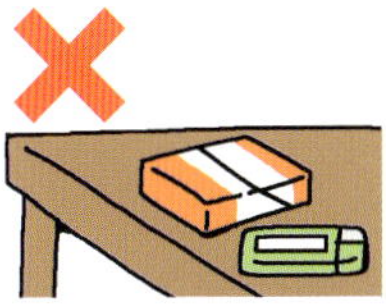

※過去の禁煙治療で健康保険の適用を受けた人は、前回の初診日から1年が経過していること。1年が経過するまでは自由診療となる

健康保険適用の条件

- ニコチン依存症のテストの結果が5点以上
- 1ヵ月以内に禁煙を始めたいと思っている
- 1日平均喫煙本数×喫煙年数が200以上
- 禁煙治療を受ける際に、医療機関の同意書にサインしている

ニコチン依存症テスト（TDS）

①	自分が吸うつもりよりも、ずっと多くタバコを吸ってしまうことがありましたか？	⑥	重い病気にかかったときに、タバコはよくないとわかっているのに吸うことがありましたか？
②	禁煙や本数を減らそうと試みて、できなかったことがありましたか？	⑦	タバコのために自分に健康問題が起きているとわかっていても、吸うことがありましたか？
③	禁煙したり本数を減らそうとしたときに、タバコがほしくてほしくてたまらなくなることがありましたか？	⑧	タバコのために自分に精神的問題が起きているとわかっていても、吸うことがありましたか？
④	禁煙したり本数を減らそうとしたときに、次のどれかがありましたか？（イライラ、神経質、落ちつかない、集中しにくい、憂鬱、頭痛、眠気、胃のむかつき、脈が遅い、手のふるえ、食欲または体重増加）	⑨	自分はタバコに依存していると感じることがありましたか？
⑤	問④の症状を消すために、またタバコを吸い始めることがありましたか？	⑩	タバコが吸えないような仕事やつきあいを避けることが何度かありましたか？

はい（1点）　いいえ（0点）

①		②		③		④		⑤	
⑥		⑦		⑧		⑨		⑩	

結果：合計が5点以上の人はニコチン依存症

＊『禁煙治療のための標準手順書　第5版　日本循環器学会・日本肺癌学会・日本癌学会・日本呼吸器学会』より

進行に応じた治療法

治療の目的はＱＯＬの改善

ＣＯＰＤの治療の目的は、病気の進行を抑えてＱＯＬを改善し、少しでも健康的な生活を送れるようにすることです。

そのため、禁煙をはじめ、薬物療法や呼吸リハビリテーションなどを行います。

重症の場合は、酸素療法や換気補助療法、外科療法などを実施する場合もあります。

また、ぜんそくの合併や、心疾患・骨粗鬆症・糖尿病・胃潰瘍などの併存が見られる場合は、それらの治療もあわせて行います。

●薬物療法

ＣＯＰＤの薬物療法では、気道を広げて呼吸を楽にする、気管支拡張薬が中心になります。

主に用いられるのは、長時間作用性β_2刺激薬、短時間作用性β_2刺激薬、長時間作用性抗コリン薬、短時間作用性抗コリン薬です。

経口薬や貼り薬もありますが、主に吸入薬が使われます。気管支のみに作用し、全身的な副作用が起こりにくいからです。

このほか、テオフィリン徐放製剤が用いられることもあります。これは内服薬で、夜間や夜明けの咳の発作を防ぐ効果があります。

それぞれ、作用の時間や働きが異なるので、効果を高めるため、単剤で用いるのではなく、重症度や症状に合わせてこれらを併用するのが一般的です。

また、増悪をくり返す場合やぜんそくを伴っている場合は、吸入ステロイド薬も併用します。

薬が多いと不安に思われるかもしれませんが、必ず医師の指示どおりに使用しましょう。

用語解説 換気補助療法　血中の二酸化炭素濃度が高い状態が続くときに行う。NPPVのほか、人工呼吸器をつけるTPPV（気管切開下侵襲的陽圧換気療法）がある。

息切れの程度による重症度の判断

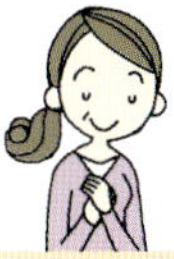

病気の進行を抑えて健康的な生活を送る

QOLの改善が目的

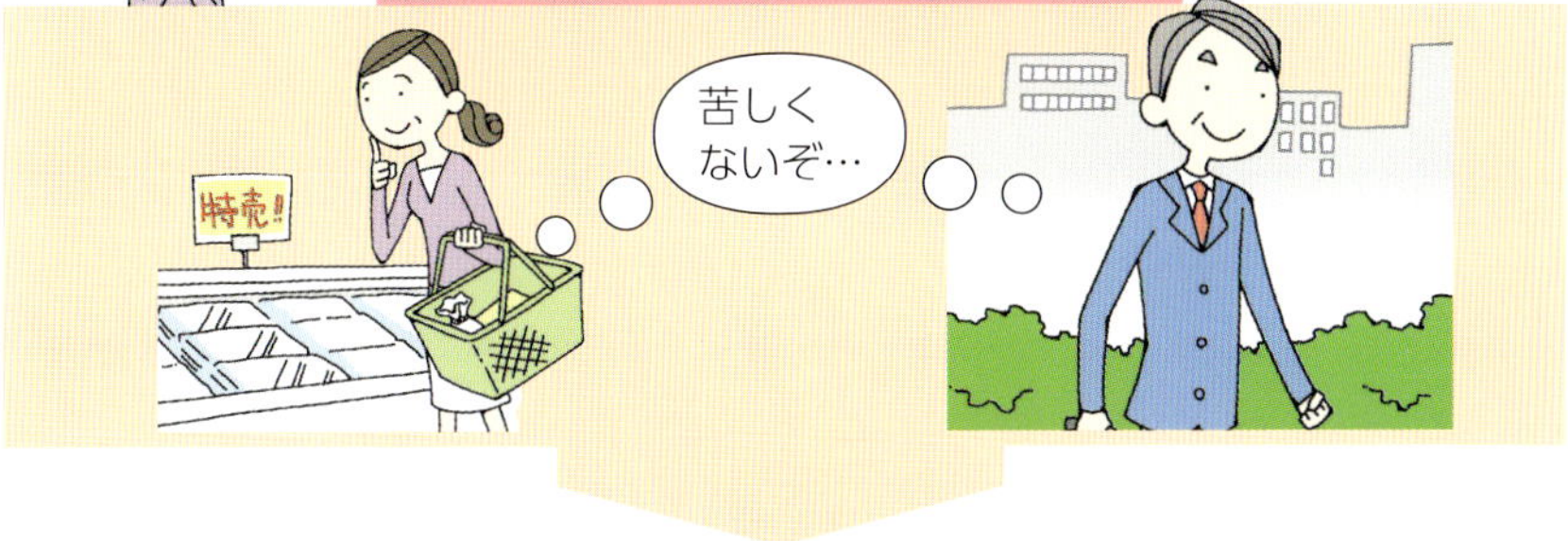

症状に合った治療をする

COPDの重症度と使用する薬

軽症	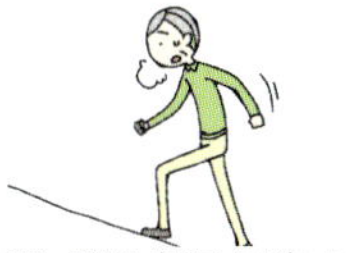 坂道、階段歩行、早歩きで息切れ	SABAまたはSAMAを必要なときに吸入	症状が改善しなければLAMAまたはLABA
中等症	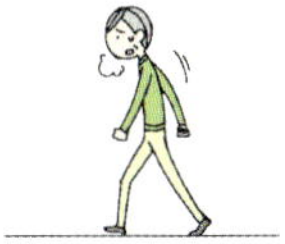 平地で息切れ	LAMAまたはLABA	症状が改善しなければ併用する
重症	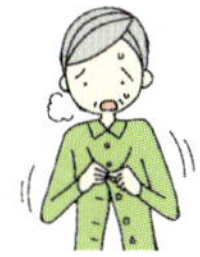 日常動作で息切れ	LAMAまたはLABA	症状が改善しなければ併用するあるいは、最初からLAMAとLABAを併用する。症状が改善しなければテオフィリン徐放製剤追加を検討する
軽症～重症のいずれでも	● ぜんそく合併も疑われるなら吸入ステロイド薬を併用する ● 増悪が年2回以上なら吸入ステロイド薬の併用を検討する ● 動く前など必要なときにSABAまたはSAMAを追加する		

SABA: 短時間作用性 β_2 刺激薬　SAMA: 短時間作用性抗コリン薬
LAMA: 長時間作用性抗コリン薬　LABA: 長時間作用性 β_2 刺激薬
ICS: 吸入ステロイド薬

＊『COPD 診療のエッセンス 2014 年版　日本 COPD 対策推進会議』より

●呼吸リハビリテーション

呼吸リハビリテーションは、医師や看護師などの専門家がチームを組み、患者さんやその家族と協力して治療にあたります。禁煙を柱とする生活改善、薬物療法、運動療法、栄養指導、在宅酸素療法、呼吸訓練など、その内容は多岐にわたります。

なかでも運動療法は重要です。息切れするからといって運動しないとしだいに筋肉が衰え、いっそう呼吸機能が低下し、ますます息切れがするという悪循環に陥ってしまいます。ウォーキングやストレッチなら、手軽に始められるでしょう。日常生活の中で活発に体を動かすことも大切です。

●在宅酸素療法

ＣＯＰＤでは酸素が不足した「呼吸不全」という状態が続くことがあります。その治療のために、自宅で酸素供給装置を使って酸素を吸入するのが、在宅酸素療法（ＨＯＴ）です。機器はレンタルでき、条件を満たせば保険の適用も受けられます。

在宅酸素療法はリハビリの一つで、快適で活動的な生活を送るために行うものです。携帯用の酸素ボンベやめがね型の吸入装置も開発されていますから、家にとじこもっていないで積極的に外に出ましょう。生活をエンジョイすることは、非常に有効な治療法の一つといえます。

●換気補助療法

呼吸不全が進行した患者さんの呼吸を助けるために行います。今は気管切開をせずに、鼻マスクやフェイスマスクなどを用いて、空気を肺に送り込む方法が開発されており、「ＮＰＰＶ（非侵襲的陽圧換《ひしんしゅうてきようあつかん》気療法《きりょうほう》）」といいます。夜間もゆっくり眠れるようになります。

●外科療法

薬物療法や酸素療法によっても改善しない場合は、肺容量減量手術（ＬＶＲＳ）を行うことがあります。破壊された肺の一部を切除することによって、横隔膜《おうかくまく》や呼吸筋の機能の回復を図ります。

用語解説 マスク　急性期にはフェイスマスクを装着し、容態の安定に伴い、鼻マスクを装着することが多い。通常は意識がある状態で使用するため、患者の協力が必要。

呼吸リハビリテーションでQOLの向上を目指そう

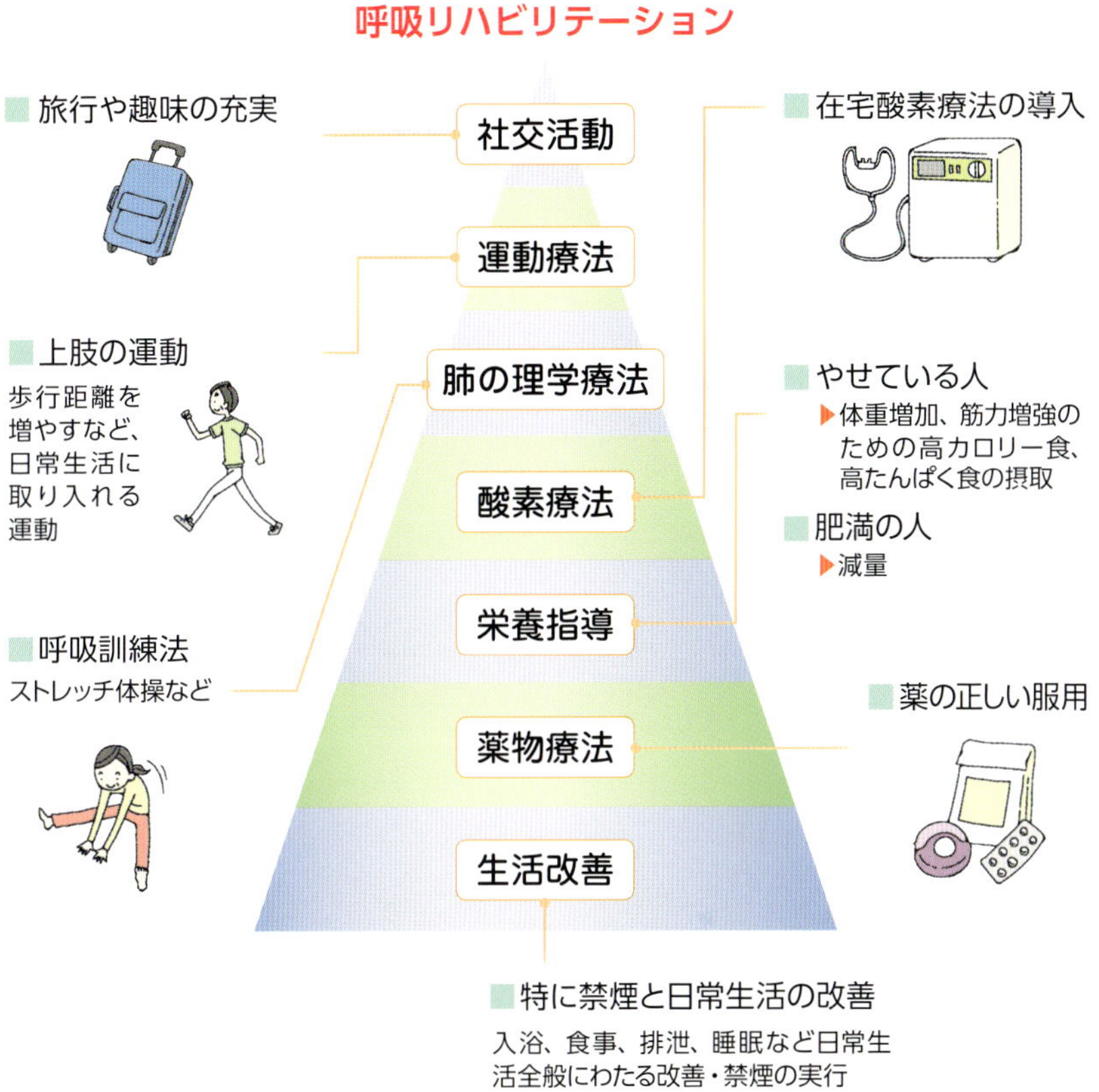

＊『COPD 完璧マニュアル／監修：北海道大学大学院医学研究科 呼吸器内科学分野教授・西村正治』より

在宅酸素療法

酸素供給装置を使って酸素を吸入

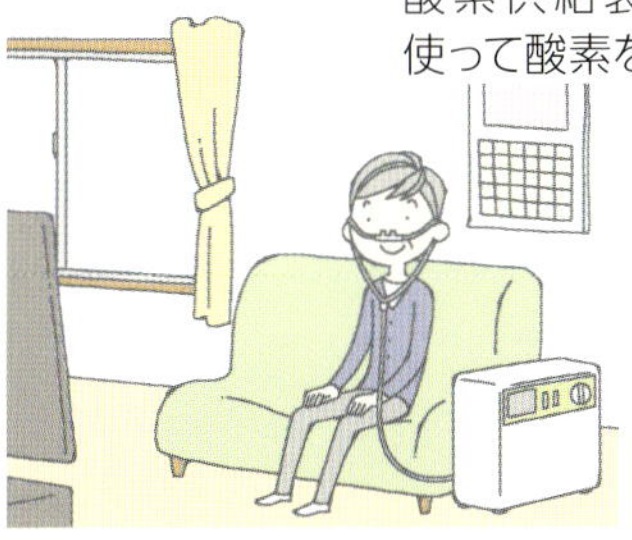

換気補助療法

気管切開をせずに、鼻マスクやフェイスマスクなどを用いて、空気を肺に送り込む

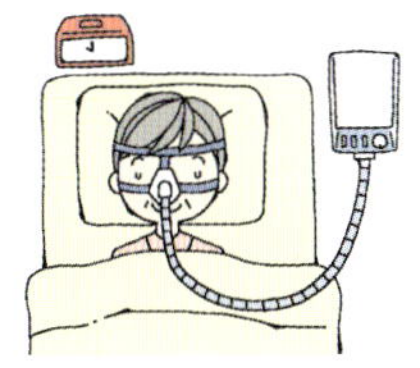

夜間もゆっくり眠れる

column

ワクチンの接種について

かぜやインフルエンザなどの感染症が引き金となって、ＣＯＰＤの症状が急激に悪化することがあります。これを「増悪《ぞうあく》」といいます。

増悪が起こると、いつもより息切れがひどくなり、痰や咳が増えます。発熱や倦怠感、不眠、頻脈などを伴うこともあります。安静にしていても呼吸が苦しいなど、ふだんとは様子が違うと思ったら、早めに受診しましょう。

増悪が起こると、入院が必要になったり、命にかかわる深刻な事態に陥ることも少なくありません。

増悪は、かぜやインフルエンザなどの感染症をきっかけに起こることが多いので、ぜひワクチンを接種しましょう。

ワクチンには、インフルエンザワクチンと肺炎球菌ワクチンの２種類があります。

インフルエンザワクチンは重篤な増悪を減らし、死亡率も約 50％減少させるといわれています。肺炎球菌ワクチンは、肺炎球菌による肺炎を予防する効果があります。

この２つのワクチンを併用すると、さらに感染性の増悪の頻度が減る、という報告もあります。ぜひご家族と一緒に、ワクチンの接種を検討しましょう。

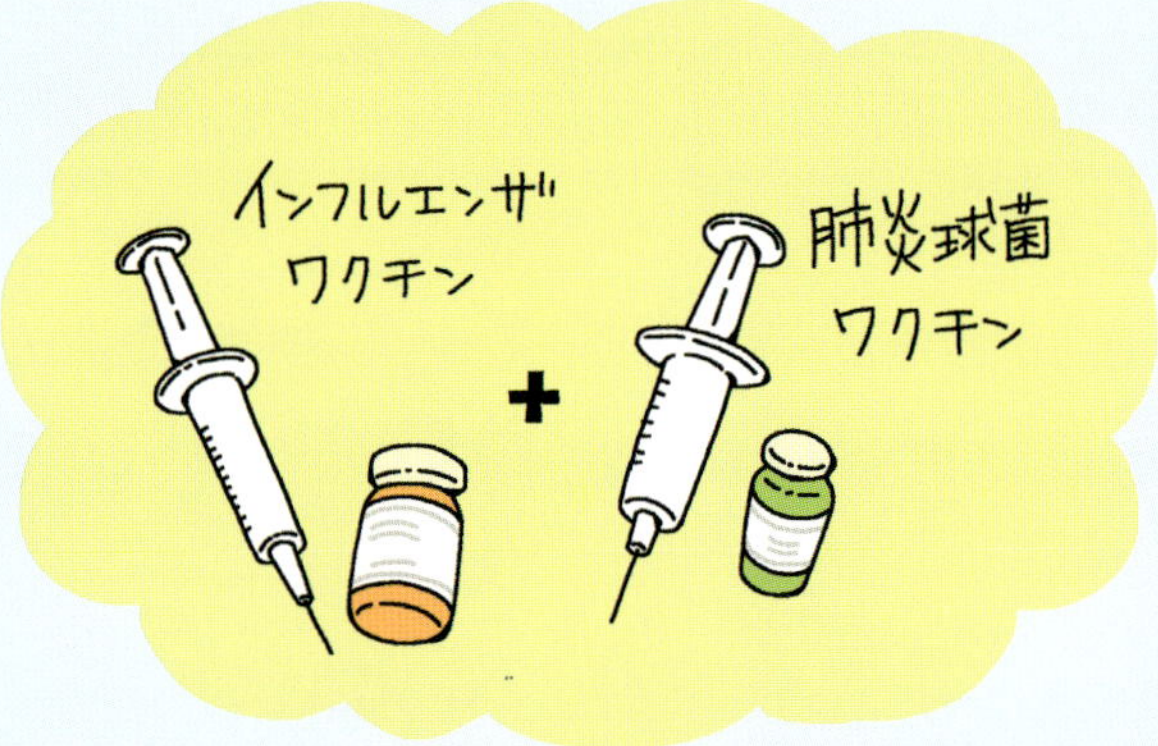

用語解説 増悪　短時間に著しく症状が悪化し、安定期の治療内容を変更する必要が生じた状態をいう。

第4章

ぜんそく発作を起こさないための自己管理

ぜんそくの治療は薬を飲むことだけではありません。ぜんそくの原因はさまざまです。日常生活の中にも、予防するために必要なポイントがたくさんあります。日々の生活をもう一度見直し、健康な毎日を過ごせるよう、心がけましょう。

自分の悪化原因を知ろう

発作が起こったときの状況を振り返る

近年、ぜんそくの治療薬の進化はめざましく、正しく使用すれば、かなり発作を抑え込むことができるようになりました。しかし、それだけでは十分ではありません。

発作の誘因と考えられるものを、日頃から遠ざけるようにすることで、より発作が起こるリスクを減らしていきます。そのためには何が自分の悪化原因となっているのか、知っておくことが大切です。

アトピー型の人は原因が比較的わかりやすいのですが、非アトピー型の人はアレルゲンをなかなか特定できないので、原因を突き止めるのが非常に難しいケースもあります。

発作を起こしたときの状況を思い返し、何か共通項がないか検証してみましょう。

生活習慣や生活環境に問題はないか、ストレスの多い生活を送っていないか、疲れがたまっていたのではないか、運動時に起こったのではないか、何か薬を飲まなかったか、季節の変わり目ではなかったか――、といったことを検証します。

発作の引き金になるものはさまざまで、人によって異なります。引き金となるのは一つではなく、いくつかの要因がからみあって、発作を誘発することもあります。思い当たることがあれば、できるだけその状況を回避するように心がけましょう。

このような環境の整備、生活習慣の改善、精神のコントロールは、薬物療法と並んで、ぜんそく治療の大きな柱となります。

薬物療法の効果を上げるためにも、使用する薬の量を減らしていくためにも、悪化の原因を取り除く努力を続けていきましょう。

用語解説　誘因　疾病の主因の作用を促進して発病を促す要因。ある事柄を引き起こす原因。

悪化の原因になりやすいもの

発作を抑えるだけでなく
悪化の原因を突き止める

ぜんそく発作のトビラを開いたのは誰だ！

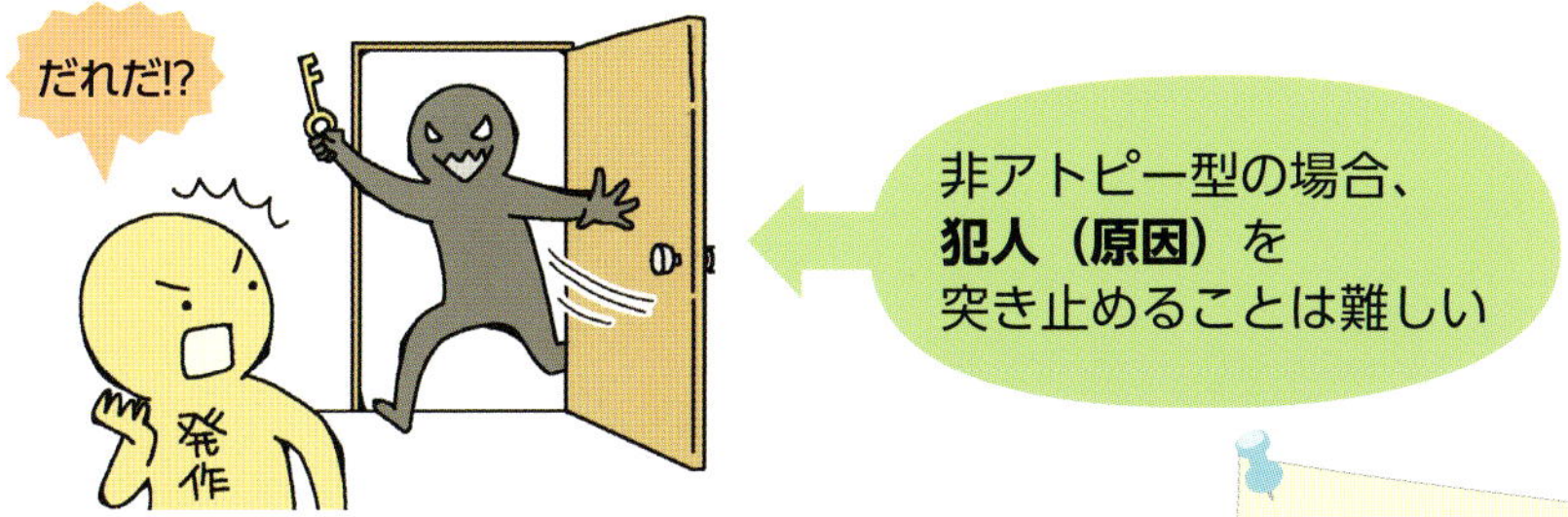
だれだ!?
発作
非アトピー型の場合、
犯人（原因）を
突き止めることは難しい

POINT **発作時の共通点を思い出す**

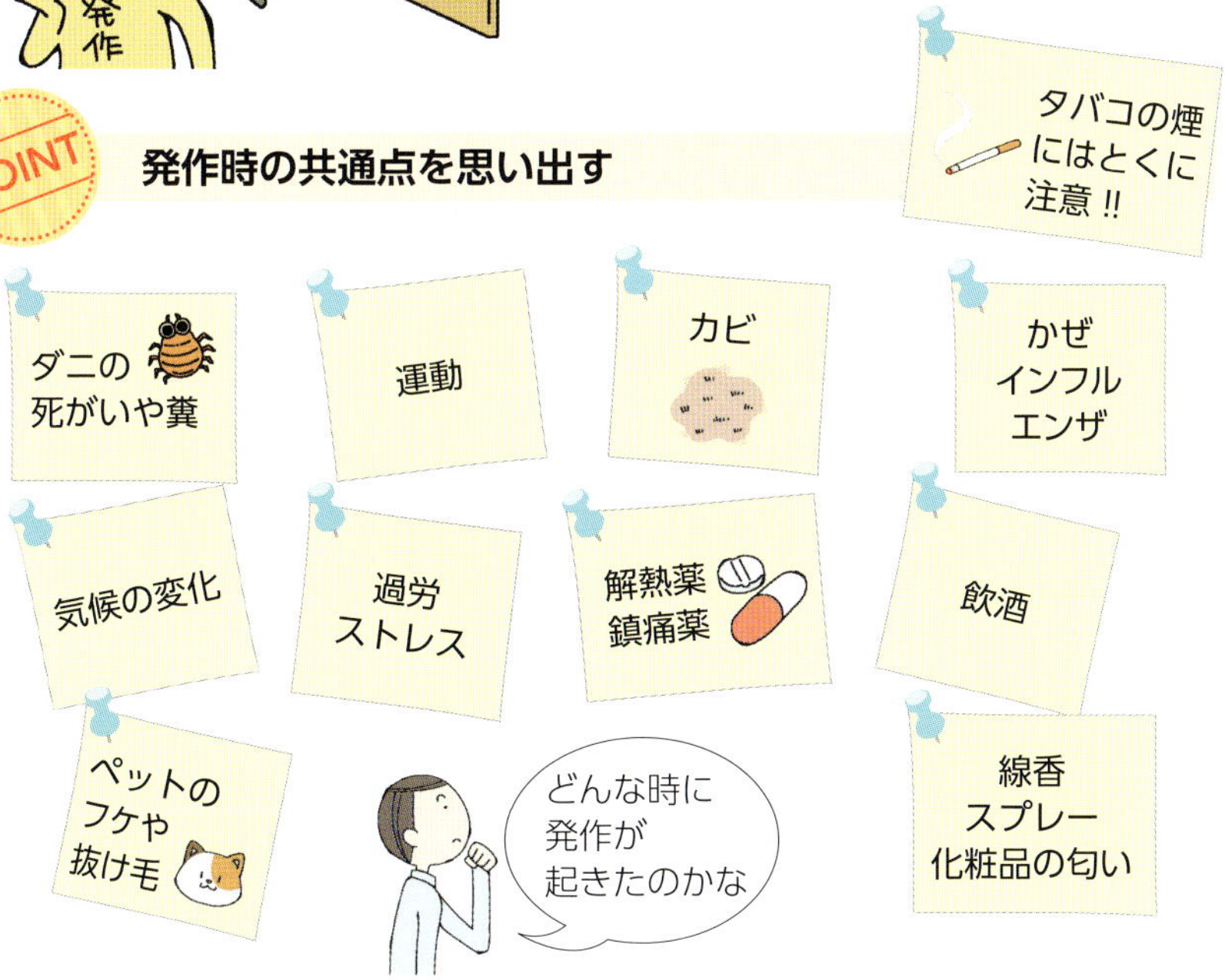
タバコの煙
にはとくに
注意!!
ダニの
死がいや糞
運動
カビ
かぜ
インフル
エンザ
気候の変化
過労
ストレス
解熱薬
鎮痛薬
飲酒
ペットの
フケや
抜け毛
どんな時に
発作が
起きたのかな
線香
スプレー
化粧品の匂い

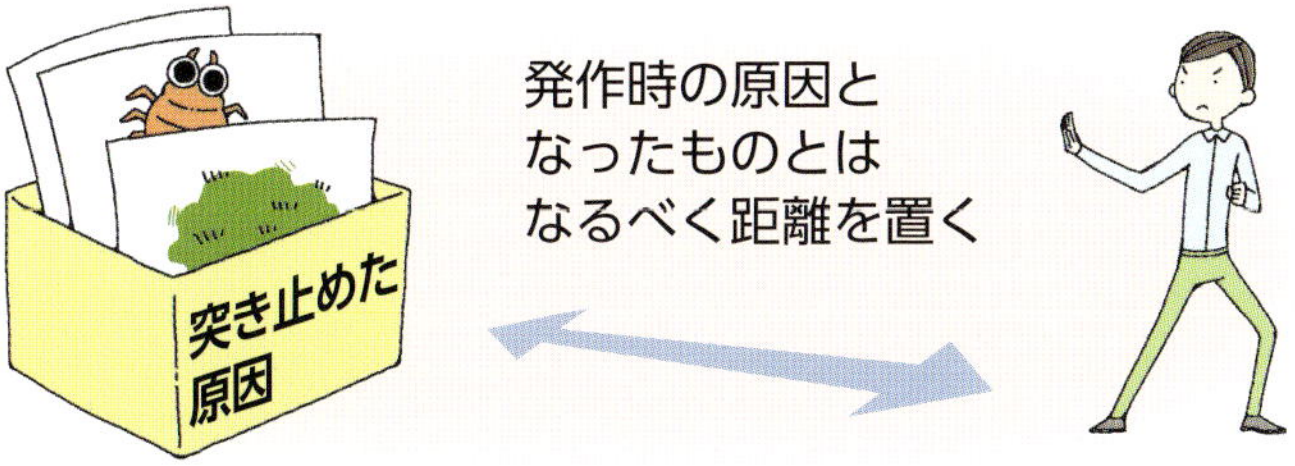

生活環境の整備

アトピー型ぜんそくはダニに注意

アトピー型ぜんそくの患者さんのアレルゲンとして、もっとも多いのはハウスダストです。特に問題になるのは、その中に含まれているダニの死骸や糞です。ダニは気温20℃前後、湿度70〜80％の環境を好み、布団や畳、カーペット、リビングの布製のソファーやクッションなどをすみかとしています。

人間のフケやアカ、抜け毛、カビなどをエサとし、6〜8月にかけて大量に発生します。秋口になると死んだダニや糞が急増し、ハウスダストに多く含まれるようになります。

ぜんそくが秋に悪化しがちなのは、温度変化が激しいからだけではなく、ダニの死骸の増加も関与していると考えられています。完全にダニを撃退するのは難しいとしても、減らす努力をしましょう。

ダニの生息数は、ホコリやゴミの量に比例します。できれば毎日、少なくとも3日に1回は掃除機を丁寧にかけましょう。吸い込んだゴミはためこまず、そのつど捨てます。

また、ちょうどよい湿気がある布団や枕、毛布などの寝具は、ダニの温床になっています。最低でも週に1回は、掃除機を布団の両面にかけましょう。専用のパワーノズルをつけるとより効果的です。

丸洗いできる枕や毛布、シーツ、カバーはこまめに洗濯します。ダニを通過させない極細繊維で織った高密度生地のカバーやシーツもおすすめです。日光にあてたり、布団乾燥機で乾燥させることも大切です。

布団は、羊毛や羽毛などの動物性のものは避けて綿や化学繊維のものを、枕はそば殻ではなく、プラスチックやスポンジのものを選びましょう。

用語解説　ダニ　ハウスダストの中に生息するダニは、チリダニ科のヤケヒョウヒダニやコナヒョウヒダニ。大きさは0.1〜0.25mmで肉眼ではほとんど見えない。

生活環境を整備してダニを撃退！

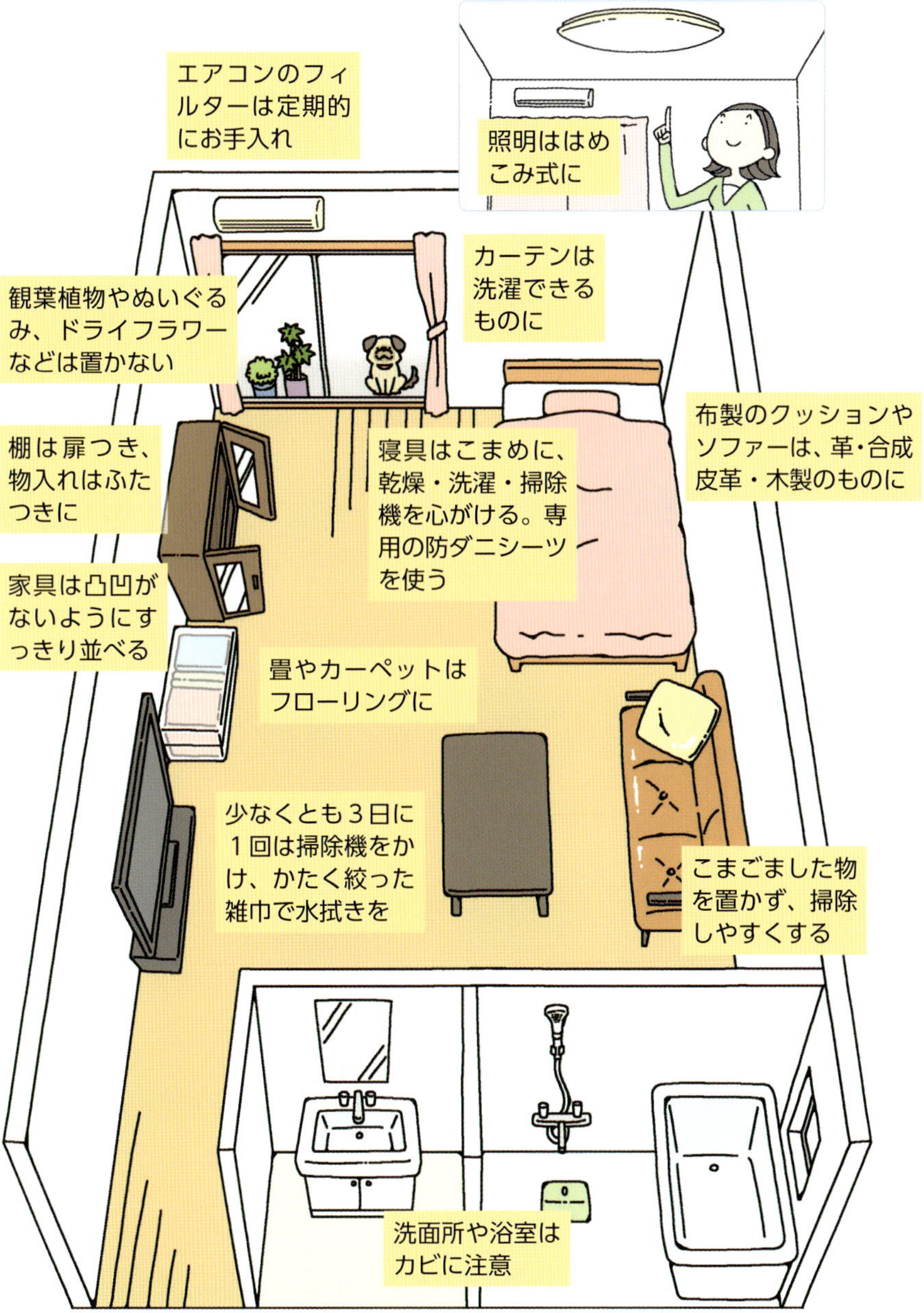
エアコンのフィルターは定期的にお手入れ
照明ははめこみ式に
カーテンは洗濯できるものに
観葉植物やぬいぐるみ、ドライフラワーなどは置かない
棚は扉つき、物入れはふたつきに
寝具はこまめに、乾燥・洗濯・掃除機を心がける。専用の防ダニシーツを使う
布製のクッションやソファーは、革・合成皮革・木製のものに
家具は凸凹がないようにすっきり並べる
畳やカーペットはフローリングに
少なくとも３日に１回は掃除機をかけ、かたく絞った雑巾で水拭きを
こまごました物を置かず、掃除しやすくする
洗面所や浴室はカビに注意

生活習慣の見直し

日々の生活習慣の中に、発作の原因が潜んでいるケースがよくあります。

アトピー型の人も非アトピー型の人も、今一度自分の生活スタイルを見直してみましょう。

タバコは厳禁

タバコの煙に含まれている有害物質は、気道の炎症を促進し、咳や痰を増やします。また、吸入ステロイド薬などの治療効果を著しく低下させます。

タバコとぜんそくの関係は強く、両親のいずれか、とくに母親が喫煙者の場合は、子どもが小児ぜんそくにかかる率が高まるという研究があります。

私の場合は、患者さんが喫煙者の場合「禁煙しますか?それとも当院での治療はやめますか?」と尋ねています。それほどタバコはよくないのです。

自分が吸っていなくても、周囲の喫煙によって副流煙にさらされていると、やはりぜんそくが悪化してしまいます。家族や職場の人たちにも、禁煙や分煙の徹底に協力してもらいましょう。ニコチン依存症で自力での禁煙が難しい場合は、禁煙外来(120ページ)なども利用できます。

過労は大きなリスク因子

過労そのものもぜんそく悪化の原因になるうえ、過労によって抵抗力が落ちてかぜをひきやすくなったり、ストレスを感じやすくなったりします。これらすべてが発作を引き起こす要因になります。

現代人の生活では過労を避けるのは難しいことですが、意識するのとしないのとでは大きな違いが出てきます。できるだけ無理をしないようにして、ちょっと疲れたと思ったら、十分な休養と睡眠をとるように心がけましょう。

用語解説 副流煙　本人が吸い込む煙を主流煙、タバコの先端から立ち昇る煙を副流煙という。副流煙には主流煙より多くの有害物質が含まれ、ぜんそく悪化の原因となる。

ぜんそくを悪化させる様々な原因①

タバコ

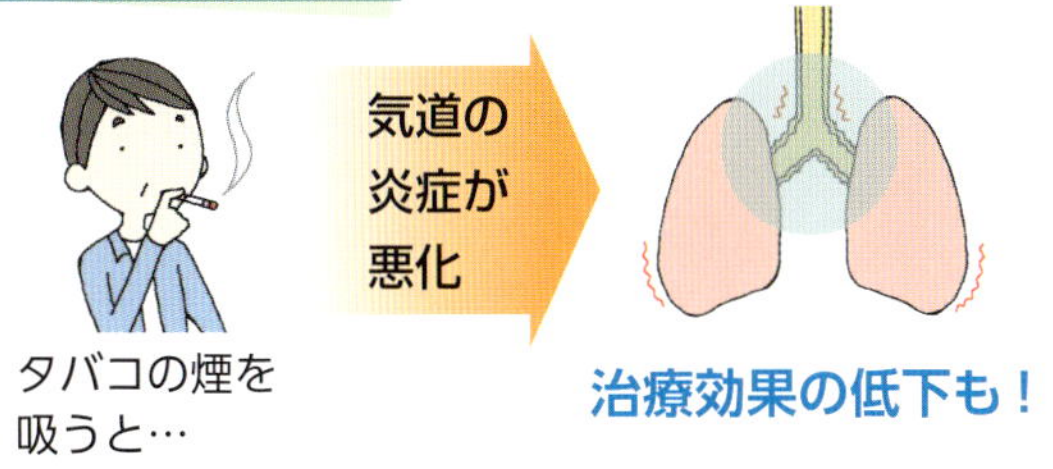

禁煙は絶対
受動喫煙にも
注意しよう

過労

自分の「疲れ」の信号に敏感になろう

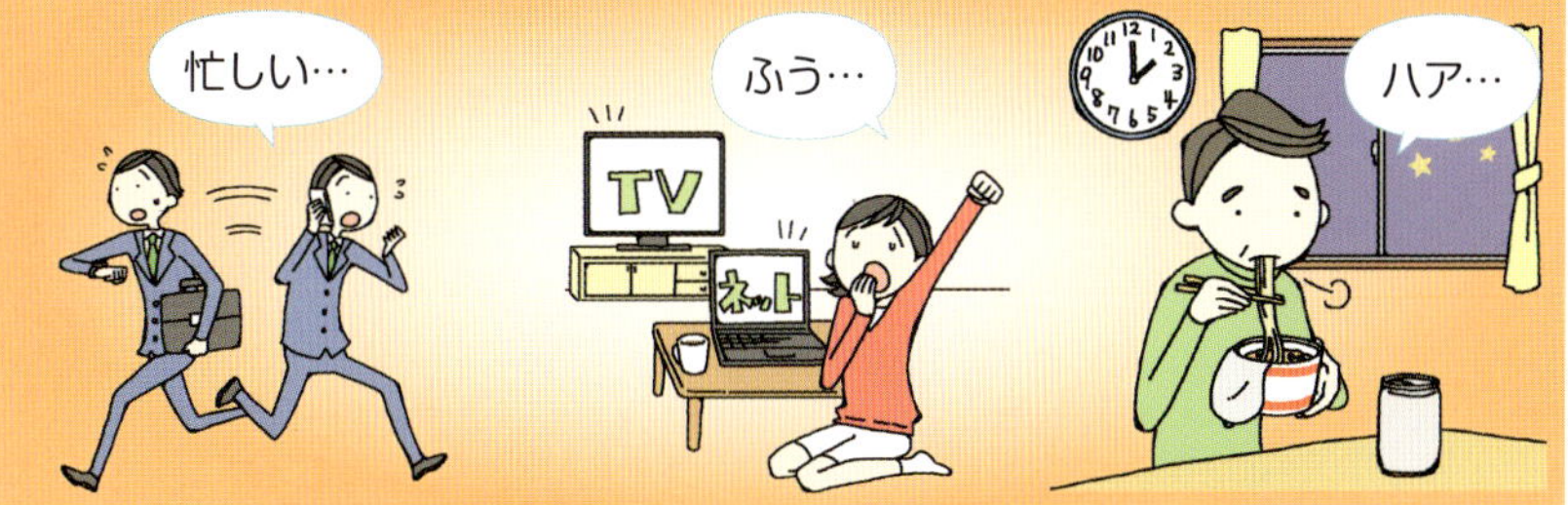
過密なスケジュール
忙しい…
寝不足
ふう…
TV
ネット
不規則な生活
ハア…

疲れをためない生活習慣を身につけよう

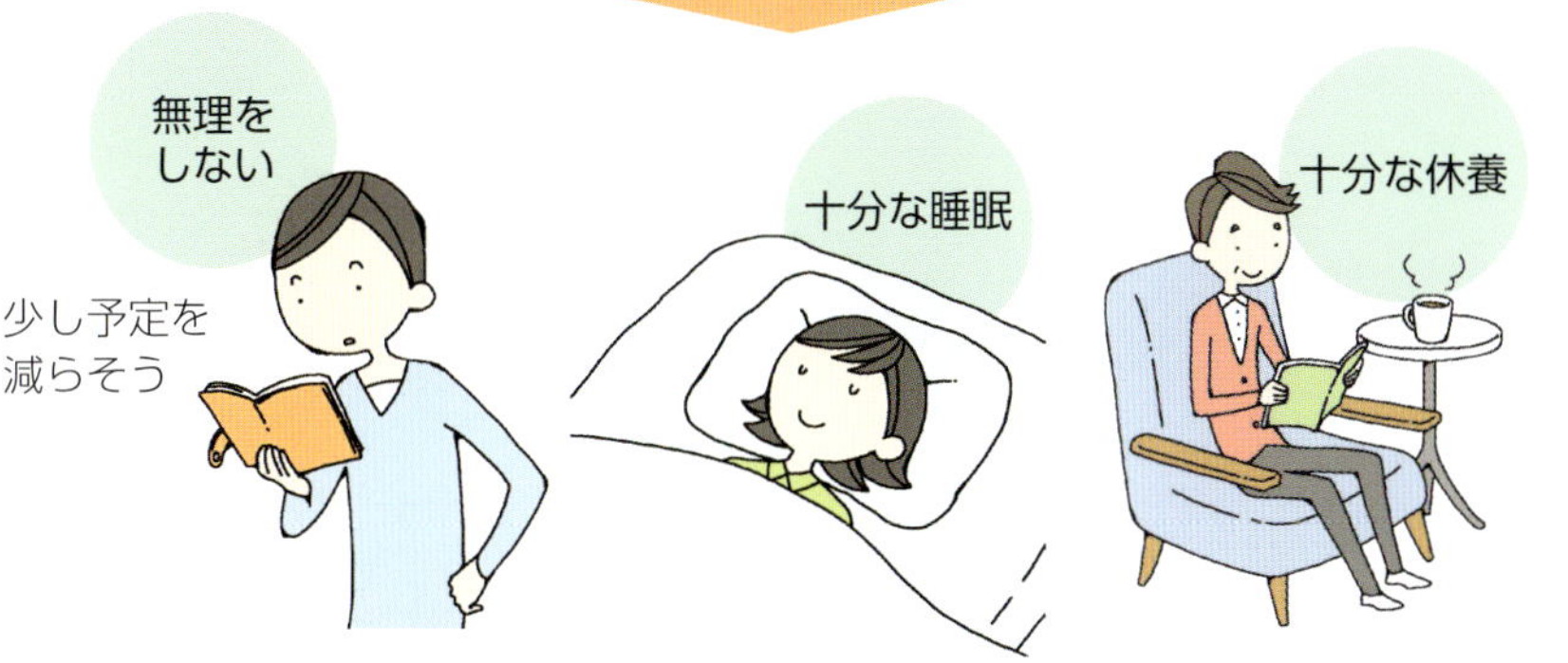
無理を
しない
少し予定を
減らそう
十分な睡眠
十分な休養

家族や職場の理解もとても重要

禁酒がベスト

アルコールによってぜんそくが誘発されることもあり、これを「アルコール誘発ぜんそく」といいます。

アルコールは体内に入ると肝臓で分解されてアセトアルデヒドという有害物質になり、さらに酵素によって分解されて、体外に排出されます。

日本人はこの分解酵素の働きが弱い人が多く、アルコール誘発ぜんそくを起こしやすいといわれています。アセトアルデヒドは、マスト細胞からのヒスタミンの放出を促し、気道粘膜を収縮させます。それだけではなく、ビールやワインに含まれる成分や、アルコールそのものがアレルゲンとなって、ぜんそくを引き起こすこともあります。

一般には、約6割の患者さんが、飲酒によって症状が悪化するといわれています。もともとお酒に強い人も飲みすぎないように注意し、弱い人や飲めない人は禁酒しましょう。

ストレスはぜんそくの大敵

ストレスは、過労と並んでぜんそく悪化の大きな要因となっています。

発作が起こった状況を振り返ってみると、そういえばあのときイライラしていた、プレッシャーを感じていた、などと思い当たることがあるでしょう。

また、ぜんそくそのものがストレスになっていることもあります。発作が起こるのではないかと不安で仕事や勉強に集中できない、夜中にまた発作が起こったらどうしようと思うと心配で眠れない、という人もいます。その不安が発作を呼び、ますます不安になり発作が起こりやすくなる、という悪循環に陥ります。そんなときは遠慮なく医師に相談し、不安を取り除きましょう。日々の管理さえきちんとしていれば、発作を抑えることはできます。できるだけストレスをためないように心がけ、自信を持って治療に取り組むようにしてください。

用語解説　アセトアルデヒド　血液中のアルコールが肝臓のアルコール脱水素酵素（ADH）によって分解された中間代謝物質。血液中に増加すると、ぜんそくが悪化する。

ぜんそくを悪化させる様々な原因②

アルコール

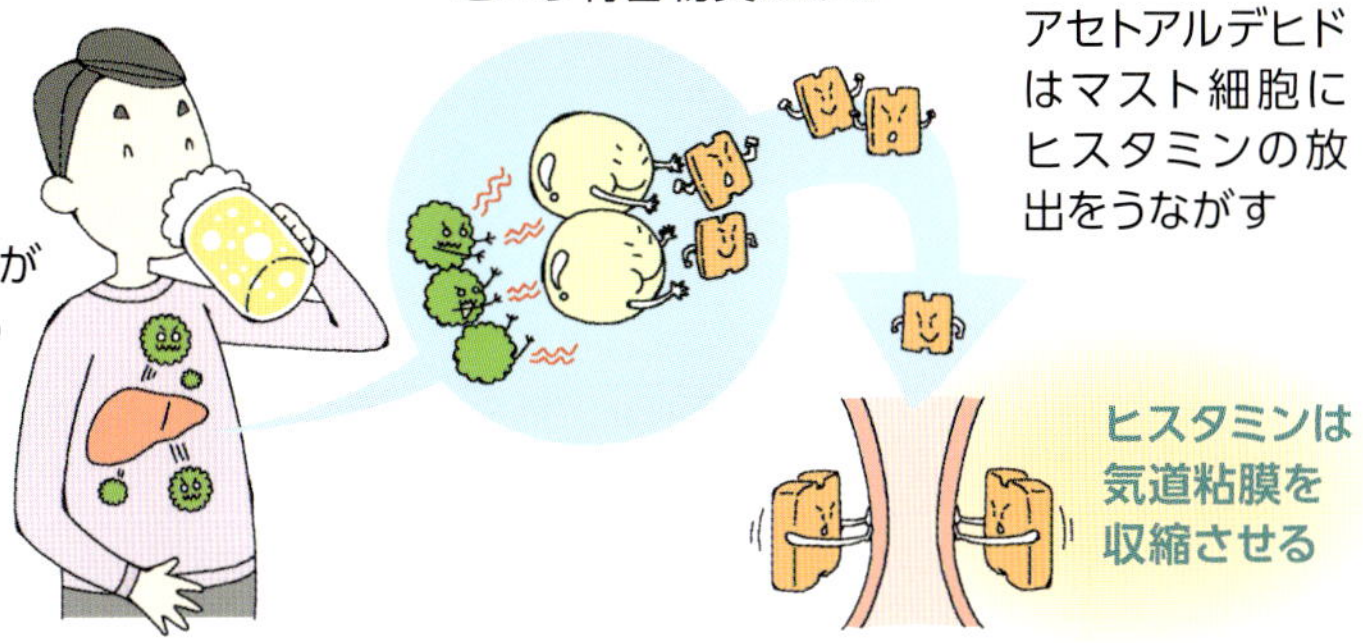
アルコールが
体内に入る
と…
1 肝臓によって
アセトアルデヒド
という有害物質になる
2 アセトアルデヒド
はマスト細胞に
ヒスタミンの放
出をうながす
ヒスタミンは
気道粘膜を
収縮させる

POINT **ビールやワインなどがもつ成分や
アルコールそのものがアレルゲンになることも**

ストレス

ストレスは発作の原因になる

ストレスからぜんそく発作までに至るルートはいくつかある

ストレスにより

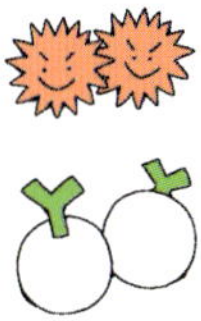

アドレナリン
が発生し

ＩｇＥ抗体が
つくられる

ストレスにより

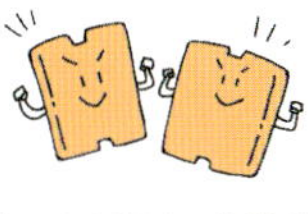

ヒスタミンの放出
が促される

ストレスにより

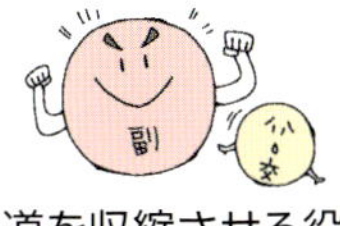
副
交

気道を収縮させる役割の
副交感神経が優位になる

気道を収縮させ、発作を起こす！

POINT **ストレスをうまくコントロールし、
自信を持って治療に取り組もう！**

日常生活での注意点

感染症を予防しよう

アトピー型、非アトピー型を問わず、ぜんそくの患者さんにとって、かぜやインフルエンザなどの感染症は大きな原因の一つです。

感染症によって気道の粘膜が炎症を起こすと、過敏性が高まり、わずかな刺激にも反応して、気道が収縮しやすくなります。これが急な発作につながってしまうのです。また、ウイルスそのものがアレルゲンになったり、好酸球を増やしたりして、発作を誘発することもあります。

ぜんそくの悪化を避けるには、かぜやインフルエンザの予防が不可欠です。流行している時期は、外出時にはマスクをつけ、できるだけ人混みを避けるようにしましょう。帰宅後はうがいと手洗いを励行します。

こじらせない注意が必要

インフルエンザのシーズン前に、予防接種を受けるのも一つの方法です。ただし、症状が安定しているときに受けるようにしてください。

また、重篤な卵アレルギーがある人や、過去に予防接種によってなんらかの副反応を起こしたことがある人は、事前に医師に相談しましょう。

かぜやインフルエンザにかかってしまったときは、早めに受診して、こじらせないように注意します。アスピリンぜんそくを起こす恐れがありますので、自己判断で市販のかぜ薬を飲んではいけません。

かぜの原因となる過労は避け、規則正しい生活を心がけましょう。

十分な睡眠、栄養バランスのよい食生活、適度な運動なども、感染症予防につながります。

用語解説 卵アレルギー　製造過程で鶏卵を使うため、インフルエンザワクチンにはごく微量の卵成分が含まれている。強い卵アレルギーの人は、接種できないことがある。

治療していても油断は禁物

外から来る敵・ウイルスにはとても弱い

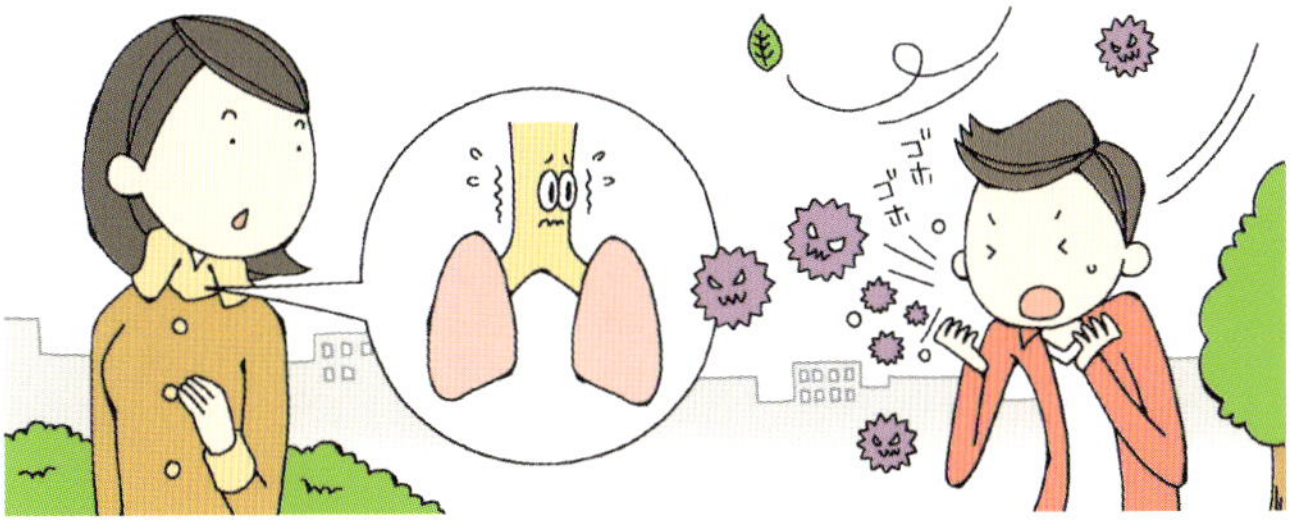

**風邪やインフルエンザに感染しないよう、
日常生活で十分な注意を！**

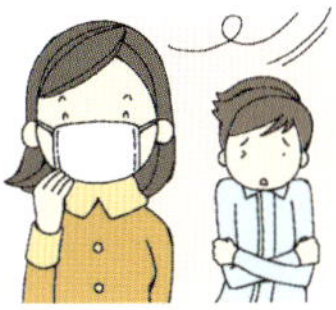

- 外出時はマスクをつける

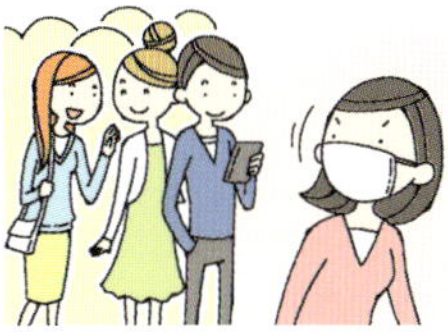

- できるだけ人混みは避ける

- 外出先から帰ったらうがいと手洗いを

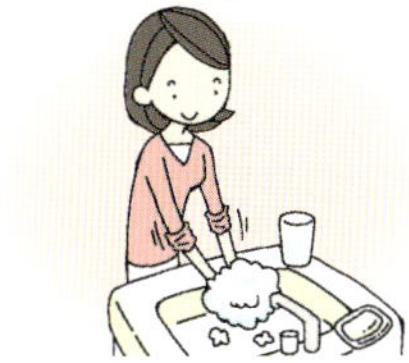

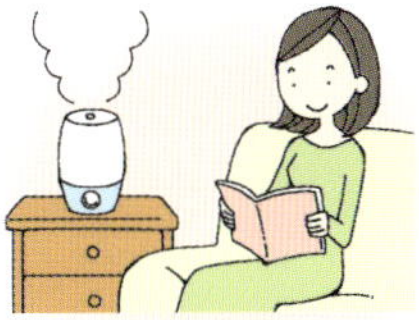

- 睡眠、栄養を十分に

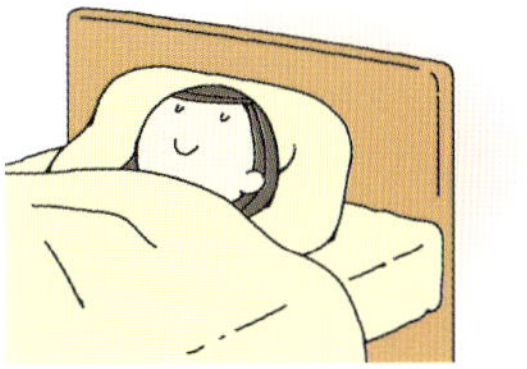

- 部屋が乾燥しないように適度な湿度を保つ

- 栄養バランスのよい食生活

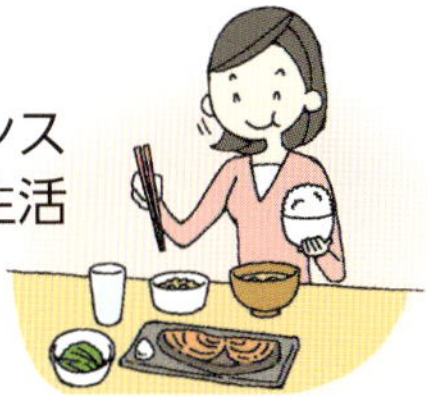

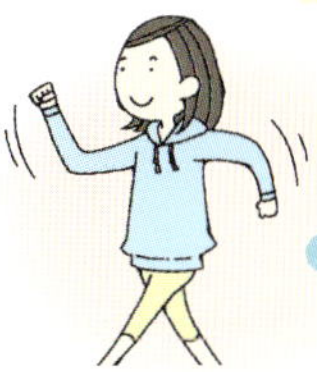

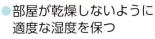

- 適度な運動

POINT

**流行する前にインフルエンザの予防接種を受ける
万が一、感染症にかかったら早めに受診**

食品も発作の原因に

ある特定の食品が、アレルゲンになることもあります。食事中や食後に発作が起きたり、症状が悪化する場合は、食物アレルギーを疑い検査を受けましょう。その結果アレルゲンが特定されたら、原因となる食品は避けるようにします。ただし、事前に医師や栄養士の指導を受けましょう。

また、食品そのものではなく、食品に含まれる保存料や着色料などの食品添加物によって発作が起こることもあるので、注意が必要です。

食物アレルギーのない人は、特に食べてはいけないものはありませんが、タケノコやヤマイモなど、アクの強いものは、ヒスタミンやコリンといった気道収縮を引き起こす成分が多く含まれています。

また、カレーやトウガラシなどの香辛料、炭酸飲料、冷たい、または熱い食べものも気道を刺激します。とりすぎないように注意しましょう。

腹八分目を心がけよう

食べ過ぎはぜんそくを悪化させます。食べ過ぎて胃がふくらむと、横隔膜《おうかくまく》が押し上げられて働きが鈍くなります。

私たちは横隔膜を上下に動かすことによって呼吸しているので、この動きが悪くなると、呼吸運動がスムーズにいかなくなり、発作が起きることがあります。実際に、満腹になるまで食べた後発作を起こした、という患者さんは少なくありません。肥満もぜんそく悪化の原因となりますので、腹八分目を心がけましょう。特に、就寝前の過食は禁物です。

また、極度の便秘も、同様に横隔膜の働きを妨げます。野菜やきのこ、海藻など、食物繊維の多い食品を積極的にとりましょう。

さらに、水分をしっかりとることも大切です。水分が十分にあると、気道粘膜の炎症によって増えた痰が出やすくなり、発作の予防につながります。

用語解説　コリン　水溶性のビタミン様物質の１つ。循環器系や脳の機能を正常に保つ働きがある。気管支を収縮させる作用があるアセチルコリンの材料となる。

食生活で大切なこと

● 水分を十分にとる

冷たい飲み物は気道を刺激するので、温かいお茶やスープを

● 食物繊維の多い食品を積極的に

野菜やきのこ、海藻など

● 腹八分目を心がける

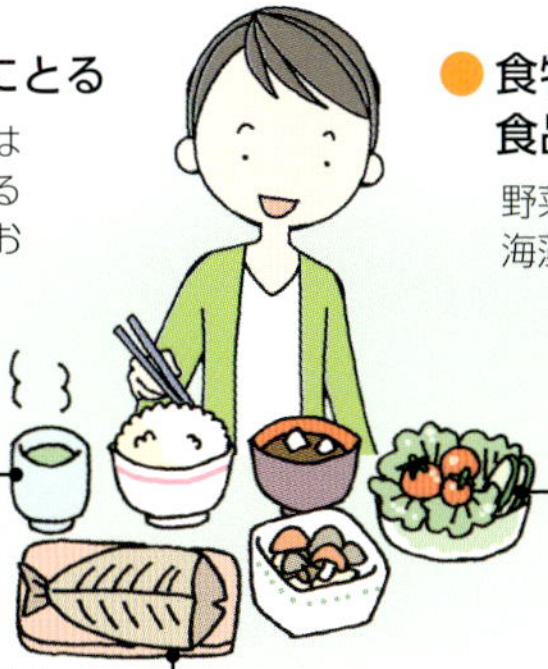

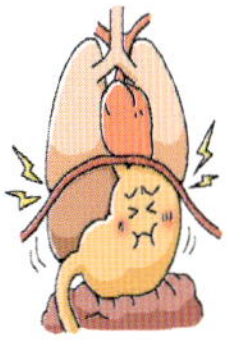

食べ過ぎて胃が横隔膜を圧迫するとぜんそくを悪化させることも！

● 多品目の食品をバランスよくとる

● 規則正しく３食食べる

こんな食品に要注意！

食品添加物を多く含むもの

漬物、清涼飲料水、ハム
ソーセージ、佃煮、飴 など

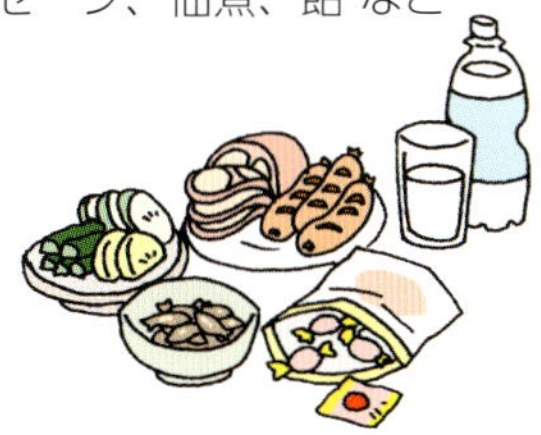

刺激が強いもの

カレー粉、トウガラシ、冷たい牛乳
炭酸飲料、氷、熱い麺類 など

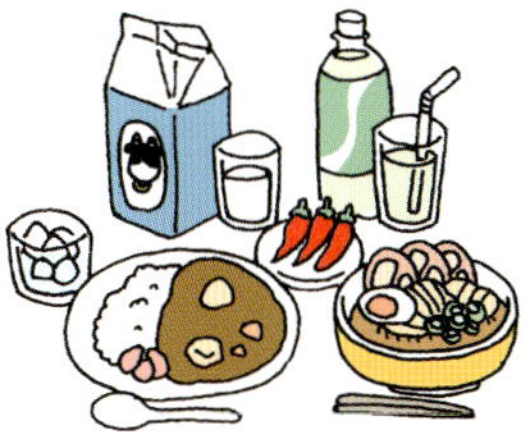

ヒスタミンやアセチルコリンを多く含むもの

タケノコ、ヤマイモ、ナス、
ホウレンソウ、サトイモ など

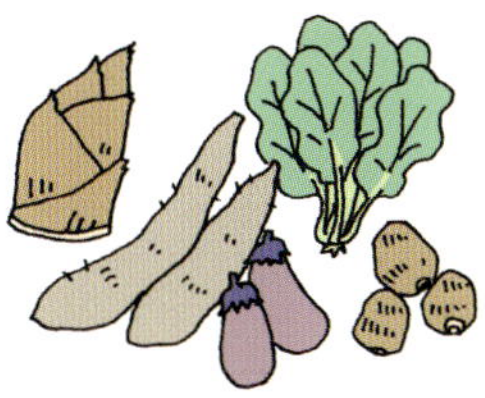

＊アスピリンぜんそくがある人は、食用黄色４号（タートラジン）や食用黄色５号、食用赤色２号、安息香酸ナトリウム、パラベンなどの着色料や保存料で発作を起こすことがある。インスタント食品や加工食品を買うときは、成分表示を確かめよう

自己管理で発作を予防

自分の健康は自分で守る

ぜんそくは、長期にわたってつきあっていかなければならない慢性の病気です。症状をきちんとコントロールするためには、薬物治療と患者自身の自己管理が欠かせません。

自己管理とは、ぜんそくという病気や治療法への理解を深め、自分の状態を把握して適切に対応し、発作や症状の悪化を防ぐことです。

医師にまかせきりにせず、自分の健康は自分で守るという積極的な気持を持って、ぜんそくの治療に参加しましょう。

ふだん自分が使用している薬の名前やその作用、使用量、器具の使い方など、医師に聞いて十分に理解しておく必要があります。まずは正しい知識を持つことが大切です。

症状を的確につかむ

では、自分の体調や症状を的確に把握するにはどうしたらいいでしょうか。

自覚症状だけに頼るのは危険です。重症の患者さんの中には、息苦しいという感覚が鈍くなっている人がいます。気道が非常に狭くなっているのに気づかないのです。ですから、自己評価に加えて客観的な評価も必要です。

そこで推奨されているのが、ぜんそく日記の記入やピークフロー値の測定、ぜんそくコントロールテスト（ACT）です。

これらを利用すれば、自分のコントロール状態がよくわかり、症状の悪化を早めにキャッチして発作を防げるようになります。医師の指導のもと、自己管理について理解を深めましょう。

用語解説　ピークフロー値　気道の状態を把握する指標になるもの。測定器に向かってできるだけ速く息を吐き、１分あたり何ℓの息が吐けるか調べる。

ぜんそくとは長期にわたってつきあうことになる

医師と二人三脚で治療に取り組んで行く

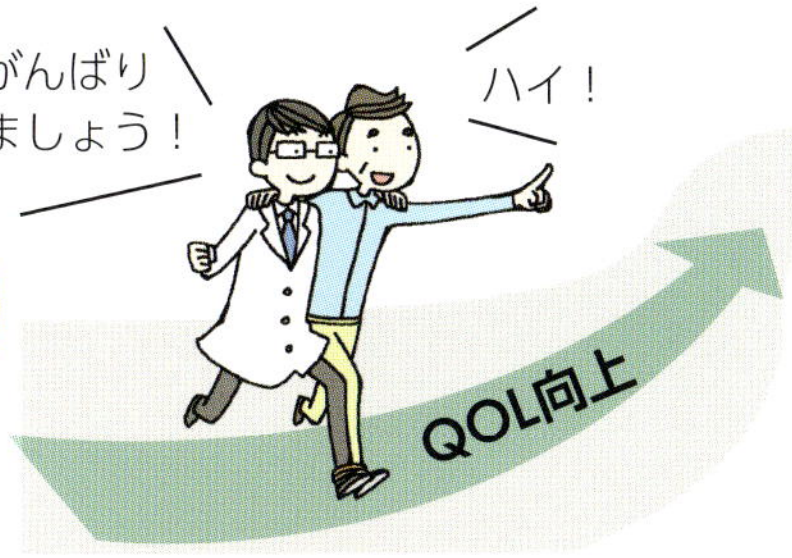

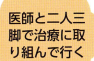

医師にまかせきりにせず自分自身でも管理していく

環境管理

ダニやホコリ、カビなど、発作の誘因を減らそう

心の管理

ストレスを避け、疲労をためこまないようにしよう。明るい気持ちで過ごすことが大切

生活管理

禁煙は絶対条件！かぜをひかないように注意し、栄養バランスのよい食事を心がけよう

自分の状態や治療の中身を知ることは大事なこと

状態を知る

客観的かつ的確に自分の体調・症状をつかむ

体調に変化はないか

数値に変化はないか

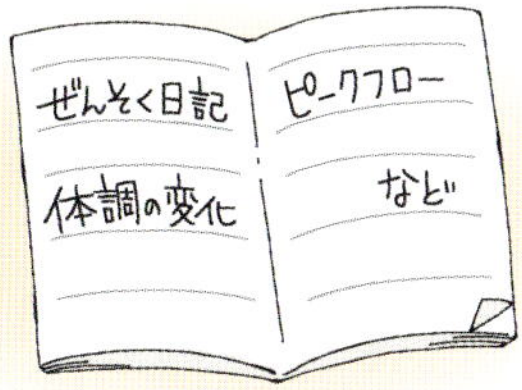

ぜんそくコントロールテストなど

治療の中身を知る

医師とコミュニケーションをとり、正しい知識を得る

！ 納得して治療にあたることができる

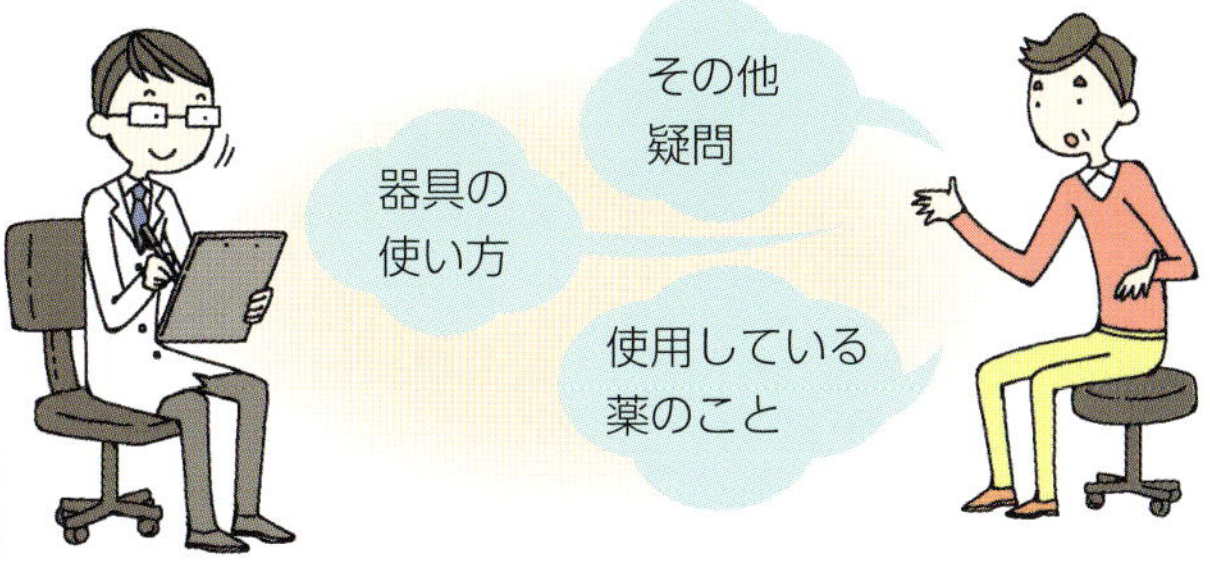

自己管理に重要なぜんそく日記

日々の状況が一目でわかる

ぜんそく日記には、自覚症状や体調、用いた薬、気温や天候、日常生活の状況、ピークフロー値、発作時の状況などを、毎日書き込みます。

といっても、普通の日記のように文章化する必要はありません。○をつけたり数値を書き入れるだけなので、思うほど負担にはなりません。発作の有無にかかわらず、毎日の日課の一つとしてぜひ続けていきましょう。

こうして日々のデータを積み重ねることにより、どのようなときに発作が起こりやすいか、どうすれば体調がよくなるかなど、自分自身で客観的にとらえられるようになります。

また、薬の効き具合はどうか、薬の吸入を忘れたり過剰に使っていないかなどもチェックできます。

受診時に持参しよう

ぜんそく日記は継続的な自己管理に役立つだけではなく、医師にとっても貴重な情報源となります。患者さんの症状がどのように推移していったのか、日記を見れば一目でわかります。

すぐに患者さんと情報を共有できるので、効果的な治療を施せます。ですから、受診時には、ぜんそく日記を必ず持参するようにしましょう。

また、旅行や出張、外出の際も、できるだけ携帯するといいでしょう。万が一発作が起こったとき、的確な治療を受けられます。

ぜんそく日記には、いろいろな種類があります。製薬会社などでも作成されており、医療機関で入手できます。医師からぜんそく日記をつけるようにと、手渡される場合もあります。

用語解説 ぜんそく日記　ぜんそくとうまくつきあうために必須の日記。ふだんの状態を記録していくうちに、ぜんそくの理解が深まり、発作を予防できるようになる。

ぜんそく日記（例）

該当するものに○をつける。症状が激しい場合は◎、比較的軽い場合は△で示すとわかりやすい

ぜんそくの症状、その他の症状

大発作 呼吸困難のため苦しくて動けない状態

中発作 呼吸困難のため苦しくて横になれない状態

小発作 呼吸困難のため苦しいが横にはなれる状態

ぜいぜい・ヒューヒュー のどが鳴るが苦しい感じはほぼしない

胸苦しい 急いだり走ったりすると苦しくなる

ピークフロー値

測定した時間帯の欄に最高値を記入する

薬

吸入薬は吸入した回数を、内服薬は錠数を、貼り薬は枚数を記入する

備考

発作の誘因（寒さ、タバコ、かぜ、多忙、飲酒、アレルゲンなど）、受診、注射、欠勤（欠席）、遅刻、早退などを記入する

ぜんそく日記（例）

*：診察をうけた日に○をしてください。

月 日(曜日)		8月2日(日)				8月3日(月)				8月4日(火)				8月5日(水)				8月6日(木)				8月7日(金)			
区 分		朝	昼	夕	夜	朝	昼	夕	夜	朝	昼	夕	夜	朝	昼	夕	夜	朝	昼	夕	夜	朝	昼	夕	夜
ぜんそくの症状	A 大発作																								
	B 中発作															○									
	C 小発作													○	○		○								
	D1 ゼーゼー／ヒューヒュー								○				○												
	D2 胸苦しい																								
	N 症状なし	○	○		○	○	○				○	○						○	○		○	○	○		
	咳 E1 強い																								
	咳 E2 弱い																								
	咳 ない																								
	痰 量	多・少・無（少に○）				多・少・無（無に○）				多・少・無（少に○）				多・少・無（無に○）				多・少・無（無に○）				多・少・無（多に○）			
	痰 切れ	悪い・良い（良いに○）				悪い・良い（良いに○）				悪い・良い（良いに○）				悪い・良い（良いに○）				悪い・良い（良いに○）				悪い・良い（悪いに○）			
	日常生活 全くできなかった																								
	日常生活 あまりできなかった													○											
	日常生活 ほぼできた									○															
	日常生活 普通にできた	○				○												○				○			
	夜間睡眠 息苦しくて全く眠れなかった																								
	夜間睡眠 息苦しくてあまり眠れなかった																								
	夜間睡眠 息苦しかったが眠れた																								
	夜間睡眠 安眠できた																								
その他の症状	くしゃみ								○				○												
	鼻水								○				○												
	鼻づまり															○									
	かぜの症状																								
	発　熱																								
	息切れ																								
ぜんそくコントロールテスト（ACT） 点数																									
ピークフロー値[注)]（L/min）最高値を記入してください	起床時																								
	昼　間																								
	夕　方																								
	就寝前																								
長期管理薬																									
発作治療薬																									
備考 ぜんそくの症状を起こした原因や誘因、また注射をした場合は、その旨を記入してください。																									

注）必ず薬を飲む前、薬を吸入する前に測定してください。

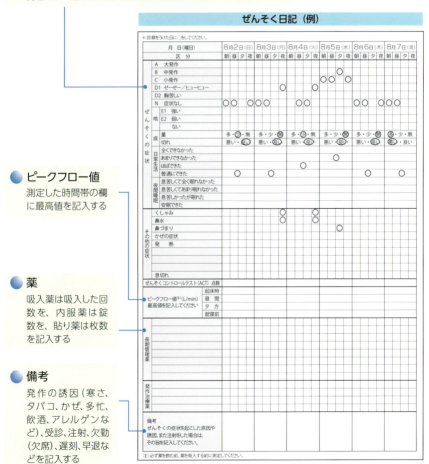

気道の閉塞状態を示すピークフロー値

手軽に家庭でチェックできる

ぜんそく日記に記入する項目の一つに、ピークフロー値（PEF＝最大呼出量）があります。これは、ピークフローメーターを使って、気道の詰まり具合を調べるものです。

ピークフローメーターは、家庭で手軽に気道の状態をチェックできるように開発された器具です。これを使えば、できるだけ速く息を吐き出したときの息の強さ（流速、L《リットル》／分）がわかります。

医療機関では「スパイロメーター」という装置で、努力性肺活量、1秒量を測定します。

ピークフロー値は、この1秒量と相関しています。つまり、ピークフロー値が低いほど気道が狭くなっていることを示し、ぜんそくの状態が悪いことがわかります。

発作を未然に防ぐ効果大

ピークフロー値は、自覚症状が出る前から気道の状態を敏感に反映して低下するため、測定を続けていると発作を予測できるようになります。

この段階で適切な処置をとれば、発作を未然に防ぐことも可能です。

さらに、どのようなときに低い値になり、どんなときによくなるのか、その変化を追うことで、何が発作の原因になっているのか、今使用中の薬が効いているか、などを確かめられます。

ピークフロー値によって吸入ステロイド薬の効果がはっきりわかるようになれば、治療の励みにもなるでしょう。

このように、ピークフロー値の測定は自己管理の根底をなすものです。前向きに取り組みましょう。

用語解説 **ピークフローメーター**　ミニライト、アズマプランプラス、アセス、アズマチェック、パーソナルベストなどがある。マウスピースは1日1回は水洗いを。

ピークフロー値測定で自己管理

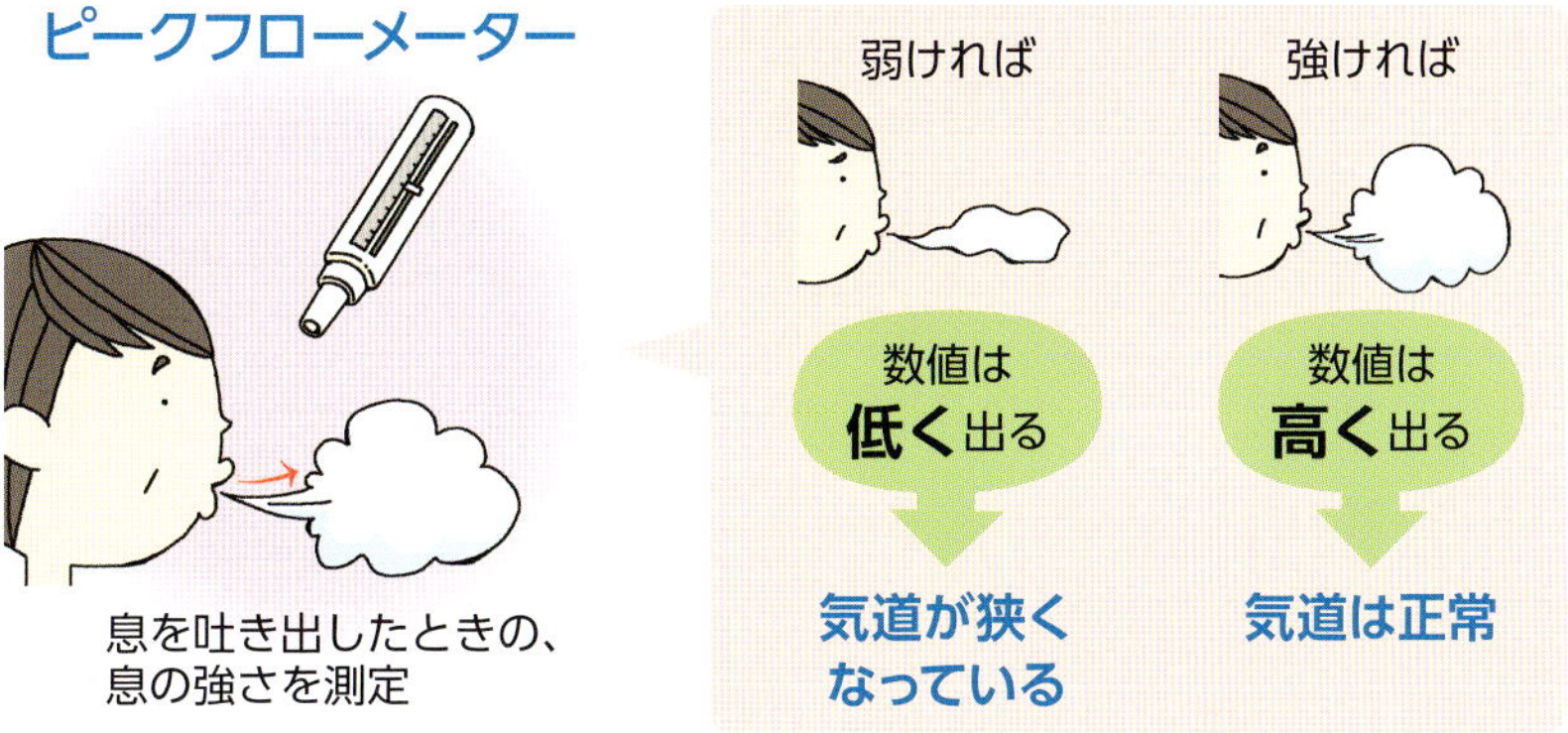
ピークフローメーター
息を吐き出したときの、
息の強さを測定
弱ければ
数値は
低く出る
気道が狭くなっている
強ければ
数値は
高く出る
気道は正常

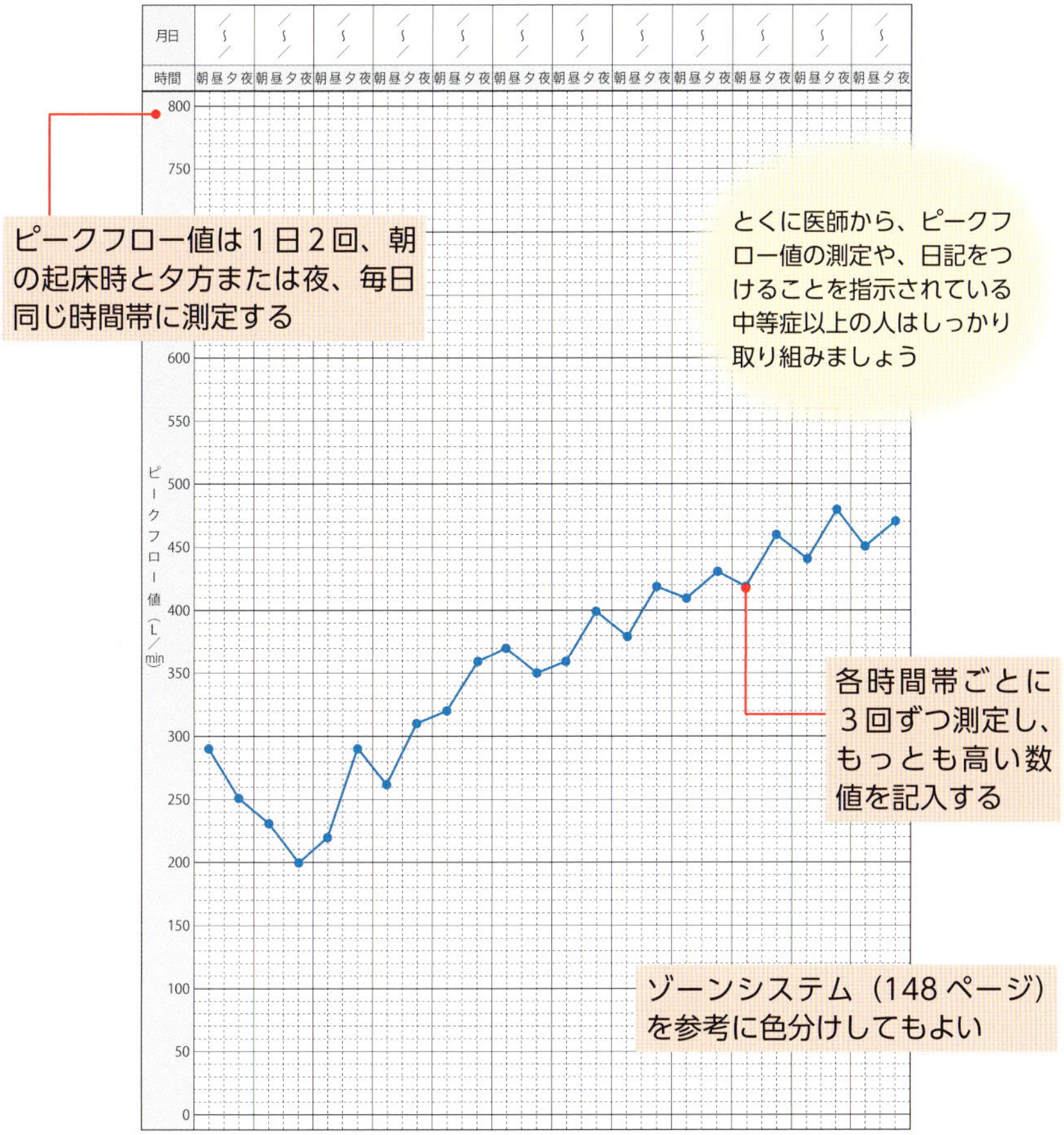

同じ姿勢で同じ時刻に測定

ピークフロー値の変動をできるだけ正確に把握するには、毎回同じ姿勢で同じ時刻に測定する必要があります。測定は原則立って行いますが、発作などで立つのがつらいときは、座って、あるいは寝たままでもかまいません。そのときの姿勢を記録しておきます。

1日の測定回数は、少なくとも、朝の起床時と、夕方または夜の2回とし、時間を決めて測定します。症状が不安定なときは、それに加えて昼と就寝直前にも測りましょう。1回につき3度測定し、もっとも高かった値を記録します。ピークフロー値の測定を始めたら、最初の数日間は定時の測定に加えて、1日のうちでもっとも呼吸機能が安定しているとされる11時と14時にも測りましょう。その最高値を自分の「ベスト値（自己最高値）」とします。このベスト値は、気道の状態を判定する目安となります。

基準値の80%以上を目標に

ピークフロー値は、ただ測るだけではあまり意味がありません。自分の基準値と比較して、そのときの気道の状態を評価します。

基準値となるものは2つあり、1つは自分のもっともよい状態を示す「ベスト値」、もう1つは、年齢・性別・身長から割り出された「標準予測値」です。後者は、ピークフローメーターの器具ごとに算出されたものがありますので、それを利用します。

ベスト値と標準予測値、どちらを基準値として用いるかは、医師と相談して決めましょう。ピークフロー値がこの基準値の80%以上であれば、気道の状態はおおむね良好と考えていいでしょう。

80%未満のときは、医師の指示にしたがって気道の状態を改善する治療を行います。医師は、定期的にピークフロー値をチェックして、薬の効果や経過などを確認しながら、治療を進めていきます。

用語解説 標準予測値　ピークフローメーターの機種ごとに定められている。年齢は5歳刻み、身長は5cm刻みとなっている。

ピークフロー値の測定方法

毎日同じ時間に同じ姿勢で測定

- ピークフローメーターには、いくつかの種類があるが、使い方はほぼ同じ
- 標準予測値は機種ごとに多少違うので、常に同じピークフローメーターを用いるようにする

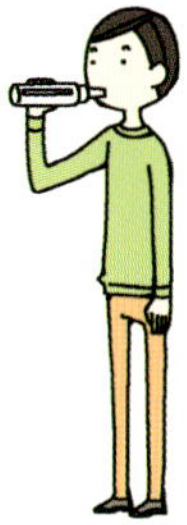

朝1回　夕(夜)1回

計1日2回

症状が不安定なときは昼と就寝直前にも測定

原則として立って行う

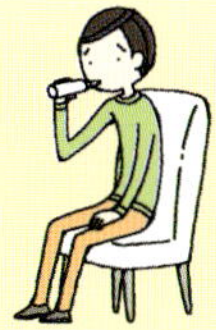

つらくて立てない場合は座って測定し、そのときの姿勢をメモしておく

測定方法

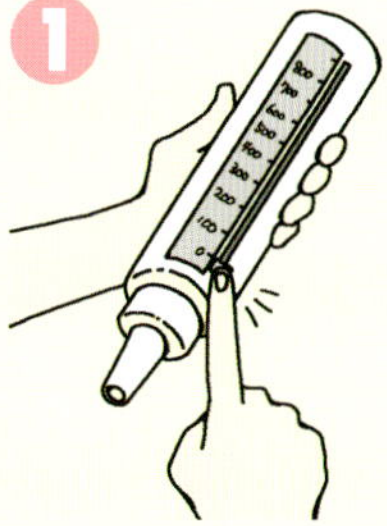

① メーターのメモリをゼロに合わせる

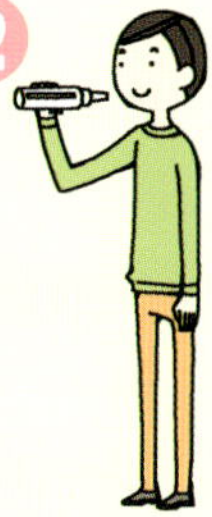

② 立ち上がってメーターを水平にかまえる。針や吹き口に指が触れないように注意する

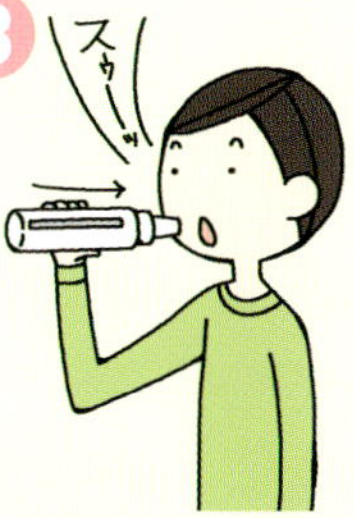

③ できるだけ深く息を吸いこんだら、マウスピースをくわえる

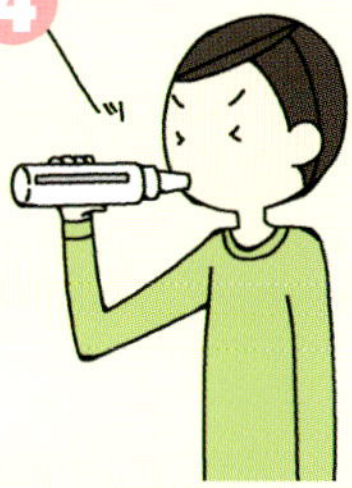

④ 力いっぱい一気に息を吐き出す。このとき最後まで息を吐き切る必要はない

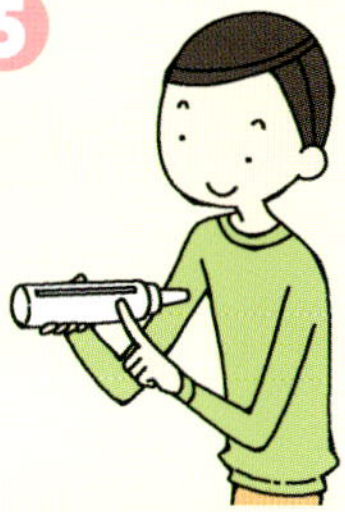

⑤ 目盛を読み取り、針をゼロに戻してさらに2回測定する

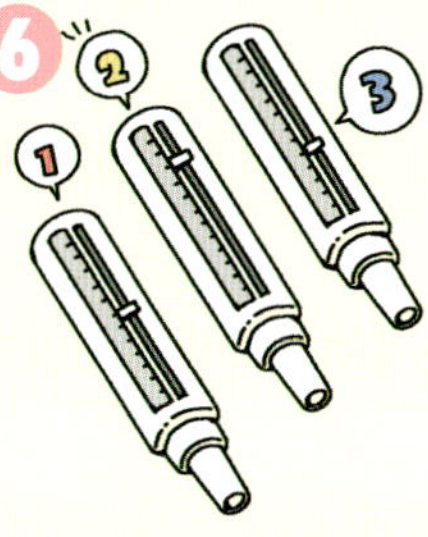

⑥ 3回の測定のうち、もっとも高い数値を記録する

ゾーンシステムで発作を予測

　ピークフロー値は変動するのがふつうです。一般に早朝や夜間には低くなる傾向があり、特にぜんそくでは「モーニングディップ（朝の落ち込み）」といって、起床時のピークフロー値が就寝前より20％以上も低下することがあります。このような大幅な変動は、気道の過敏性が急激に高まっていることを示し、発作を起こしやすい状態といえます。

　ですから、1回1回の測定値だけではなく、1日、あるいは1週間の変化にも注意を払いましょう。変動幅が基準値の20％未満におさまっていればひとまず安心ですが、それを超える場合は注意が必要です。

　日々の変動をわかりやすくするには、ピークフロー値をグラフ化するといいでしょう。その際、ゾーンシステムを利用すると、より簡単に発作の危険度を予測できます。これは、記録用紙を3つのゾーンに色分けし、測定値がどのゾーンに当てはまるかで危険度を判定するものです。

　自分の基準値を100％とし、ピークフロー値が80％以上にあるときはグリーンゾーン、60～80％に低下したときはイエローゾーン、60％未満にまで落ち込んだときはレッドゾーンとなります。

　グリーンゾーンなら、コントロール状態は良好です。日常生活や睡眠にも特に問題なく過ごせるでしょう。通常は、今行っている治療を継続します。

　イエローゾーンになると要注意です。咳や喘鳴で、睡眠が妨げられることもあるでしょう。大きな発作を防ぐために、治療を強化する必要があります。

　レッドゾーンは、非常に危険な状態です。いつ発作が起こってもおかしくありません。直ちに受診してください。

　あらかじめ、医師とゾーンごとの対応について話し合っておきましょう。イエローやレッドゾーンになったときに使う薬、用量、受診のタイミングなどを決めておけば、迅速に対応できます。

用語解説　ゾーンシステム　ピークフロー値を「良好領域」「要注意領域」「要警戒領域」の3つのゾーンにわけて管理する方法。これによって、発作を事前に察知できる。

ゾーンシステムの記入例

変動幅が基準値の 20%を超える場合は注意

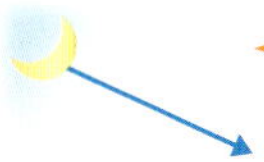

朝方に
ピークフロー値が
落ちる

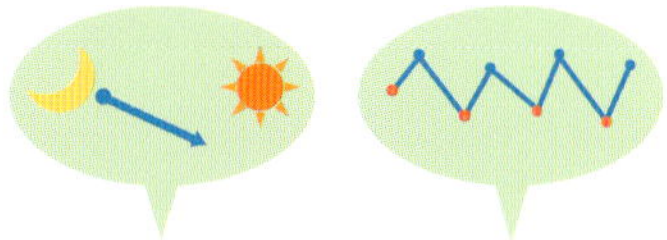

数値の変動が激しいときは
発作を起こしやすい状態

1日の変化や1週間の変化
に注意すること

日々の変動をわかりやすく管理するためのゾーンシステム

グリーンゾーン	基準値の 80 ～ 100% 良好 医師の指示に従って現状維持
イエローゾーン	基準値の 60 ～ 80% 要注意 医師による治療法を実行
レッドゾーン	基準値の 60%未満 要警戒 周囲にも伝え、すぐに受診

自分の基準値を
100%として
ピークフロー値を
グラフ化しよう

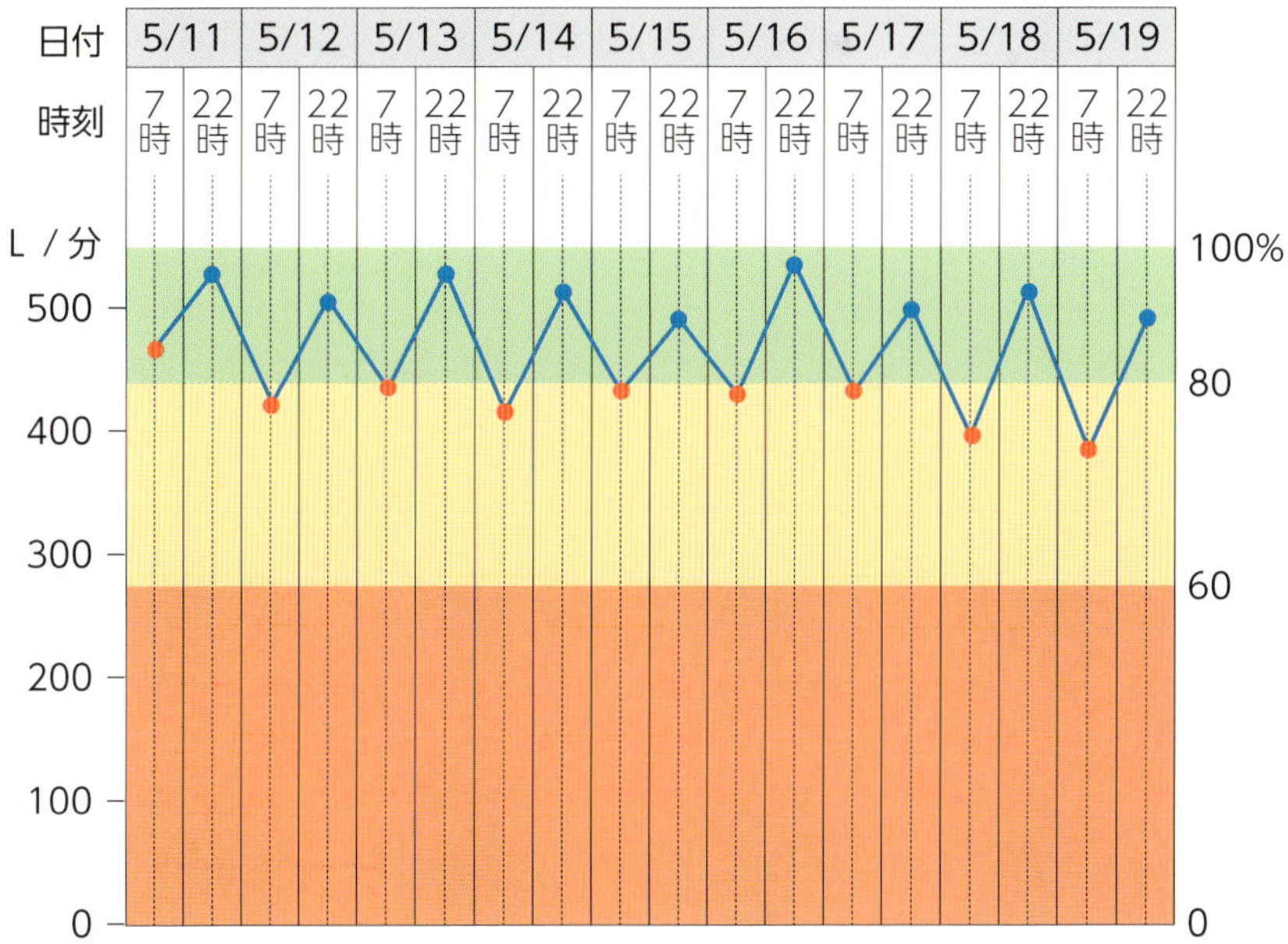

ぜんそくコントロールテスト（ACT）

コントロール状態を手軽に判定できる

ぜんそくのコントロールに、ぜんそく日記の記入やピークフロー値の測定はたいへん役に立ちますが、毎日続けていくには強い意志が必要です。

忙しかったり、つい書き忘れたり、測定が面倒でできないこともあるでしょう。そうしたことがあってもそれで記録をやめてしまったりせず、またできる日から記録していけばいいのです。

あまり神経質にならずに、ゆったりした気持ちで取り組んだほうが長続きします。

また、ぜんそく日記とともに、ぜんそくのコントロール状態を判定するために役立つ簡単なテストも広く使われています。それが「ぜんそくコントロールテスト（ACT）」です。自己チェックして、診察時に持参してもよいでしょう。

5つの質問に答えるだけ

このテストでは、5つの質問に答えて合計点数を出すだけで、直近4週間の自分のコントロール状態がよいか悪いか判定できます。

1分程度で終わるので非常に手軽ですが、信頼性は高く、世界50ヵ国以上で用いられています。

25点満点となっており、合計点数が25点なら、まったく症状がなくぜんそくは完全にコントロールされている状態、20〜24点の場合は、順調ですが完全なコントロール状態までもう一歩の状態、20点未満はコントロール不十分な状態、とたいへんわかりやすいのがメリットです。

受診する前にぜんそくコントロールテストをすませておけば、自分の今の状態について主治医に相談するときに役立ちます。

用語解説　ACT　12歳以上の成人用と4〜11歳の小児用の2種類がある。ぜんそくの現在のコントロール状態と重症度を正しく把握するために開発されたテスト。

ぜんそくコントロールテスト（ACT）

Step 1 各質問について該当する点数を丸で囲み、その数字を右の四角の欄に書き入れてください。できる限り率直にお答えください。喘息の現状について担当医師に相談する際、役立ちます。

質問1 この4週間に、喘息《ぜんそく》のせいで職場や家庭で思うように仕事がはかどらなかったことは時間的にどの程度ありましたか？

					点数
いつも 1	かなり 2	いくぶん 3	少し 4	全くない 5	

質問2 この4週間に、どのくらい息切れがしましたか？

1日に2回以上 1	1日に1回 2	1週間に3～6回 3	1週間に1、2回 4	全くない 5	

質問3 この4週間に、喘息《ぜんそく》の症状（ゼイゼイする、咳、息切れ、胸が苦しい・痛い）のせいで夜中に目が覚めたり、いつもより朝早く目が覚めてしまうことがどのくらいありましたか？

1週間に4回以上 1	1週間に2、3回 2	1週間に1回 3	1、2回 4	全くない 5	

質問4 この4週間に、発作止めの吸入薬（サルブタモールなど）をどのくらい使いましたか？

1日に3回以上 1	1日に1、2回 2	1週間に数回 3	1週間に1回以下 4	全くない 5	

質問5 この4週間に、自分自身の喘息《ぜんそく》をどの程度コントロールできたと思いますか？

全くできなかった 1	あまりできなかった 2	まあまあできた 3	十分できた 4	完全にできた 5	

Step 2 各項目の点数を足してあなたの総合点を出してください。

合計

Step 3 総合点からあなたの喘息状態を、すぐ確認しましょう。

点数：25点（満点）

好調です。
このまま続けましょう！

あなたの喘息は**完全な状態（トータルコントロール）**です。
全く症状がなく、喘息による日常生活への支障は全くありません。この調子で治療を続けましょう。もしこの状態に変化があるようならば、担当医師にご相談ください。

点数：20点から24点

順調です。あと一息

あなたの喘息は**良好な状態（ウェルコントロール）**ですが、**完全な状態（トータルコントロール）**ではありません。
担当医師のアドバイスにより治療を継続し、**トータルコントロール**を目指しましょう。

点数：20点未満

まだまだです。
もっとよくなります

あなたの喘息は、**コントロールされていない状態です。**
あなたの喘息状態を改善するために、担当医師と治療方法をよく相談しましょう。

※グラクソ・スミスクライン株式会社

ストレスを発散

日々の生活を振り返ろう

適度なストレスはよい刺激となりますが、過度なストレスは症状を悪化させ、発作の引き金となることがあります。

現代人の生活では、ストレスをすべてシャットアウトするのは不可能ですから、上手に発散するようにしたいものです。

ただし、ストレスをためこんでいても、自分では気づかないケースが少なくありません。きちんと医師の指示を守って薬物療法を続けているにもかかわらず、気道の状態がよくないときは、ストレスが影響しているかもしれません。

仕事をがんばりすぎていないか、睡眠不足になっていないか、規則正しく食事をとれているかなど、日々の生活を振り返ってみましょう。

好きなことをやってみよう

ぜんそくがあると、また発作が起きたらどうしようという不安から、何事にも消極的になってしまう人がいます。しかしあまり自分の行動を限定的にしてしまうことは、ストレスが大きくなり、ぜんそくの改善のためにはよくありません。

好きなことに熱中しているときは、発作が起こりにくいといわれています。何かやりたいことや趣味などがあれば、積極的に取り組んでみるといいでしょう。ただし、その趣味にノルマを課してストレスに感じたり、度を越して熱中し治療がおろそかになったり、生活習慣が乱れるようではいけません。リラックスして楽しむことを最優先にしてください。

過労がストレスの原因になっていることも多いので、ゆっくり休むことも大切です。

用語解説　ストレス　外部からの刺激で歪みが生じた状態。外部からの刺激をストレッサー、ストレッサーに適応しようとして心身に起こる反応をストレス反応という。

ストレスと上手につきあおう

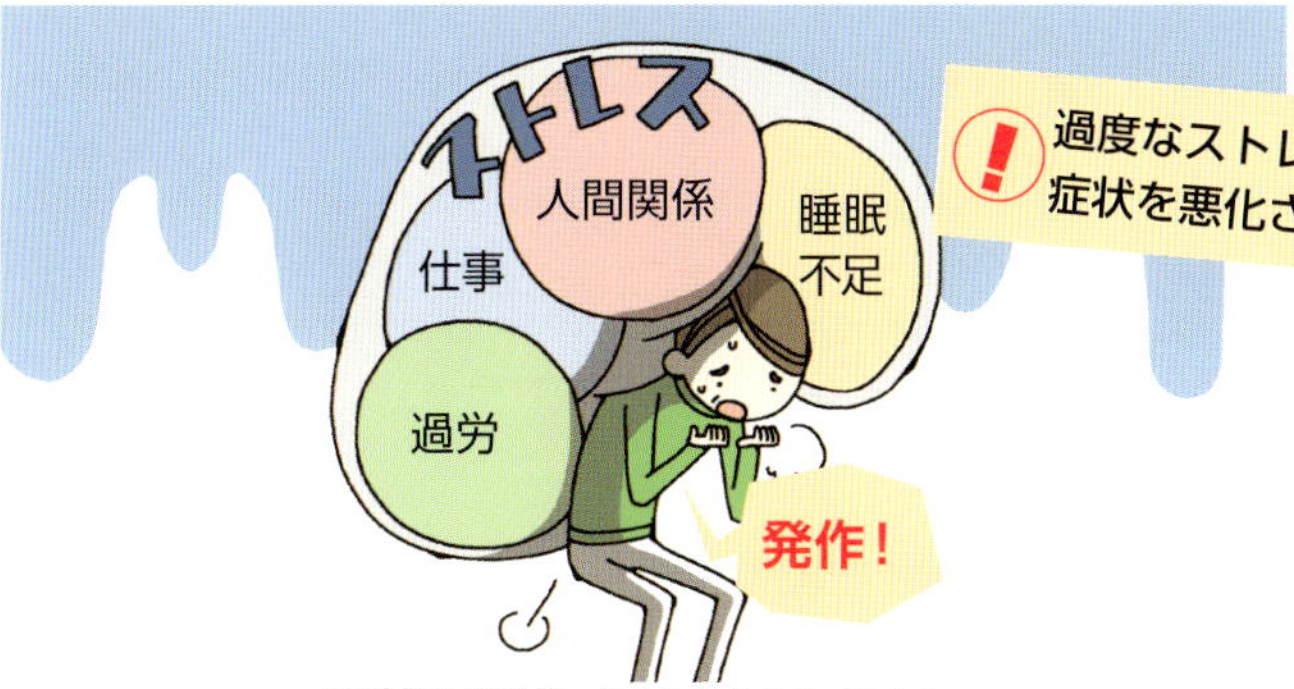

過度なストレスは
症状を悪化させる

症状を悪化させないために…

ストレスの少ない生活をつくる

ストレスの原因となる環境を改善する

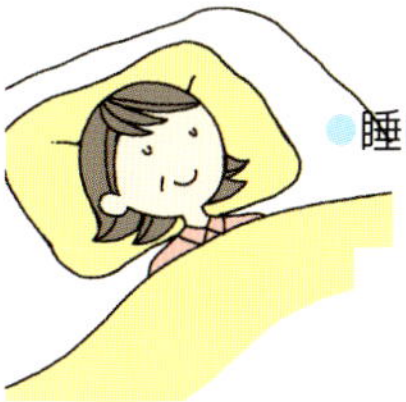

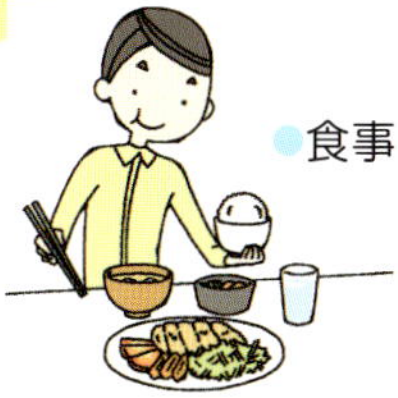

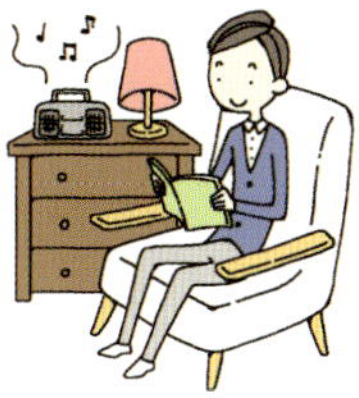

好きなことをして心を解放する

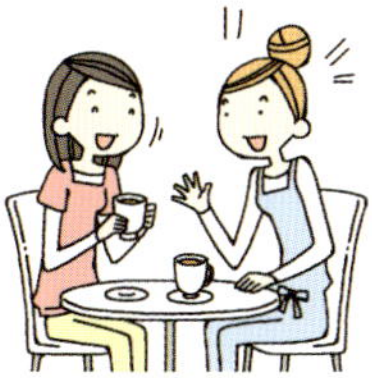

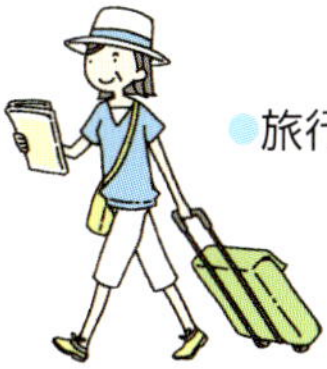

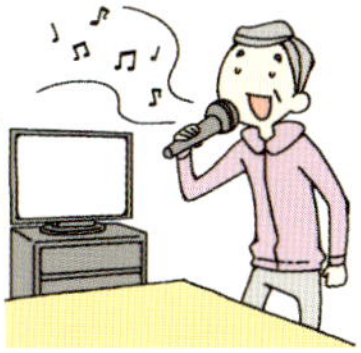

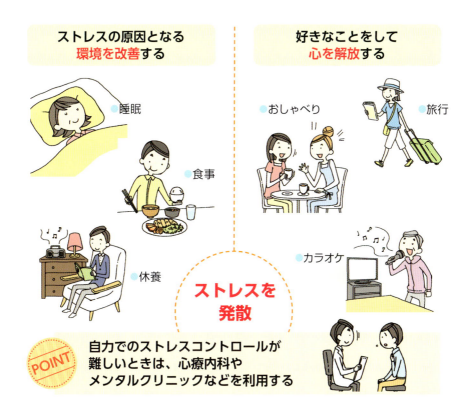

ストレスを発散

POINT

自力でのストレスコントロールが難しいときは、心療内科やメンタルクリニックなどを利用する

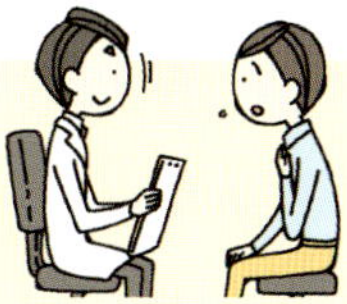

適度な運動も大切

発作に注意して適度な運動を

運動をきっかけに発作が起こる「運動誘発ぜんそく」を恐れて、運動を避ける人が多いようです。しかし、薬物療法によってしっかりコントロールされていれば、ぜんそくがあっても、健康な人と同じようにスポーツや運動を楽しめます。

むしろ、適度な運動は積極的に行ったほうがいいでしょう。心肺機能を高め、筋力アップやストレス解消にもなり、発作を予防する効果が期待できます。ぜんそくのリスク因子である肥満の解消にも役立ちます。

運動するときは、15〜30分ほど十分にウォーミングアップすることが大切です。その後、少しずつ強度を上げていきましょう。これを心がけるだけで、発作が起こりにくくなるといわれています。

運動誘発ぜんそくとはっきりわかっている人は、医師に相談のうえ、運動前に短時間作用性β_2刺激薬などを吸入しておくことで、発作を予防できます。

ぜんそくの患者さんには、短距離走のような無酸素運動より、ウォーキングやサイクリングのような有酸素運動が向いています。

また、チームプレイが重視されるサッカーやバレーボールのような球技より、自分のペースでできる個人競技のほうがいいでしょう。

最適なスポーツは水泳です。全身運動ですから持久力がつき、呼吸筋も鍛えられますし、ほこりや空気の乾燥などで気道が刺激されることがありません。胸郭《きょうかく》を大きく開いてゆったり泳げる平泳ぎや背泳ぎがおすすめです。

水泳が苦手な人は、水中ウォーキングをするのもいいでしょう。

用語解説　**インタール**　抗アレルギー薬の1つ。クロモグリク酸ナトリウムを主成分とする吸入タイプのメディエーター遊離抑制薬。マスト細胞からの化学物質放出を抑制。

運動するときの注意点

準備運動を十分に

15～30分、しっかりウォーミングアップをしよう

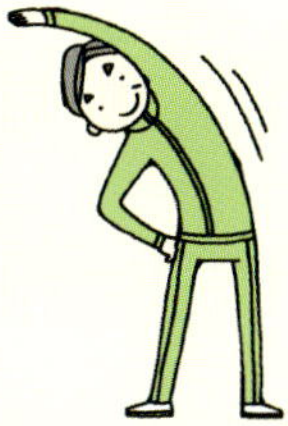

事前に予防薬を

運動前に医師から処方された薬を吸入しておくと安心

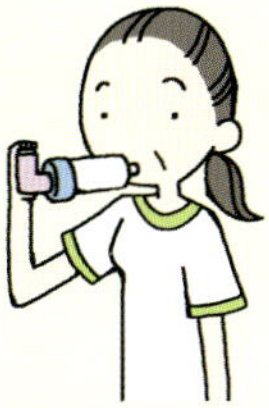

息切れするような運動は避ける

短距離走やサッカーなど、激しく走り回り息切れするようなスポーツは、発作を誘発することがある

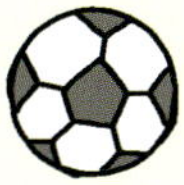

気温の低い早朝は避ける

冷たい空気は発作を誘発しがち。特に秋から冬にかけては早朝の運動は避けること

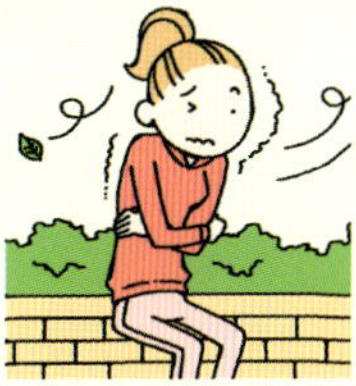

食後すぐの運動は避ける

食物アレルギーの人は発作を起こす恐れがあるので、食後1時間以上経ってから行う

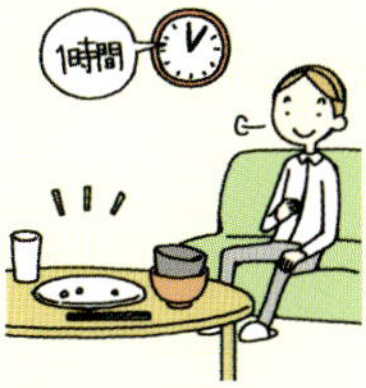

症状があるときは避ける

喘鳴や咳が出ているときは、軽度であっても運動は避ける

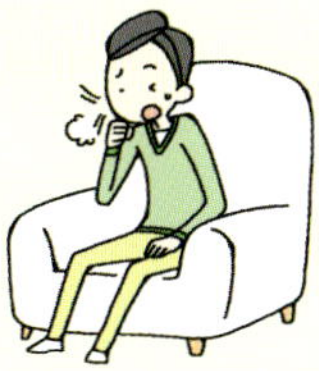

息苦しくなったら休む

運動の途中で息苦しくなったらすぐに休む。それでもおさまらなければ中止する

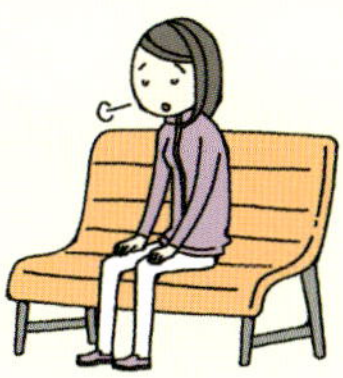

寒いときはマスクをつける

乾燥した冷たい空気を吸い込むと、発作を起こしやすくなる。マスクで予防

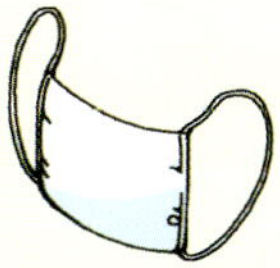

そのほかの注意点

ペットを飼っているとき

ペットの毛やフケ、排泄物などはアレルゲンになります。特に問題になるのは、猫や犬、ハムスター、小鳥、ウサギなど、毛や羽のある動物です。飼わないに越したことはありませんが、すでに飼っている場合は簡単には手放せないでしょう。

血液検査や皮膚反応テストを受ければ、ペットがアレルゲンになっているかどうか確かめられます。アレルゲンでないことがわかれば、安心して飼い続けることができます。

ただし、ダニの繁殖を促しますので、ペットのトイレやケージなどはいつも清潔を保ち、部屋の掃除を欠かさないようにしましょう。

ペットがアレルゲンだった場合は、身近な信頼できる人に引き取ってもらうのがいちばんです。それができないときはペットの世話はできるだけ家族に頼む、まめにシャンプーをして清潔を保つ、寝室には入れない、などの対策を講じましょう。

旅行に出かけるとき

ぜんそくがあるからといって、旅行を制限する必要はまったくありません。発作への備えを万全にしておけば、安心して楽しめます。

事前に医師に携帯する薬を処方してもらい、緊急時の対処法を確認しておきましょう。ぜんそくカードもいざというとき役に立ちます。海外旅行をする場合は、病名や処方薬を英語で書いたメモを持参しましょう。

乗り物は、喫煙席や冷たい風が直接当たる席は避けます。座席指定の場合は、事情を説明して席を換えてもらうといいでしょう。

用語解説　猫　猫アレルギーは多く見られ、猫を３年以上飼っていると、アレルギー体質の人の約半数にその猫に対する特異的ＩｇＥ抗体ができるといわれている。

参考文献

- 『喘息予防・管理ガイドライン2012』『喘息予防・管理ガイドライン2015』他
  一般社団法人日本アレルギー学会　喘息ガイドライン専門部会監修（協和企画）
- 『ぜんそく　正しい治療がわかる本』
  足立 満 著（法研）
- 『ぜんそくはここまで治る』
  足立 満 著（主婦と生活社）
- 『自分で防ぐ・治す　ぜんそく』
  帯津 良一・北村 諭 監修（法研）
- 『スーパー図解　ぜんそく』
  佐野 靖之 監修（法研）
- 『名医の図解　ぜんそくに克つ生活読本』
  佐野 靖之 著（主婦と生活社）
- 『これだけは知っておきたい　患者さんと家族のための気管支喘息の知識』
  東田 有智 編（医薬ジャーナル社）
- 『その咳、大丈夫？』
  灰田 美知子 著（時事通信社）
- 『COPD（慢性閉塞性肺疾患）診断と治療のためのガイドライン第4版』
  日本呼吸器学会COPDガイドライン第4版作成委員会 編集（メディカルレビュー社）
- 『よくわかる最新医学　COPD慢性閉塞性肺疾患』
  木田 厚端 著（主婦の友社）
- 『COPD（慢性閉塞性肺疾患）と言われたら…』
  木田 厚端 著（保健同人社）
- 『知られざる肺の病気COPD』
  木田 厚端 監修（講談社）
- 『患者吸入指導のコツと吸入デバイス操作法のピットホール』
  大林 浩幸 著（医薬ジャーナル社）
- 『〜抗体治療時代の〜気管支喘息治療の新たなストラテジー』
  大田 健 編集（先端医学社）

索引

■監修
足立　満（あだち・みつる）
国際医療福祉大学 臨床医学研究センター 教授
山王病院 アレルギー内科
1971年昭和大学医学部卒業後、同大学医学部第一内科学入局。山梨赤十字病院内科部長を経て、1980年昭和大学医学部第一内科専任講師、その後同助教授、同教授を経て、2012年からは呼吸器・アレルギー疾患研究所所長および現職。この間、1989年から1年間、ロンドン大学Royal Postgraduate Medical School臨床薬理学教室研究員。専門は臨床アレルギー学、呼吸器病学、とくに気管支ぜんそくの病態生理・治療

ウルトラ図解 ぜんそく

平成27年8月24日　第1刷発行
平成29年9月 8 日　第2刷発行

監修者　足立 満
発行者　東島俊一
発行所　株式会社 法 研
〒104-8104　東京都中央区銀座1-10-1
販売 03(3562)7671 ／編集 03(3562)7674
http://www.sociohealth.co.jp

印刷・製本　研友社印刷株式会社

0102

ISBN 978-4-86513-167-3 C0377　定価はカバーに表示してあります。